왕처럼 먹고
왕처럼 살아라

국립중앙도서관 출판시도서목록(CIP)

왕처럼 먹고 왕처럼 살아라 / 장동민 지음.
― 파주 : 청아출판사, 2004
  p. ;   cm

관제 : 조선의 궁중에서 배우는 내 몸에 꼭 맞는 건강법
ISBN 89-368-0317-4 03510 : ₩12000

517.3-KDC4
613-DDC21   CIP2004001876

왕처럼 먹고 왕처럼 살아라

장동민 지음

초판 1쇄 발행 · 2004. 11. 2.
초판 2쇄 발행 · 2004. 11. 25.

발행처 · 청아출판사
발행인 · 이상용 이성훈

등록번호 · 제 9-84호
등록일자 · 1979. 11. 13.

경기도 파주시 교하읍 문발리 출판문화정보산업단지 507-7 우편번호 413-832
대표 031-955-6031 편집부 031-955-6032 팩시밀리 031-955-6036

기획 : 한성출판기획(www.ibook4u.co.kr)

＊값은 뒤표지에 있습니다. ＊잘못된 책은 바꾸어 드립니다.

ISBN 89-368-0317-4   03510

독자 의견에 항상 귀 기울이고 있습니다.
홈페이지 : www.chungabook.co.kr
E-mail : chunga@chungabook.co.kr

왕처럼 먹고
왕처럼 살아라

| 장동민 지음 |

청아출판사

자연과 하나되는
우리의 전통 건강비법이 담겨 있다

    지금으로부터 400여 년 전 이 땅의 위대한 철학자이자 큰 스승이신 퇴계 이황은 옛 성현들의 글 가운데서 심신心身을 수양修養하고 자신을 성찰省察하기 위해 모아 엮은 《고경중마방古鏡重磨方》을 평소에 늘 가까이 하고 즐겨 읽었다 한다. 이 책은 주자朱子께서 제자인 임대춘林大春을 보내면서 지어준 송별시 가운데 첫 구절을 따서 책이름을 삼았다.

    주자의 시詩는 다음과 같다.

고경중마요고방

(古鏡重磨要古方 : 옛 거울 갈고 닦음에는 옛 방법이 필요하니)

안명편여일쟁광

(眼明偏如日爭光 : 눈 밝아 널리 해와 더불어 빛을 겨루네)

명명직조오가로

(明明直照吾家路 : 밝고 밝게 우리 집 길을 바로 비추어주니)

막지병주작고향

(莫指幷州作故鄉 : 병주를 가리켜 고향이라 하지 말게나)

    '병주고향'은 당나라 때 가도賈島라는 사람이 병주를 떠나

뒤에 그곳을 그리워해서 제2의 고향으로 생각했다는 데서 우래되었다. 퇴계 선생께서 이 시의 첫 구절을 취하여 책이름으로 한 것은 후학後學들이 이를 본받아서 음미하고 되새기게 하기 위함이다. 공자孔子께서는 온고이지신溫故而知新이라 하였다. 이는 선인先人들이 닦아 놓은 학문이나 학설을 되풀이하여 익혀 잊지 않고 새로운 학문과 학설을 찾아 공부하라는 뜻이다. 이러한 관점에서 건강 또한 마찬가지이다.

조선 최고의 명의인 허준 선생께서 지은 《동의보감東醫寶鑑》에서는 '인간人間은 우주宇宙에서 가장 영귀靈貴한 존재이다' 라고 하였다. 이는 인간만이 오로지 이 우주의 천지대자연天地大自然과 운행運行 질서가 같기 때문이다. 그래서 사람을 소우주小宇宙라 한다. 천지와 더불어 함께 할 수 있다면 천수를 다할 수 있으며, 이렇게 자연의 운행 질서에 순응함이 법도에 맞으며 또한 인간의 법도를 지키는 것이 자연스러운 사람을 선인仙人이라 한다. 이렇듯 허준 선생은 《동의보감》에서 최고의 건강을 위해서 자연스럽게 천지에 상응해야 한다고 가르친다.

이 책은 《동의보감》을 수년간 공부하여 임상 현장에서 병자病者의 고통을 구원하고 더 나아가 병이 없는 건강한 삶을 살아가게 하기 위해 노력한 결과의 산물로서 조선시대 왕과 왕비와 왕자들의 건강비법을 통해 자연과 하나되는 우리의 전통 건강 비법을 찾아보는 데 의미가 있다 할 수 있다. 저자인 한의사 장동민 원장은 조선시대 왕실의 일상적인 생활습관 속에서 건강과 장수를 이루는 양생법과 금기법 등을 찾아냈으며, 실제 생활 속에서 응용할 수 있는 생활 전반에 걸친 생활수칙을 밝혀 내었기에 실제 현대인들의 생활에 아주 유용하다 할 수 있겠다. 특히 일반인들이 잘못 알고 있는 한의학 내용들을 부분부분 설명하고 짚어나간 점도 높이 살만하다 하겠다. 한의학적인 견해를 보태어 조선시대 왕실의 건강관리법을 책으로 출간하게 된 저자의 노고에 치하의 박수를 보내는 바이다.

현동학당玄同學堂 함영당涵泳堂에서

한의학박사 현동玄同 김공빈金恭彬

먹거리와 운동은 건강한 삶의 근본이다

이 책의 저자인 장동민 원장은 비단 한의학에 관한 공부뿐만 아니라, 자칫 의학과는 직접 상관성이 없다고 생각될 수도 있는 《사서》를 비롯한 한학에 관하여 깊은 애정을 가지고 공부하고 있다. 보통 한의사라고 하면 의례 한자 정도는 다 알고 있으려니 하고 자의반 타의반으로 자부하면서 만족하게 마련인데, 저자는 그 정도에 만족하지 못하고 근원적인 학문에 대해 깊은 갈증을 나타내며 지금까지도 계속 공부를 해오고 있는 것이다.

그런데 어떻게 보면 한의학과 한학은 뗄래야 뗄 수 없는 불가분의 관계라고 할 수도 있다. 실제 옛날 뛰어난 한의사들은 유학儒學에 대해서도 매우 깊은 소양을 가진 분들이 많이 있었으며, 이 분들의 사상과 의학을 제대로 파악하기 위해서는 한문을 읽는 법을 제대로 익혀야만 한다고 할 수 있겠다. 어떻게 보면 밥을 제대로 잘 떠먹기 위해서는 먼저 능숙하게 숟가락과 젓가락 쓰는 법을 익혀야만 하는 것과 유사한 개념이라고도 할 수 있겠다. 수저를 제대로 놀리지 못하고서 밥을 제대로 먹을 수 있겠는가?

저자가 사람들의 건강증진과 무병장수라는 덕목을 위한 방법으로 일상 생활에서 실제로 매일 접하게 되는 먹거리들과 운

동 등의 개념을 주제로 삼아 글을 쓰게 된 배경에는 근본을 중
요시하는 이러한 생각들도 자리잡고 있을 것이라 생각한다.

《대학大學》의 경문經文에도 보면, '物有本末하고 事有終始하
니 知所先後면 則近道矣리라' 라는 구절이 보인다. '사물에는
근본根本과 말엽末葉이 있고, 일에는 처음과 마지막이 있으니,
먼저 할 바와 나중에 할 바를 안다면 도道에 가까울 것이다' 라
는 뜻이다. 저자가 삶의 근본이 되는 일상생활에서부터 건강관
리법의 단초를 풀어나갔으며, 또한 옛 선조들의 것으로부터 앞
으로 살아갈 현대인의 지침을 찾아나갔으니, 실로 그 근본에
충실하고자 노력한 면이 엿보인다. 저자의 바람대로 많은 사람
들에게 도움이 될 수 있기를 기대한다.

겸산謙山 소재진蘇在振

운동의 중요성을 특별히 강조하다

사회와 문명이 발달하고 과학과 기계문명이 발전함에 따라 인간사회의 편리함은 증대되었지만, 그에 비례하여 인체의 운동량은 점점 줄어들게 되었고, 이와 더불어 필요 이상으로 과잉 섭취되는 음식들과 절대 소모량 부족 등으로 인해 심각한 영양불균형과 비만 등의 증상이 나타나게 되었다. 이러한 사회적 문제로 인해 오히려 운동과 체육의 중요성이 더욱 더 강조되며 관심을 끌게 된 것은 어찌 보면 상당히 이율배반적이기도 하다. 이러한 현상은 비단 우리나라만의 문제가 아니라 전 세계적으로도 확산되고 있는 추세인데, 이제는 각종 국제경기에서의 위상을 높이기 위한 엘리트 전문체육과 더불어 국민 개개인의 건강과 행복을 증진시키기 위한 생활체육의 확충사업이 전 세계적으로 일어나고 있다. 이제 운동은 비단 운동선수의 몫으로 한정되는 것이 아니라 자신의 건강을 위해서 바로 자신의 생활 속에서 추구해야 하는 가치가 되어가고 있다.

사실 이 책의 저자인 장동민 원장은 조금 별난 사람이다. 약을 지어 먹으려고 한의원에 찾아가면 일단 운동부터 열심히 하란다. 약보다는 규칙적이고 적절한 운동이 훨씬 몸에 좋다면서 운동을 권한다. 물론 운동요법으로 해결되지 않고 반드시 약으로 치료해야만 할 사람이 있을 터이지만, 부족한 운동량으로 인해 순환장애가 온 사람에게는 운동이 가장 좋은 처방이라면서 운동할 것을 권고한다고 한다. 그 말을 잘 듣고 있노라면 고개가 끄덕여진다. 현대인들은 자신의 건강과 몸에 대해 아낌없이 투자하고 걱정하지만, 제대로 알고 정확하게 관리를 하는 사람은 많지 않은 것 같다.

저자는 이 책에서 운동의 중요성을 특별히 강조한 것 같다. 조선시대의 역대 왕들의 건강과 장수비결에서도 운동이 차지하는 비중을 매우 높게 평가한 듯 싶은데, 특히 60세 이상 장수한 6명의 왕들 중에서 태조와 정종, 광해군과 영조의 경우에 있어서 이 점이 잘 드러난다. 전쟁터에서 외적과 직접 몸으로 싸우며 체력을 단련하였거나 또는 답답한 구중궁궐 속에서 탈출하여 정신적 피로에 찌든 육체에 수시로 활기를 넣어준 경우의 왕들이 장수하였음을 저자는 이야기하고 있다. 이런 의미에서도 운동과 체력 단련은 이제 단순한 여가생활이나 취미생활 정도가 아니라 건강과 무병장수를 위한 필수 덕목으로 자리잡아가고 있다 해도 과언이 아닐 것이다.

일전에 〈대장금〉이라는 사극이 유행한 적이 있었다. 그 전에

도 이제마나 허준과 같이 위대한 업적을 남긴 한의사들의 일대
기가 사극으로 꾸며져 방송을 탄 적이 있었지만, 이 사극의 경
우에는 궁중의 이야기를 다루면서 특히 음식 부분을 다루었기
에 많은 관심과 인기를 누렸다고 한다. 저자도 이 책에서 운동
과 더불어 음식의 부분에도 상당 부분 지면을 할애하였는데,
특히 일상적으로 우리가 먹고 있는 밥과 죽과 차와 술 등을 먹
고 마시는 이야기를 기술하면서 실생활에 적용시키는 데 도움
이 될 수 있도록 해주었다. 이는 몸 속의 영양과 에너지의 대사
와 소모를 조절해주는 운동과 더불어 영양과 기운의 공급원이
되는 음식을 다루어줌으로써 현대인들의 건강과 장수에 있어
실 생활적으로 응용할 수 있는 부분을 강조한 저자의 뜻이 담
겨 있는 것 같다.

먹을 것이 많이 부족하고 경제가 낙후된 시절에는 헐벗고 굶
주려 병든 사람이 많았었다고 한다. 그러나 이제는 오히려 영
양과잉과 운동부족 등의 무절제한 생활습관 때문에 병이 온다
고 한다. 이 책은 이러한 우리의 현 시대적 상황과 옛 조선시대
왕실에서의 건강관리법을 연결시켜 실제 생활 속에서 취할 수
있는 건강비법들을 제시하였기에 아주 좋은 의의를 가진다고

하겠다. 실제 진료실에서 환자들에게 해주었던 이야기들을 자
연스럽게 책 속에 언급하면서, 우리 현대인들이 건강을 위해서
고려해 보아야 할 부분들을 밝혀준 저자 장동민 원장의 노고에
박수를 보내는 바이다.

백성일(태능선수촌 관리부장)

몸이 최고의 재산인 시대다

'젊어 고생은 사서 한다' 라는 말이 있다. 그만큼 젊고 힘 있을 때 늙고 힘 없을 때를 대비하여 열심히 노력하고 고생하라는 뜻이 담긴 말이다. 그러나 필자는 진료실에 내원하는 환자분들께 이렇게 말을 바꾸어서 얘기한다. '젊어 고생하면 나중에 정말 골병듭니다' 라고 말이다.

실제로 많은 분들이 지금보다 조금 더 나은 미래의 행복을 위해서 현재의 고통에 대해 이를 악물고 참아내며 버티다가 급기야는 건강을 해치고, 미래의 행복은 고사하고 심지어 바로 지금 돌이킬 수 없는 강을 건너게 되는 경우들을 많이 겪고 있으며, 근래 들어서는 그 수가 부쩍 늘어났다. 몇 년 전만 해도 소위 과로사나 돌연사의 문제는 40대나 50대의 문제로 생각되었지만 요새는 20, 30대에서 심심치 않게 나타나는 현상이다. 극도로 심해진 경쟁사회에서 눈코 뜰 새 없이 과도한 업무와 스트레스에 시달리면서 건강관리에 대해서는 오히려 점점 소홀해지면서 나타나게 된 현상이라고 볼 수 있다.

우리 한국의 어머니들의 경우도 마찬가지이다. 여성의 건강관리 시점에 있어서 가장 중요한 시점인 임신과 출산 전후의 건강관리에 있어서 제대로 올바르게 그 관리를 해주는 경우는 무척 드물었다. 항상 남편 먼저 자식 먼저 집 안 먼저였기 때문이다. 그러기에 초기에 바로잡으면 비교적 용이했을 몸의 이상도 종래에는 큰 고질병으로 자리잡는 경우가 허다했었다. 또한 아이들의 경우에도 마찬가지였다. 한참 균형되게 성장해야 할 아이들을 좁은 교실에 가두어두고 운동은 거의 생략한 채로 머릿속에 억지로 지식만 주입하니, 건강해지고 싶어도 건강해질 수가 없다. 더군다나 수험생의 경우에는 실제적으로 육체적으로나 정신적으로나 그 피로와 허약이 극에 달하게 되어 학습능력을 떨어뜨리게 되는 것은 논외로 하더라도 심각하게 건강을 해치는 경우가 대부분이다.

다행히 건강과 행복에 대해 일찍 눈을 뜨게 된 우리 새내기 주부들은 자신의 건강과 아이의 건강에 대해 많은 관심을 가지고 적극적으로 대처하는 경우들이 늘어나고 있다. 참으로 다행스러운 일이 아닐 수 없다. 또한 사회 전반에 걸쳐 웰빙 바람이 불면서 '건강을 잃으면 모든 것을 잃는다' 라는 사고가 팽배해지면서 건강에 관한 관심이 무척 증폭되고 있는 중이다. 그러나 아직도 건강이라는 부분이 행복에 어느 정도의 영향을 끼치는지에 대해 잘 인식하지 못하고 있거나 느끼고는 있지만 구체적으로 어떻게 건강관리를 해야 되는지에 대해서는 난감해 하시는 분들이 많다.

이에 필자는 선조들의 역량이 고도로 함축되고 집약되어 있는 조선시대 왕들과 궁중의 건강관리법을 살펴보아 이를 우리의 실생활적인 건강관리법과 연결시켜 보고자 하였다. 조선시대의 왕은 총 36명이지만, 이 가운데서 죽은 후에 왕이 된 추존왕 9명과 폐위된 2명의 왕을 제외하면, 실제로 왕 노릇한 사람은 25명뿐이다. 추존왕으로는 이성계의 고조부(목조), 증조부(익조), 조부(도조), 부(환조) 선대 4명과 세조의 큰아들 덕종德宗, 인조의 아버지 원종元宗, 영조의 아들 진종眞悰과 장조莊祖, 순조의 큰아들 문조文祖 등의 5명이 있어 모두 9명이며, 폐위된 2명의 왕은 연산군과 광해군 두 사람이다. 이에 비해 왕의 아내인 왕비는 총 48명이며, 왕의 후궁은 공식적으로는 약 120명이 되나 실제로는 훨씬 많을 것으로 생각된다. 그 밖의 대군과 왕자, 공주, 옹주의 수는 셀 수 없이 많다고 한다. 이러한 조선시대 왕실의 건강관리법을 연구하여 현대의 실생활에 적용시킬 수 있다면 매우 큰 도움이 되리라 생각한다.

아직 너무나 배움이 모자라고 아는 것이 부족하여 세상의 눈

밝고 귀밝은 이들의 안목을 해칠까 두렵지만, 우선 필자의 미천한 재주로나마 이에 관한 공부를 시작해 놓으면 필자보다 훨씬 뛰어난 다른 현명하신 분들께서 바로 잡아주실 수 있으리라 기대하는 바이다. 또한 어느 정도는 의학에 전문적인 지식이 없는 사람들이 실생활에서 건강관리에 바로 응용하는 데 작은 보탬이 될 수 있지 않을까 하여 이렇게 감히 책을 엮으니, 많은 분들의 꾸지람이 있길 바랄 뿐이다. 그리고 각각의 여러 분야에서 조선시대 궁중생활에 관한 공부와 연구결과를 수많은 서적과 참고문헌을 통해 남겨주신 선배 연구자 분들께 이 자리를 빌어 감사드린다.

필자에게 《동의보감東醫寶鑑》을 보는 눈을 뜨게 해준 현동 김공빈 선생님과, 《사서四書》를 비롯하여 한학漢學의 기본을 바로 잡아주시는 겸산 소재진 선생님과, 사상체질의학의 틀거리를 잡아주신 성천 송일병 교수님과 고병희 교수님께는 특별히 감사를 드린다. 또한 항상 학문과 진료에 대한 열정을 끊임없이 되새기게 해주는 경희대학교 한의과대학 42회 졸업생 동기 여러분에게도 감사를 표하며, 특히 매주 1~2회씩 모여 끊임없이 공부하고 토론하는 천지인 공부모임의 손명락 원장과 정명채 원장에게도 고맙다는 인사를 하고 싶다.

여러모로 모자라는 필자에게 이런 소중한 기회를 마련해주신 청아출판사 여러분들과 한성출판기획 여러분께도 감사를 드리며, 바쁜 한의원 일정에도 원고 정리하느라 허둥지둥대는 필자를 도와준 한의원 식구들에게도 고마움을 표한다. 마지막으로 평생의 즐거움인 한의학을 공부하게 지금까지 잘 길러주신 부모님께 감사를 드리며, 마침 임신하여 힘든 몸으로 필자를 도와준 사랑하는 아내와 장차 태어날 귀여운 아가에게 이 책을 바치고 싶다. 그리고 아내의 입덧으로 난데없이 사의의 도시락을 싸느라 고생하신 장모님께도 따로이 감사드린다.

2004년 10월

모두가 건강하게 살기를 기원하면서

차례

차례

1

건강을
경영하라

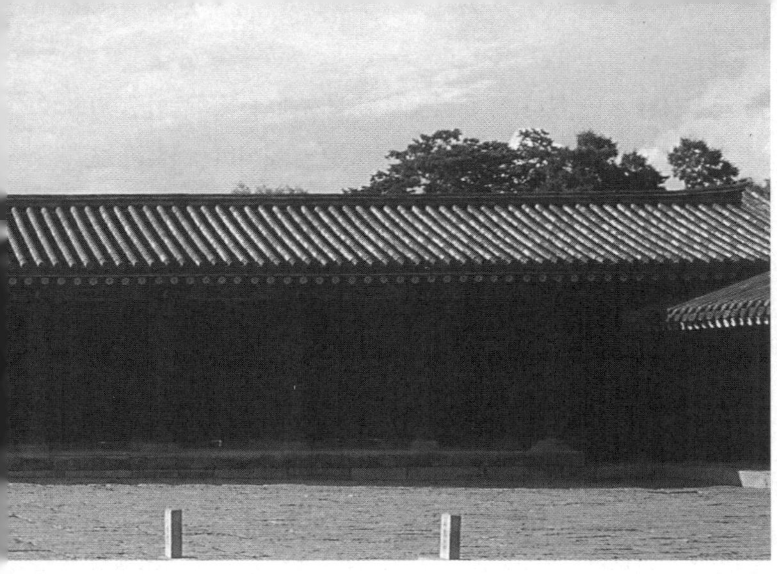

여러분도 조선의 왕처럼 살 수 있다

우리나라에서 가장 건강에 관한 문화가 발달된 곳은 궁중이다. 정치는 물론 사회, 문화, 경제적인 권력까지도 궁중에 집중되어 있으니 건강관리법이 궁중에서 가장 발달한 것은 당연하다. 우리가 익히 알고 있는 《동의보감》이나 《향약구급방鄕藥救急方》 등의 의서醫書들도 모두 궁중에서 편집이 되었으며, 수많은 한의사 중에서도 가장 실력 있는 사람이 궁중의 내의원으로 들어 왕족과 왕의 건강관리와 질병치료를 담당하였다.

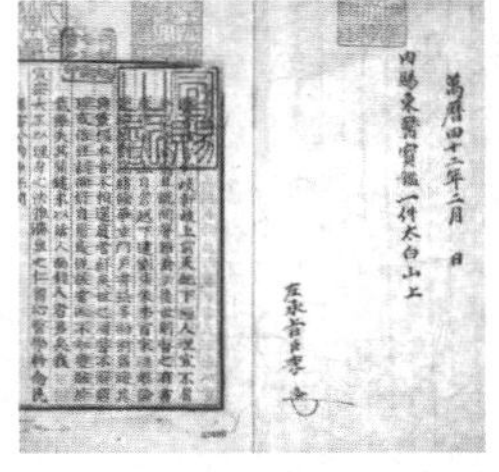

《동의보감》 1610년(광해군 2) 허준이 지은 의서로 1613년 내의원에서 훈련도감의 개주갑인자로 간행하였다. 보물 제1085호.

조선시대의 최고 통치자였던 왕의 건강과 안위는 나라의 안정과 직결되는 문제였기에 동원 가능한 모든 인적 물적 자원이 왕의 건강을 위해 마련되고 제공되는 것은 당연한 일이었다. 따라서 조선시대 왕들의 건강관리법을 연구하여 현대인의 삶

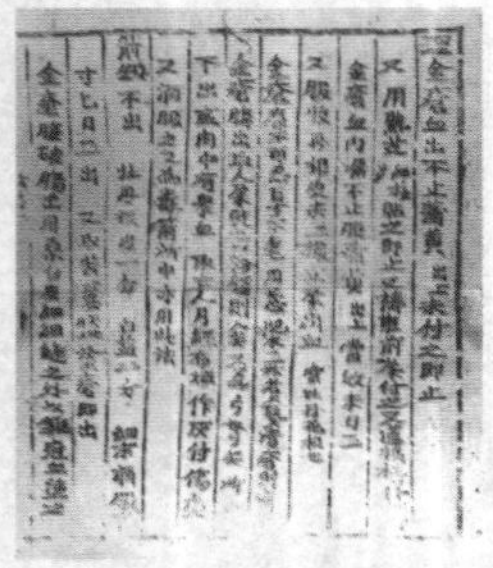

〈향약구급방〉 향약으로 질병을 치료하는 데 쓰인 의약서로 약재나 병의 한어명에 해당하는 우리말을 차자로 기록하고 있다.

에 적용시킬 수만 있다면, 그야말로 조선시대의 왕족들이 누렸던 것과 같은 시스템의 혜택을 누리게 되는 것이다. 더욱이 조선시대 왕들과 현대인의 생활을 비교해보면 흡사한 점을 찾아볼 수 있다. 왕들이 최고 권력으로 가지고 있던 여러 혜택들을 우리는 발달된 과학문명으로 누리고 있는 경우가 많으며, 산업기술의 발달로 절대운동량이 부족한 부분이나, 복잡하고 넓어진 대인관계로 인한 끊임없는 스트레스에 시달리게 된 것도 조선시대 왕들과 현대인의 닮은 점이라고 할 수 있다. 기타 여러 부문에서 현대인들과 조선시대 왕들은 상당 부분 흡사한 조건을 갖추고 있어서 조선시대 왕들의 건강관리법을 현대인에게 적용시키면 아주 적합하다 하겠다.

왕은 최고의 건강관리 시스템을 누렸다

조선 초기의 전통의료체계는 내의원內醫院, 전의감典醫監, 혜민서惠民署 등의 국가의료기관이 중심이었다. 내의원은 내국內局이라고도 하는데, 1392년(태조 1)에 설치된 이후로 왕의 약을 짓는 일을 전담하였고 전의감은 신하에게 약을 내리고 의학교육, 의과시험을 주관하였으며 혜민서는 서민에게 약제를 공급하는 업무를 담당하였다. 관원은 도제조都提調와 제조提調, 부제조副提調를 각 1명씩 두었고, 부제조는 승지承旨가 겸임하였다. 이 중에서 일반적으로 정3품 당상관 이상을 어의御醫라고 불렀으며 당하 의관을 내의內醫라고 불렀다고 한다.

내의원 한의사들은 왕의 기상부터 취침까지 모든 행동을 빠짐없이 관찰하고 기록하였다고 한다. 기상, 식사, 세수, 목욕, 취침, 운동과 취미 심지어 대소변 상태와 부부관계까지 관리하였으니, 지금으로 보면 가정에서 상주하는 주치의 개념이라 할 수 있겠다. 왕의 침소였던 강녕전을 자세히 보면 강녕전 둘레에는 방과 마루로 구성된 툇간을 두었으며, 이 툇간에서는 지밀상궁들이 왕을 보필하며 근무를 하였는데, 궁녀와 의녀들이 돌아가면서 숙직을 섰고, 왕이 잠을 자는 동안에도 왕의 건강을 살피고 시중을 들기 위해 24시간 대기하였다고 한다. 또한 대소변의 경우로 예를 들자면, 왕과 왕비는 직접 뒷간에 가지 않고 이동식 변기인 매우梅雨틀을 사용했다고 한다. 매우틀이란 궁중 용어로 왕의 이동식 변기를 뜻하며, 일종의 나무로 된 'ㄷ'자식 변기로 앉는 부분은 빨간 우단으로 덮었고, 그 틀 아래에 반짝반짝 닦은 구리로 된 그릇을 두어 이곳에 대변이나 소변을 받게 되어 있었다고 한다. 매우틀을 담당하는 나인이 미리 틀 속에 매추梅蒭라 하여 여물을 잘게 썬 것을 뿌려서 가져오면, 왕과 왕비는 그 위에 용변을 보고, 나인이 그 위에 매추를 다시 뿌리고 덮어서 가져갔으며, 이때 내의원內醫院에서 이를 가져가 검사함으로써 왕의 건강을 체크하였다고 한다. 또한 철종 대의 내의원 기록을 보면, 왕이 대궐 밖으로 행차하였을 때도 내의원의 제조와 부제조가 수행하여 왕의 건강을 체크하고 생강차와 귤강차를 드렸다는 기록이 있는데, 이로 미루어 보아 내의원의 한의사들은 언제 어디서나 왕을 수행하며 건강

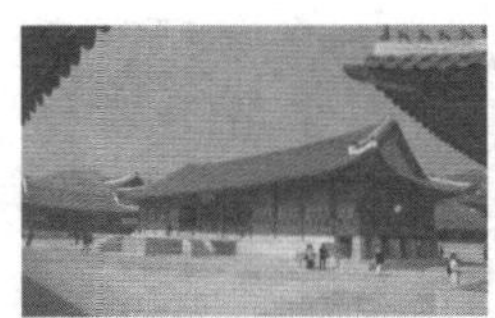

경복궁 강녕전 조선 후기의 전각으로 왕의 침전으로 사용되던 장대한 크기의 건물이다.

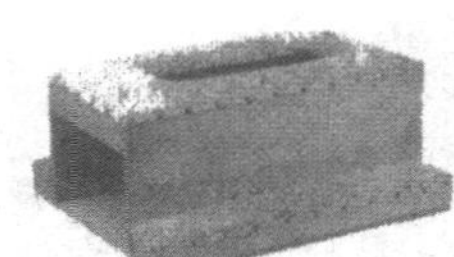

매우틀 일종의 나무로 된 의자식 변기이다. 앉는 부분은 빨간 우단으로 덮었고, 그 틀 아래에 반짝반짝 닦은 구리로 된 그릇을 두어 이곳에 대, 소변을 받게 되어 있었다.

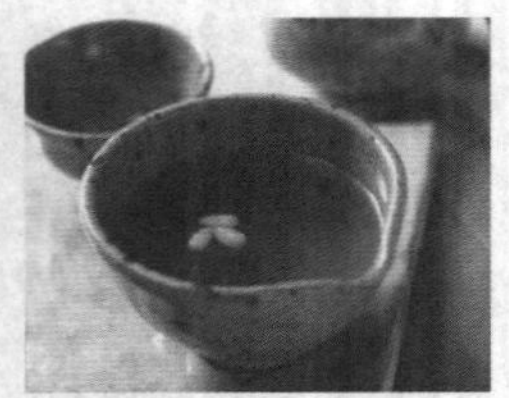

생강차 저민 생강과 대추에 물을 부어 약한 불에서 뭉근히 끓인다. 오래 끓여 생강과 대추의 맛이 충분히 우러나고 물이 절반 정도로 줄었을 때 불에서 내린다. 이 찻물을 가만히 찻잔에 따르고 흑설탕이나 꿀을 탄 다음 잣을 띄워낸다.

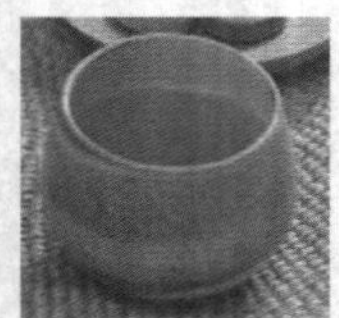

귤강차 귤홍(귤겉껍질), 생강, 작설을 주전자에 넣고 물과 함께 20분은 중불에서 나머지 10분은 약한 불에서 서서히 달인다. 충분히 맛이 나면 체에 걸러 찻잔에 따르고 꿀을 타서 마신다.

을 살폈다는 것을 알 수 있다. 모시던 왕이 승하하면 담당 어의가 유배를 가거나 심한 경우 사형에까지 처해졌다는 기록을 보면 과연 내의원 한의사들이 철저하게 왕의 건강을 관리하였을 것이라는 사실은 불을 보듯 환한 일이다. 실제 《동의보감》을 저술하여 그 이름이 우리나라뿐만 아니라 중국과 일본에까지 널리 떨쳤던 어의 허준도 선조가 승하한 후 유배를 떠났었다는 사실을 보면 그 관리체계가 매우 엄격하였을 알 수 있다.

또한 왕실의 주요 인물들, 즉 국왕과 왕비와 왕세자 등의 질병을 치료하거나, 비妃와 빈嬪과 내명부内命婦 등의 병환이나 해산解産 때에는 내의원과는 별도로 임시 기구를 설치하였다. 왕의 경우는 시약청侍藥廳을 설치하여, 1품관이 도제조都提調가 되고 유의儒醫와 어의들이 함께 모여 진맥과 처방을 논의하여 약을 지어 올리게 되어 있다. 이때 약을 달인 후에 수의首醫가 먼저 맛을 보고 다음에 세자가 맛을 본 후 왕에게 진상하는 것이 상례로 되어 있는데, 이는 왕을 보호하기 위한 것으로서, 이때 약을 진공하는 의관을 의약동참醫藥同參이라 하였다. 왕비와 왕세자의 병에는 의약청議藥廳을 설치하여 내의원의 도제조 이하 의관들이 이곳에 모여 처방을 논의한 후 조제하여 올렸다. 산실청産室廳은 비나 빈이 아기를 해산할 때 설치하는 기구이고, 호산청護産廳은 빈이나 내명부가 해산할 때 설치하던 임시 기구였다. 이러한 임시 기구는 치료나 해산이 끝나면 즉시 폐지하였는데, 이때 완치되거나 무사히 해산하면 모두가 큰 상償을 받게 되지만 잘못되면 관계 의관은 벌을 받게 되며, 심지어는 의관이 사형을 당하는 경우도 있었다고 한다.

또한 조선시대의 왕은 내의원의 의사들뿐만 아니라 전국의 내로라 하는 유명한 의사들을 모두 불러서 치료를 받을 수 있었다. 순조의 경우 매창梅瘡이라는 질병을 앓았었는데, 내의원에서 제대로 치료를 못하자 "정약용丁若鏞의 의술이 탁월하고 박제안朴薺顔이 종기 치료에 제일이라 하옵니다. 불러 치료하도록 해보소서"라는 진언을 받고는 바로 두 사람을 불렀으며, 불려들어온 정약용, 박제안 두 사람은 밤을 새우며, 환후 치료에 전력하였다고 전한다. 절대적인 왕권의 강력함을 실감할 수 있는 부분이다.

왕은 최고의 음식문화를 누렸다

궁중 음식은 전국에서 생산된 음식재료 중에서 가장 품질이 좋고 맛이 뛰어난 것들만 특별히 골라서 진상된 각 도의 명산물들을 모아, 열세 살에 입궐하여 수십 년 동안 궁중음식을 조리하는 일만을 전문적으로 해온 솜씨 좋은 주방 상궁에 의해 만들어지고 다듬어진 음식이니 당대의 최고 음식이 될 수밖에 없다. 보통 궁중 살림은 중전의 총괄 아래 각 궁에 상궁을 배치하고 각 처소에서 분담하여 거행하는데, 13세에 입궁한 아기나인을 '항아님'이라 하며 입궁한 지 10년이 지나 23세가 되면 쪽을 찌고 비녀를 꽂아 관례를 올리고 어른 대접을 받는 내명부의 품계를 가지게 된다. 다시 10년이 지나면 상궁 봉첩을 받아 벼슬을 하게 된다. 이때 직책에 따라 품계가 주어진다. 주방 상궁이 되려면 13살에 입궁하여 스승을 정하여 20년 동안 전수를 받아 33세가 되면 주방 상궁 첩지를 받아 평생 소주방에서 음식 만드는 일을 하게 되는 것이니 그 전문성이야말로 더 이상 논할 필요가 없는 것이다.

수라상의 음식은 왕의 전속 요리사들이 만들었는데 왕비와 세자에게도 전속 요리사가 있었다. 각 전각에 딸린 음식 만드는 곳을 수라간이라 하였는데, 수라간에는 생과방生果房과 소주방燒廚房이 있었으며, 더운 요리를 담당한 소주방은 즈석수라를 장만하던 내소주방內燒廚房과 크고 작은 잔치 때 다과와 떡을 만들던 외소주방外燒廚房으로 나뉘었다. 생과방에서는 평상시에 수라 이외의 음료와 과자인 각종 전과와 화채, 밀수*, 수정과, 식혜, 떡, 생과일 등을 담당하였다고 한다. 수라간에서 밥을 짓는 일은 반공이 담당하였고, 생선 요리는 자색, 두부 요리는 초장, 고기살 요리는 병사옹, 떡은 병공, 술은 주색, 차는 차색 등이 담당하였으며, 각자의 특징에 따라 책임지는 도리가 달랐다. 이들을 요즘의 주방장이라 할 수 있는 반감이 관리하였으니, 이토록 그 전문성이 세밀하였다.

또한 수라상에 이용되는 식기류는 은기성상에서 보관하였으며, 대체로 은이나 놋쇠, 도자기로 만들었다. 수라간의 음식이 준비되면 은기성상에서 식기들을 가져다가 수라상을 차렸는데, 궁중의 그릇은 단오부터 추석 전날까지 백자그릇을 추석부터 다음 단오 전날까지는 은그릇과 유기그릇을 상에 올렸고,

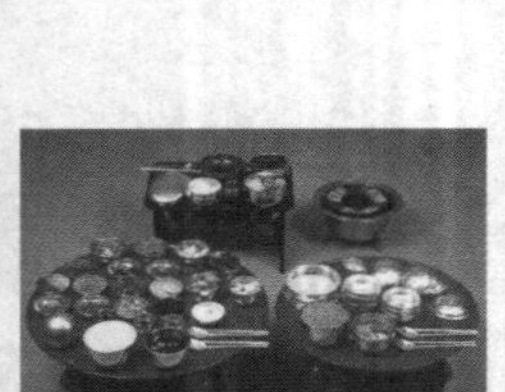

수라상 왕과 왕비의 평상시의 밥상으로, 기본 음식 외에 12가지 찬품이 올려지는 12첩반상을 원칙으로 한다. 중요무형문화재 38호.

밀수 꿀물을 말한다.

수저는 항상 은제를 사용하였으며, 도자기는 분원요에서 생산된 분원자기를 이용하였다. 이렇게 준비된 수라상은 장자색莊子色*에 의해 왕이 계시는 곳으로 옮겨졌다. 그러면 왕을 모시던 시녀나 내시가 수라상을 받아서 왕이 드실 수 있게 차렸다.

이때 내시부에서는 음식을 직접 만드는 일보다는 전체를 주관하고 대접하는 일을 주로 맡는다. 내시부는 궐내 음식물의 감독, 왕명의 전달, 궐문의 수직守直, 소제의 임무를 맡는데, 음식 관련 업무를 맡는 내시는 상선尚膳, 상온尚醞, 상차尚茶가 있었다고 한다. 특히 상선은 종2품 벼슬로 식사에 관한 일을 맡으며 정원이 두 명이고, 상온은 정3품 벼슬로 술에 관한 일을 맡으며 정원은 한 명이며, 상차는 정3품으로 차에 관한 일을 맡으며 정원은 한 명이다. 드라마 〈대장금〉에서는 의녀가 된 장금이를 음으로 양으로 도와주는 역할로 나왔는데, 실로 그 위세와 권한이 막강함을 보여주었다.

이와 같이 최고의 좋은 먹거리를 최고의 전문 조리사가 좋은 은 그릇, 자기 그릇에 담고 좋은 칠한 상에 차려내니 궁중 음식은 우리의 음식 문화 중 최고 절정이라 아니할 수 없는 것이다. 준비 과정 못지 않게 복잡하고 힘든 것은 식사 시중이었다. 왕이 밥을 먹을 때 옆에서 시중을 드는 일도 보통 일이 아니었는데, 밥 먹을 시간이 되면 수라상궁은 여러 나인을 시켜 수라상을 왕에게 가져갔다. 수라상을 올릴 때는 수라상궁 세 명이 거행을 하는데, 그 가운데 기미상궁이라 하는 나이가 많은 상궁은 검식을 하며 또 한 명의 상궁은 그릇의 뚜껑을 여닫고 시중을 들며 나머지 한 명의 상궁은 전골 만드는 일을 담당

한다. 이렇게 기미상궁이 먼저 음식을 먹어 보고 아무 이상이 없어야 왕이 수저를 들게 되어 있다. 기미상궁이 먼저 음식을 먹어보는 까닭은 음식 맛이 좋은지 보는 것도 이유라고 하지만, 왕이 쓰는 그릇과 숟가락, 젓가락이 모두 독에 닿으면 색깔이 검게 변하는 은으로 만든 것을 미루어 볼 때, 이는 몸에 해로운 독극물이 있나 없나를 확인하는 검식 과정으로 보아야 할 것이다.

2 왕들은 어떤 음식을 먹었을까

왕들은 어떤 음식을 먹었을까

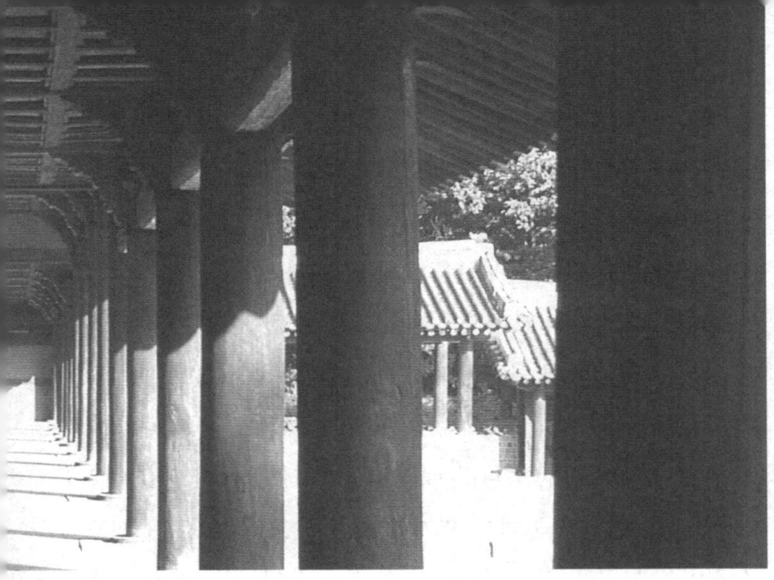

현대인들을 괴롭히는 질병의 대부분은 생활습관병(Life Style Disease: L.S.D.)이다. 그 사람의 평소 생활습관이 건강상태를 해쳐서 질병을 일으킨다는 것이다. 그런 의미에서 평소 먹는 음식에서 비롯하는 식원병食源病은 음식이 원인이 되어서 생기는 질병이라는 뜻으로, 드라마 〈대장금〉에 나오는 장금처럼 음식을 조절해서 질병의 고통을 완화시켜 주는 사람은 가히 식의食醫*라 할 만하다.

옛날 중국의 하은주 삼대 시절의 《주례周禮》〈천관天官〉 편에 보면, '醫師上士二人下士四人府二人史二人徒二十人. 食醫中士二人. 疾醫中士八人. 瘍醫下士八人. 獸醫下士四人'이라 하여 음식을 담당하여 건강을 관리하는 식의食醫와 내과적 질병을 담당하는 질의疾醫, 종기나 궤양, 창상 등의 외과적 질환을 치

식의 원래는 '사의'라고 읽어야 하지만 편의상 '식의'라고 읽었다.

료하는 양의瘍醫, 동물의 질병을 담당하는 수의獸醫의 구분을 두었으며 다시 이들을 총괄하는 의사醫師를 두었다. 그 내용을 살펴보면 식의와 질의는 중사中士를 두었으며 양의와 수의는 하사下士를 두어 차등을 두었음을 볼 수 있다.

당나라 때의 명의였던 손사막은 《천금요방》이라는 의서에서 의사는 마땅히 병의 원인을 먼저 살펴서 음식으로 고치되 그렇지 않을 경우에만 약을 써야 한다고 강조하면서 이를 식치食治라고 정의했으며, 송나라 때의 《태평성혜방》에서도 음식은 오장육부를 편안하게 하고 혈기의 순환을 도와주므로 음식으로 질병을 고치는 것을 양의良醫 즉 훌륭한 의사로 여겼다. 우리나라에서도 고려말과 조선초에 걸쳐 식의제도를 두어 왕실에서 사용할 음식물의 검수 및 위생에 관한 일을 닽아 보았는데, 정원은 2명을 두었으며 궁중음식의 조리를 맡아 보았다.

또한 세조는 의학에 관해 남다른 관심과 열정을 가졌는데, 《조선왕조실록》 세조 9년의 기록을 보면 세조는 의약론醫藥論을 지어 의원의 자질을 심의心醫, 식의食醫, 약의藥醫, 흔의昏醫, 광의狂醫, 망의妄醫, 사의詐醫, 살의殺醫의 여덟 가지로 나누어 세상에 알렸다. 이 중에서 심의는 환자의 마음을 편안케 하여 병을 낮게 하는 의원이고, 식의는 환자가 먹는 음식을 조절하여 병을 낮게 하는 의원이며, 약의는 환자에게 약을 잘 써서 병을 낮게 하는 의원인데, 이상 심의와 식의와 약의의 세 의사는 양의良醫에 속한다. 이 3양의를 제외한 나머지 모두는 악의惡醫에 해당하니, 환자가 위급하면 자신도 덩달아 당황하여 허둥대는 의원은 혼의, 환자가 과장된 고통을 호소하는데 이를 모르고 약을 쓰는 의원은 광의, 환자의 병을 마음대로 보아 자신의 형편대로 약을 쓰는 의원은 망의, 없는 병을 가지고 있다 하고 약을 쓰는 의원은 사의, 그리고 앞서 昏, 狂, 妄, 詐의 못된 것만을 고루 갖추어 사람을 살리는 것이 아니라 죽이는 의원은 살의이다. 의사라면 당연히 악의가 아닌 양의를 희망하게 되는데 心, 食, 藥의 양의의 덕목을 두루 갖추기란 쉽지만은 않은 일이다. 인기를 끌었던 드라마 〈허준〉에서는 허준이 백성들을 치료함에 있어서 구하기 어려운 약재보다 쉽게 접할 수 있는 음식을 권하는 모습을 보여줌으로써 약의뿐만 아니라 심의와 식의로서의 모습도 갖추고 있음을 보여주었다.

최근 드라마 〈대장금〉에서도 이와 유사한 장면이 나오는데, 대장금이 수라간 궁녀 출신으로 음식에 무척 밝았기에 그 음식을 다루던 솜씨가 훗날 의녀로서의 지식과 더불어 크게 빛이 났음을 볼 수 있다. 대장금은 조선시대의 실존인물이라고는 하나, 의학사에 전혀 언급이 되어 있지 않으며 또한 대장금이 서술한 의학서적 하나 내려오지 않는 상황을 미루어 볼 때, 진실로 훌륭한 임상가이거나 의학자는 아니었을 것이라는 추측을 할 수 있으나, 분명 식의와 약의의 덕목을 두루 갖추었으리라는 짐작은 해볼 수 있다.

《동의보감》에서는 '의원이 먼저 병의 근원을 깨달은 다음 병이 범한 곳을 알아서 음식으로 다스려서 낫지 않은 연후에 약으로 구하는 법이다' 라고 하여 병의 근원을 다스리기 위해 일단 먼저 식이요법부터 시행해야 된다고 이야기하였다. 또한 '비단 노인이나 소아만 그런 것이 아니라 부귀한 사람이 오래

된 병에 약을 싫어하거나 궁핍한 사람이 재물이 없어 약을 쓰지 못하는 경우에서도 음식으로 조절하는 법이다'라고 언급하여 노인이나 소아와 같이 몸이 허약한 경우에는 함부로 독한 약을 쓰지 않고 일단 음식으로 부드럽게 몸을 치료하기 시작했으며, 병이 오래되었는데도 약을 먹기 싫어한다든지 약을 쓰고 싶어도 못쓰는 사람에게는 일상적으로 접할 수 있는 음식으로 몸의 질병을 다스려야 함을 이야기하였다.

드라마 〈대장금〉에서도 역절풍歷節風*으로 인하여 침 치료를 받던 대비마마가 음식을 거부하여 치료를 못 받게 된 후 다시 치료를 시작할 때는 곧바로 침이나 탕약을 쓰지 못하고 음식으로 일단 기력을 회복시키고 난 후에야 탕약을 쓰고, 또 그런 이후에야 침 치료를 시작하는 장면을 연출하였었다. 식보食補를 한 후에 약보藥補를 하고 그 이후에 시침施鍼한다는 것이 바로 이것이라 할 수 있겠다.

때문에 《동의보감》에서는 몸을 편안하게 하는 근본은 반드시 음식飮食의 힘을 입어야 하므로 음식의 마땅한 것을 알아야 하고, 병을 치료하는 도리는 오직 약을 쓰는 데 있으므로 약성藥性에 밝아야 한다고 하였다. 또한 덧붙여 음식은 능히 나쁜 기운을 물리쳐서 장부를 편안하게 하고 약은 능히 신神을 깨우고 성性을 길러서 혈기血氣를 보충하느니 만큼 이 두 가지의 일을 몰라서는 안 된다고 할 수 있는 것이다. 이렇게 음식과 약의 두 가지의 성질을 깊이 알아야 함은 당연할 뿐더러, 한의학에서는 약식동원藥食同源이라 하였으니, 결국에는 음식과 약의 효능이 궁극적으로 통할 수밖에 없다.

이 장에서는 조선시대 왕의 일상적인 식사법과 음식 내용을 살펴서, 이를 통하여 왕의 일상적인 건강관리법을 알아볼 것이며, 궁중연회와 같은 특별한 시기에 차려지는 특별한 음식 등으로 궁중의 특별한 건강 증진과 무병장수 방법을 살펴볼 것이다. 또한 사계절 변화에 맞추어 섭생하는 음식들뿐만 아니라, 특히 건강과 아주 밀접한 관련이 있는 술에 대하여 살펴봄으로써, 조선시대 식생활을 통한 건강관리의 최고봉이라 할 수 있는 궁중건강관리법을 현대에 접목시키는 방안을 찾아보도록 하겠다.

나도 조선의 왕처럼 먹어 볼까

__ 건강한 식사법은 규칙적인 식사습관에서 시작된다

왕이 먹는 밥을 '수라'라고 하는데 조선시대의 왕의 하루 식사는 보통 다섯 끼였다. 보통 정식으로 밥상을 크게 차리고 밥과 반찬을 다 갖추어서 먹는 식사는 아침식사와 저녁식사의 두 때였으며, 이른 아침의 초조반初朝飯과 점심의 낮것상과 밤중의 야참은 간식의 성격이다. 역대 왕의 기호와 습성에 따라 일정 부분 변동은 있었지만 대부분 규칙적으로 식사를 했으며, 이를 충실히 지킨 왕일수록 장수하였다. 실제 현대에 있어서도 규칙적인 식사습관은 건강에 있어서 필수적인 요소로 편식하고 밥을 잘 먹지 않아 몸이 부실하던 청년이 군대에 가서 씩씩

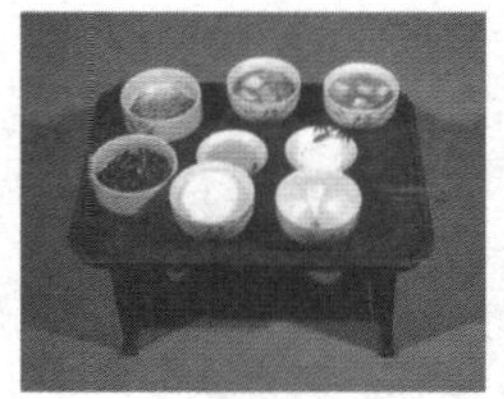

초조반 이른 아침 7시 전에 왕이 받는 상이다.

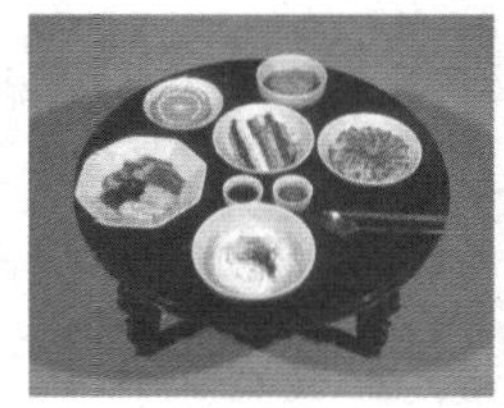

낮것상 왕의 정식 밥상이 아니라 점심에 먹는 간식의 성격이다.

하고 건강하게 변모하게 되는 이유 중에는 규칙적인 식습관도 한몫을 한다고 보아야 할 것이다.

먼저 초조반은 대개 이른 아침 7시 전에 먹게 되는데, 보통 탕약을 들지 않는 날에는 죽이나 응이*, 미음 등의 유동 음식을 기본으로 하여 젓국찌개, 동치미, 마른 찬을 차리는 간단한 죽상을 마련하며, 탕약을 먹는 날에는 주로 보약을 먹었다고 한다. 오전 10시쯤이 되어서야 정식으로 아침을 먹었는데, 3개의 원반에 12첩 반상을 법도에 맞추어 차려 먹는 조식 식사였다. 점심은 '낮것'이라고 하여 간단하게 배를 채우는 것인데 낮것상은 대부분 간단하게 국수를 먹는 면상이나 젓국상 또는 다과상이었다. 저녁은 아침처럼 푸짐하게 먹었는데, 그 시각은 오후 5시경이었다고 한다. 이는 매우 의미심장한 일인데, 저녁 식사를 해가 지기 전에 미리 먹음으로써 밤늦게 과식하는 것을 미연에 방지한 것이다.

현대인들의 식습관을 보면 대부분 저녁식사에 치중하여 밤 늦게 많이 먹는 것을 볼 수 있는데, 이는 자연을 거스르는 생활이며 소화불량이나 기타 비만 등의 질환에 쉽게 걸리게 되는 빌미가 되는 것이다. 밤이 되어 출출해지면 '야참'이라고 하여 약과나 수정과와 식혜, 혹은 간단한 면 종류나 죽을 먹었다고 되어 있다.

식사습관 중에서 가장 나쁜 것은 불규칙적으로 '굶었다 한 꺼번에 많이 먹었다'를 반복하는 폭식 습관이다. 특히 저녁에 폭식하는 것은 만병의 근원으로 건강을 유지하기 위해서는 매일 규칙적으로 조금씩 자주 먹는 것이 좋다. 또한 기름진 음식

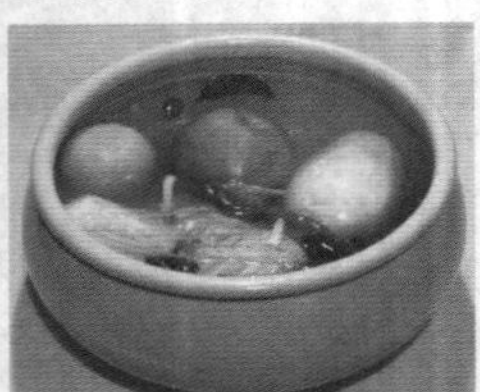

응이 곡물을 갈아서 얻은 녹말로 쑨 죽을 말한다.

동치미 통무를 주재료로 해서 담근 김치. 고추가 보급되기 이전에 김치를 소금에 담갔으므로 동치미는 가장 먼저 시작된 김치의 기본형이라 할 수 있다.

이나 육식보다는 기름기 적고 맛이 덜하며 오래 씹어야 하고 목구멍에 쉽게 잘 내려가지 않는 먹거리야말로 몸에 이로운 식품이라고 할 수 있다. 거친 음식은 잘 씹어야 삼킬 수 있으므로 자연히 씹는 횟수가 늘어나게 마련이고 따라서 타액의 분비를 증가시켜서 소화가 잘 되게 해주기 때문이다. 조선시대 왕들의 식습관을 보면 조금씩 자주 먹었다는 것을 알 수 있으며, 특히 모든 식사를 해가 지기 전에 다 끝냈음을 알 수 있다. 우리 현대인들이 명심하여 지켜야 할 일 중에 하나이다.

_ 밥이 보약이다

자연계에서 사람의 생명을 유지하게 하는 것은 곡식이다. 이것은 흙의 기운을 받았기 때문에 치우치는 성질이 없이 고르고 맛이 담담하면서 달착지근한데, 실제 밥을 입에 넣고 오래 씹으면 단 맛을 느낄 수가 있다. 성질이 평平하면서 고르고 보하는 성질이 강하면서 배설이 잘 되기 때문에 오랫동안 먹어도 싫지 않아 일찍부터 주식의 자리를 차지했다. 《동의보감》에서는 모두 107가지의 곡식에 대하여 설명하였는데, 인체에서 제일 주요한 정精은 음식물에서 생긴다 하였고 또한 정이 부족한 사람은 음식물로써 보하라고 하였다. 그러나 달고 향기로운 맛을 가진 음식물에서는 정이 잘 생기지 않으며, 오직 보통 맛을 가진 음식물이라야 정을 잘 보할 수 있다고 하여 오곡을 이용한 밥의 중요성을 강조하였다.

세상의 음식물 가운데서 5곡五穀*만이 온전한 맛을 가지고

5곡 쌀, 보리, 조, 콩, 기장을 가리킨다.

있다고 하였는데 맛이 평순한 5곡을 먹는 것으로써 정을 가장 많이 보충할 수 있다고 보았다. 대개 죽이나 밥이 거의 끓어갈 무렵에 가운데에 걸쭉한 밥물이 모이는데, 이것을 음식의 정수로 보았다. 따라서 '밥이 보약'이라는 옛말이 하나도 어긋남이 없다고 하겠다. 우리 민족은 자고 이래로 밥을 지어 먹어 왔다. 삼국시대 이후로 쇠솥이 보급되면서 취반법炊飯法이 널리 퍼졌는데, 쌀을 씻어 솥에 담고 물을 부은 후 끓이면 쌀이 물을 충분히 흡수하면서 솥 안에 수증기가 가득 차서 쌀을 찌는 상태가 되고, 여기에 뜸을 들이면 수분이 더욱 줄어들어 밑바닥이 눌면서 밥이 만들어지는 것이다.

조선시대 왕의 수라상도 음식 구성은 일반인과 다찬가지로 밥과 반찬을 기본으로 하였다. 단지 궁중에서 음식을 부를 때는 좀 특별했다고 하는데, 밥은 수라, 국은 탕, 찌개는 조치, 장아찌는 장과, 깍두기는 송송이, 조림은 조리개라그 하는 등 부르는 음식명이 달랐다고 한다. 이러한 왕의 수라상은 기본적으로 세 개의 상으로 이루어졌다. 첫번째 상은 왕 앞의 대원반*인데 쌀밥과 밑반찬과 12첩의 반찬이 올랐으며, 두 번째 상은 음식에 독이 들었는지를 검사하는 기미상궁 앞의 소원반*으로 여기에는 팥물로 지은 홍반과 또 다른 탕을 차렸다가 왕이 소원반의 밥과 국을 원하면 이를 대원반의 것과 바꾸어 놓았다. 밥과 탕은 수라상에 두 가지씩 올려서 왕이 선택해서 들 수 있게 하였던 것이다. 세 번째는 왕의 수라를 시중드는 수라상궁 앞의 책상반이다. 책상반에는 채소와 달걀 등을 차렸다가 즉석에서 전골을 만들어 왕에게 올렸다. 아침과 저녁 수라상은 기

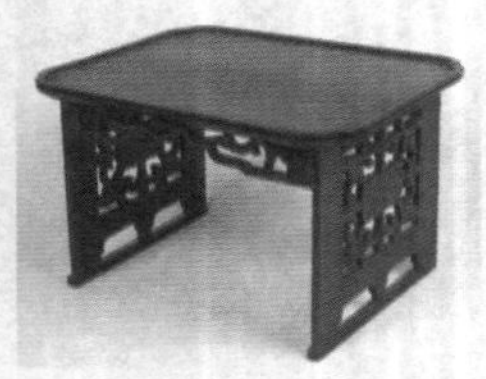

책상반 수라상궁이 왕의 수라를 시중드는 상이었다.

화성 행차 당시 정조의 수라상 식단

아침수라 팥물로 지은 흰쌀밥 한 그릇, 골탕 하나, 생복찜 하나, 연
계구이와 붕어구이 합하여 하나, 민어어포자반과 불염민어자반과 염
포자반과 염건치자반 합하여 하나, 건치포자반과 불염민어자반과 염
포자반과 염건치자반 합하여 하나, 새우알젓갈과 명태알젓갈과 대구
알젓갈과 작은새우젓갈과 왜방어젓갈과 연어알젓갈과 달걀젓갈 합하
여 하나, 무담침채 하나, 간장과 수장 각 하나.

점심수라 팥물로 지은 흰쌀밥 한 그릇, 대구탕 하나, 붕어찜 하나,
붕어와 연계와 생복과 게각을 이용한 사적 하나, 육채 하나 섞박지침
채 하나, 미나리담침채 하나, 간장과 겨자장과 즙장 각 하나.

저녁수라 팥물로 지은 흰쌀밥 한 그릇, 양숙탕 하나, 생복초 하나,
꿩구이와 쇠꼬리구이와 방어구이 합하여 하나, 민어자반과 점복포자
반과 대구자반과 약포자반 합하여 하나, 양지머리편육 하나, 섞박지침
채 하나, 간장과 초장과 겨자장 각 하나.

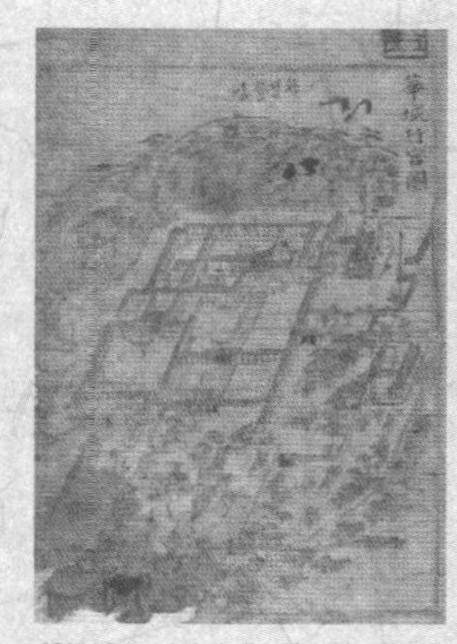

《원헝을묘정리의궤》 정조의 어머니
이자 사도세자의 부인인 혜경궁 홍
씨으 회갑연을 기록한 의궤로
1795년(정조 19) 윤2월 9일부터
16일까지 화성(지금의 수원 성곽)
에서 벌였다. 개인 소장.

《원행을묘정리의궤》 정조 19년(1795) 윤2월 10일

본 음식 이외에 12가지 반찬을 더 올리는 12첩 반상이 원칙이
었는데, 조선시대의 12첩 반상은 오직 왕이나 왕비만이 사용할
수 있었다. 12가지 반찬은 도라지, 호박, 숙주나물, 등의 삼색
나물과 무생채, 구이, 조림, 산적, 자반, 젓갈, 육회, 생선회,
편육 등이 있었다. 또한 수라상의 기본 밑반찬은 탕(국), 조치
(찌개), 침채(김치), 장, 찜(또는 선), 전골 등이었는데, 수라
상에 올라가는 침채로는 동치미와 젓국지(배추김치), 송송이
(깍두기)가 기본이었고, 장은 음식에 따라 간을 맞추는 용도로
이용되었으며 그 종류로는 간장, 고추장, 초장, 게장 등이 있
었다. 찜 또는 선은 둘 중에서 하나만 상에 올렸는데, 동물성
재료로 만든 것을 찜이라 하였고 식물성 재료로 만든 것을 선
이라 하였다. 전골은 즉석에서 익혀 먹는 음식으로 반드시 화
로나 풍로를 함께 준비하여 즉석에서 만들어 올렸었다. 따라서
12첩 반상이라고는 하지만 실제 그릇의 수는 30여 가가 넘었다
고 한다.

수라상의 반찬은 왕의 식성이나 기호에 따라 그 종류와 양
이 달라질 수 있었다. 그러나 이 또한 수라상을 차리는 기본
법식의 테두리 안에서 가능했다. 일례를 들면 왕의 수라상에
올라가는 밥은 쌀에다 물만 이용해 만드는 흰쌀밥인 백반과 팥
물을 이용해 만드는 붉은 쌀밥인 홍반의 두 가지였다고 한다.
왕은 자신의 기호에 따라 백반과 홍반 중에서 골라 들 수 있었
다. 밥을 짓기 위해 팥물을 쓰는 이유는 분명하지 않지만 영양
과 위생 등의 측면과 더불어 붉은 팥이 액운을 쫓는다는 의미
도 있었다고 한다. 또한 탕은 미역국과 곰탕의 두 가지 가운데

서 고를 수 있었으며, 조치는 토장조치와 젖국조치의 둘 가운데서 고를 수 있었다고 한다. 물론 현재 알려져 있는 상차림은 조선 후기의 기록에 근거한 것이기 때문에 조선 전반에 걸친 것이라고 말할 수는 없겠지만, 그 전통은 면면히 이어져 내려왔으리라 본다. 우리는 여기서 왕의 식단이 절차와 법도에 맞추어 규격화되어 있으며, 이로 인해 영양가 있고 몸에 이로움을 주는 음식으로 식단이 구성될 수 있었으며, 왕은 어느 한가지 음식만 편식하는 것이 아니라 전국에서 나는 모든 음식을 골고루 조금씩 먹어서 균형된 식사를 했었으리라는 사실을 짐작해 볼 수 있다.

__ 죽도 잘 먹으면 보약이다

죽은 곡물로 만든 음식 가운데 가장 오래된 음식이라고 한다. 그도 그럴 것이 곡식의 낟알이나 혹은 그것을 곱게 갈은 가루에 물을 붓고 끓이기만 하면 되었으니, 아마도 인류 역사상 가장 최초의 취사 형태가 아니었을까 생각된다. 서유구의 《임원십육지》에 보면 '매일 아침에 일어나서 죽 한 사발을 먹으면 배는 비어 있고 위는 허한데 곡기가 일어나고 보의 효과가 매우 좋으며 부드럽고 매끄러워 위장에 좋다'고 하였다. 이런 이유로 조선시대 궁중에서 정식식사인 아침과 저녁 수라를 제외한 간식시간에는 대개 죽이나 식혜, 다과류가 제공되었으며, 특히 초조반상에는 여러 가지 죽을 만들고 국물이 많은 물김치류, 소금이나 새우젓으로 간을 한 맑은 조치 그리고 마른

찬을 두세 가지 함께 내었다고 되어 있다. 이러한 죽은 위에 부담을 주지 않으면서 충분히 영양소를 얻을 수 있으며, 허기를 면할 수 있기 때문에 비만이나 기타 소화불량의 걱정이 없이 먹을 수 있는 아주 좋은 먹거리이다. 특히 큰 병을 앓고 난 이후이거나 위장의 기능이 쇠약해진 사람에게 있어서는 상황에 맞추어 죽을 먹게 되면 아주 양호한 효과를 볼 수 있겠다. 그러나 만약 장기복용을 하고자 한다면 당연히 주치 한의사와 상담한 후에 결정하는 것이 좋겠다. 체질이나 병증에 따라 몸에 맞지 않을 수도 있기 때문이다.

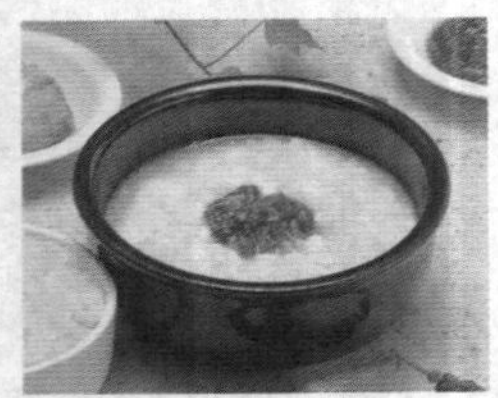

백죽 새벽에 일어나서 먹는 흰 쌀죽은 위를 보한다.

백죽白粥　흰 쌀만으로 쑤는 죽을 말하는데, 궁중에서는 황해도 연백의 쌀만 사용하였다고 한다. 새벽에 일어나서 죽을 먹으면 가슴이 시원하고 위를 보하며 진액을 생기게 하고 하루 종일 마음을 상쾌하게 하며 보하는 힘이 적지 않다. 저녁에 흰 쌀을 푹 퍼지게 끓여 먹는데, 참기름을 약간 떨어뜨리고 진간장으로 간을 맞추어 먹으면 더욱 맛이 좋다고 한다.

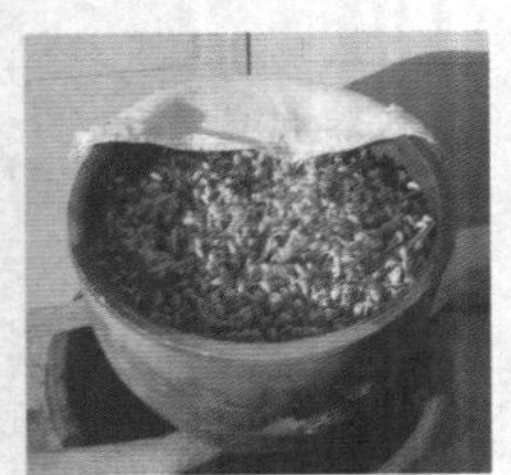

콩나물　집에서 콩으로 재배하며 우리나라의 대표적인 나물이다.

콩나물죽　콩나물죽의 재료로 쓰이는 콩나물은 한약재 명으로 대두황권大豆黃卷이라 불리는데, 성질이 평하고 맛이 달며 독이 없어 오랜 풍습비風濕痺로 힘줄이 켕기고 무릎이 아픈 것을 치료한다. 5장이나 위 속에 몰린 적취積聚 없앤다. 약에 넣을 때는 햇볕에 말린 후에 약간 볶아서 사용한다. 콩의 의약적 가치는 콩기름, 대두단백질만이 아니라 콩의 싹인 바로 이 콩나물에 그 비중이 더 있는 것이다. 습열濕熱을 제거하는 작용이 있으므로 음주 습열로 인한 숙취해소에도 도움이 된다고 하겠다.

들깨죽 예로부터 평북 강계에 미인이 많아 미인의 고장이라 했는데, 이 들깨죽을 많이 먹어서 그렇다고 전한다. 죽을 만들려면 먼저 들깨를 물에 불렸다가 건져 그늘에 말렸다가 볶은 뒤에, 이것을 맷돌에 약수를 부어가며 갈거나 곱게 간 후에 약수에 타서 마시면 된다. 한약명으로는 임자荏子라고 하는데, 성질이 따뜻하고 맛이 매우며 독이 없어서 기를 내리고 기침과 갈증을 멎게 한다. 폐를 윤택하게 해주고 중초를 보하며 정수精髓를 보충해준다고 하는데, 쌀과 섞어서 죽을 쑤어 먹으면 살이 찌고 기가 내리며 보해진다.

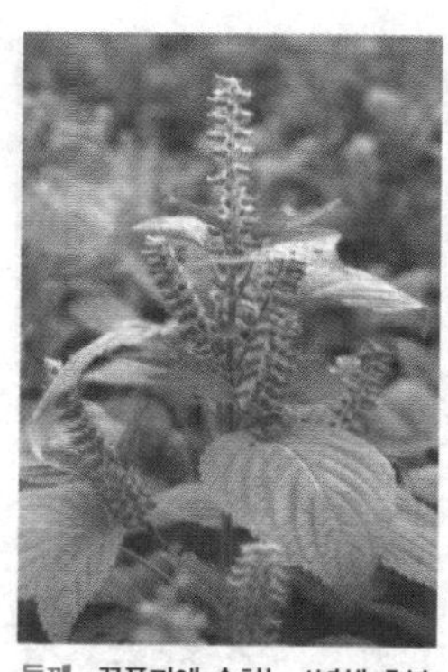

들깨 꿀풀과에 속하는 1년생 초본 식물이다. 높이는 60~90센티미터로 잎은 마주나며, 꽃은 8~9월에 흰색으로 핀다. 열매는 꽃받침 속에 들어 있고 둥글다. 원산지는 인도, 중국으로 알려져 있다.

밤죽 밤은 율자栗子라고 하는데, 성질이 따뜻하고 맛이 짜며 독이 없어서 기력을 북돋고, 장위腸胃를 튼튼하게 하고, 모든 마비질환을 비롯한 풍병에 효과를 볼 수 있다. 노란 밤을 곱게 갈아서 끓이다가 쌀뜨물을 넣은 후 약한 불에 달여 걸쭉하게 만들어서 수시로 복용하면 신기腎氣를 도와주고 배고픈 것을 느끼지 못하게 된다고 한다.

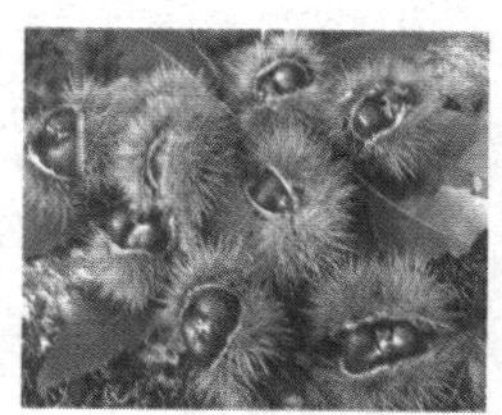

밤 율자라고도 한다. 지름 2.5센티미터로 짙은 갈색으로 익는다.

홍시죽 홍시紅柿는 성질이 차고 맛이 달며 독이 없고 심폐를 부드럽게 하고 심열을 식혀 주며 장과 폐에 수분을 공급해 갈증을 풀어주는데 술독으로 인한 위열증과 갈증에도 효과가 있다. 홍시를 물과 같이 갈아서 즙을 낸 다음 찹쌀 씻은 물을 넣고 죽을 쑤어서 꿀을 조금 넣고 복용한다.

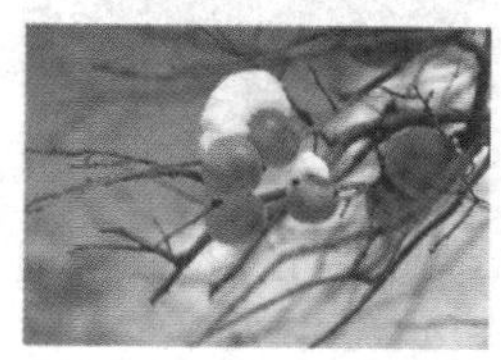

홍시 곶감, 침시로 먹기도 하고, 감을 이용한 음식에는 수정과가 있다.

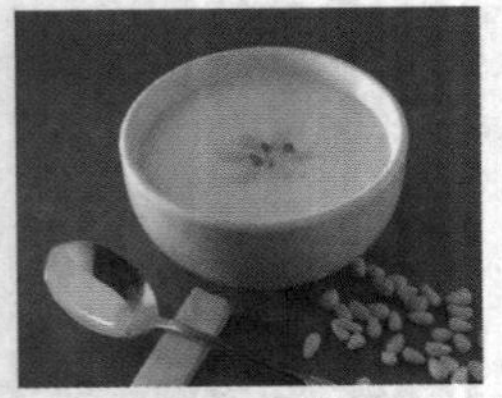

잣 약용보다는 식용으로 주로 쓰여 각종 음식에 고명으로 들어가며 죽을 끓여 먹기도 한다.

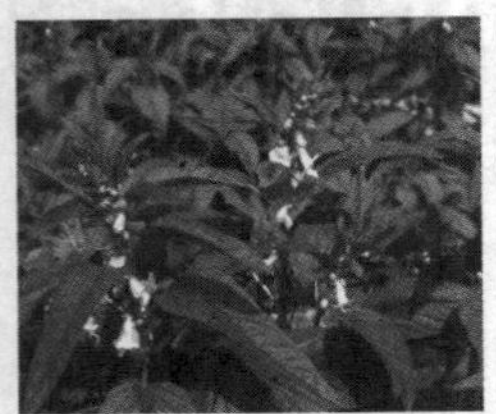

참깨 참깨과에 속하는 1년생 초본 식물로 고온 다습하고 기후의 변동이 적은 곳에서 잘 자란다. 볶으면 좋은 냄새가 나는데 깨소금을 만들어 조미료로 쓰며 가장 큰 용도는 참기름인데 동맥경화증의 방지에 유효한 식용유라고 할 수 있다.

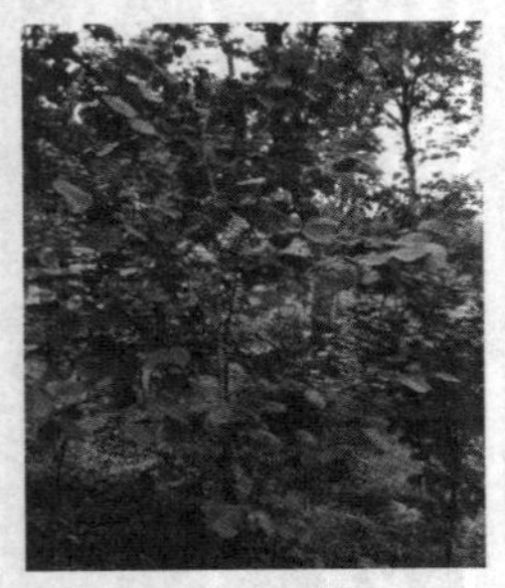

개암나무 설자작나무과에 속하는 낙엽관목으로 산야에서 자라는 나무다. 꽃은 3월에 피며, 열매는 9월에 익는다.

잣죽 잣은 해송자海松子라고 하는데, 성질이 약간 따뜻하고 맛은 달며 독이 없어 오랫동안 먹으면 몸이 가뿐해지고 오래 살며 배고프지 않고 늙지 않는다. 뼈가 부러지듯이 아프거나 마비가 온다든지, 머리가 어지러운 데에도 쓰인다. 죽을 쑤어 늘 먹는 것이 제일 좋다.

검은 참깨죽 검은 참깨는 한약명으로 흑지마黑脂麻라고 하는데, 오랫동안 먹으면 몸이 가뿐해지고 늙지 않으며 배고프거나 목이 마르지 않으며 오래 산다고 한다. 호胡라는 지방의 검정 참깨라는 뜻으로 호마胡麻라고도 했으며, 거승巨勝이라고도 한다.

또한 참깨가 아들보다 부모에게 효도를 더 잘한다 하여 효마자孝麻子라고 부르기도 했다는데, 그래서 깨죽에게는 삼거지덕三去之德이 있다고 한다. 깨죽을 상식하면 늙어서 풍이 없는 것이 첫번째이고, 흰머리가 검어지는 것이 두 번째이며, 급기야 근심까지 없애주는 것이 세 번째라고 한다. 《동의보감》에는 그 성질이 평平하고 맛이 달며 독이 없어 기운을 돕고 살찌게 하며 골수와 뇌수를 충실하게 하고 힘줄과 뼈를 튼튼하게 하며 5장을 윤택하게 하여 준다고 되어 있으며, 결국 오래 살게 하고 얼굴빛이 젊어지게 한다고 되어 있다.

개암죽 개암은 진자榛子라고 하는데, 성질이 평平하고 맛이 달며 독이 없어서 기력을 북돋우고 소화기의 작용을 도와 설사가 멎고 속이 따뜻해지는 효과를 거둘 수 있다. 개암 열매를 물에 담가 껍데기를 벗겨내고 물과 섞어서 갈아 멥쌀을 조금 넣고 묽게 죽을 쑨다. 꿀을 조금 넣어서 수시로 오랫동안 먹으면 배고프지 않고 걸음걸이가 씩씩해지는 효과를 볼 수 있다고 한다.

_ 차는 후식이 아니라 건강음료다

언제부터인가 식사를 하고 나면 의례이 차를 한잔씩 마시는 문화가 자리를 잡게 되었는데, 불행히도 요새는 외국에서 들여온 커피가 후식문화의 대부분을 차지하고 있다. 당연히 옛날에는 커피 대신에 차를 마셨는데, 조선 초기에는 궁궐에 '다방'이라는 관청을 설치해 다례를 담당하게 하였으니, 이조에 소속되어 외국 사신의 접대는 물론 꽃·술·약·채소 등을 관리하는 역할을 했다고 한다. 태조는 경복궁에 다방을 설치하고 신입 관리는 반드시 다방을 거치도록 하였으며, 태종은 무술을 연마할 때 다방의 관리에게 어가를 수행하도록 해 하루에 세 번 차를 올리게 했다. 국가 행사 때도 하루 한 번씩 차를 올리도록 해 차를 즐겼다는 사실을 알 수 있다. 각종 약재로 끓여 마시는 약차는 그 약재의 효능을 이용한 탕약이라고 보아도 무방하다. 비록 몸에 부작용이 거의 없다고는 하지만 차 또한 부작용이 있을 수 있으므로 장기적으로 마시고 싶은 차가 있다면, 반드시 주치 한의사와 상담하도록 한다.

녹차　옛 문헌에서 보통 차茶라고 하면, 그것은 녹차綠茶를

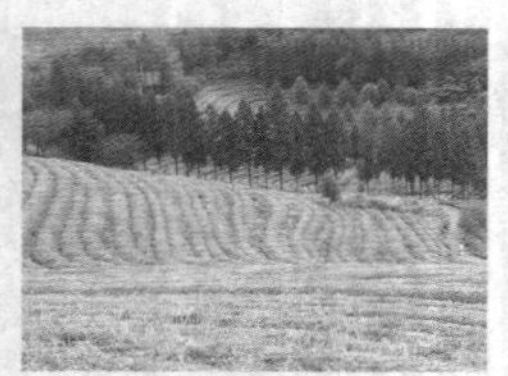

보성다원 전남 보성군 보성읍 봉산리에 있는 차 농장으로 우리나라에서 가장 큰 차밭이다. 1940년 인도산 차종자 베니오마레라를 수입하여 씨를 뿌린 것이 시초가 되어 현재 계단식 배열의 녹차 재배 단지는 관광지로도 유명하다.

내옹 몸의 내부에 생기는 종괴를 일컫는다. 장염, 암, 혹 등을 포함한다.

수렴 혈관을 오그라들게 하는 것을 말한다.

의미하는 것이다. 《동의보감》에 苦茶(작설차)는 그 성질이 약간 차갑고 맛이 쓰고 달다고 되어 있다. 차가운 성질로 인해 기를 아래로 내리고 오래 묵은 식체食滯와 소화불량을 삭히며, 그 맑은 기운으로 인해 머리와 눈을 맑게 해주고 소변을 시원하게 볼 수 있도록 해준다. 소갈消渴로 인한 갈증을 그치게 해주고 잠이 적어지며 또한 굽거나 볶아서 만든 음식을 먹고 생긴 독을 풀어주니 그 효과가 참으로 넓고 큼을 알 수 있다. 또한 오래 먹으면 지방脂肪을 덜고 여위어진다고 하였으니 다이어트에 응용해 볼 수 있겠다. 그러나 수족手足의 궐음경厥陰經에 들어가기 때문에 몸이 차가운 사람은 반드시 따뜻하게 끓여서 복용하여야 하니, 만약에 계속 차갑게 마시게 되면 몸 안에 담痰이 생기게 된다. 실제로 몸이 냉한 사람은 차를 피하는 것이 좋다. 또한 차는 너무 많이 마시면 하초가 허냉虛冷해진다고 하니, 포식한 뒤에 한두 잔을 따스하게 마셔서 소화가 잘 되게 해주는 방법이 좋겠다. 또한 《동의보감》에 '어느 사람이 거위를 구워먹는 것을 상습常習하는데 의원이 말하기를 뒤에 반드시 내옹内癰*이 생기리라 하였는데 마침내 아무렇지도 않았다. 그 사람을 찾아가 본즉 밤마다 반드시 차가운 차 한 사발을 마시니 이것이 그 독毒을 제거除한 것이다' 라는 일화가 있는 것을 볼 때 음식으로 인한 독소를 해독하는 데에 탁월한 효과가 있음을 알 수 있다. 항균抗菌, 소염消炎과 수렴收斂*, 지사止瀉의 작용도 있기 때문에 염증이나 식중독으로 인한 설사 등에 음용飮用하면 아주 좋은 성과를 거둘 수 있겠다고 하겠다.

보리차 보리는 성질이 약간 차기도 하고 따뜻하기도 하며 맛이 짜고 독이 없어서 기를 돕고 중초를 조화시키며 설사를 멎게 하고 허한 것을 보하는 효능을 가지고 있다. 주로 소화를 촉진시키는 작용을 하기 때문에 가정에서 식수로 많이 사용하고 있는데, 5장을 든든하게 하며 오랫동안 먹으면 살이 찌고 몸이 윤택해진다. 또한 오랫동안 먹으면 머리털이 희어지지 않고 풍風이 동動하지 않는다. 그러나 갑자기 많이 먹으면 다리가 약간 약해지는 데 그것은 기를 내리기 때문이다. 잘 익혀 먹으면 사람에게 이롭지만 약간 설익어도 성질이 차서 사람을 상하게 하는 특성이 있다. 특히 유즙 분비를 막는 작용을 하기 때문에, 옛날에는 모유를 끊일 때 많이 사용하였다. 따라서 아가에게 모유를 먹이고 있는 엄마는 조심해야 한다. 식혜도 이런 의미에서 가리는 음식이 된다.

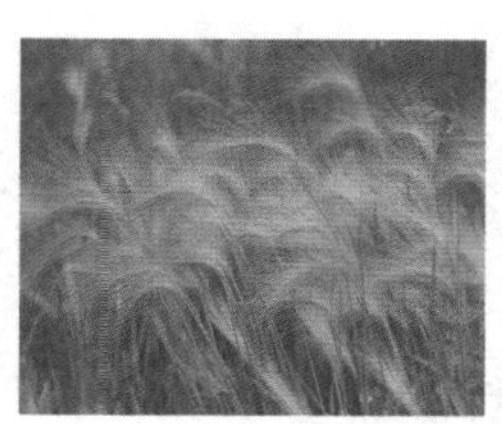

보리 우리의 주곡으로 중요한 식량이었으나, 지금은 건강을 위하여 특별히 먹는 밥이 되었다. 특히 보리에는 비타민 B1과 비타민 B2의 함량이 쌀보다 많아 각기병 등을 예방하는 데 좋다.

결명자차 결명자는 성질이 약간 차고 맛이 달고 쓰며 독이 없어서, 간의 열을 식혀주고 눈을 맑게 해주는 작용이 있다. 따라서 눈이 뻑뻑하거나 눈이 시려서 눈물이 나는 증상 등을 가진 사람이 오랫동안 마시면 좋다. 보리차와 마찬가지로 식수로 많이 애용되는데, 장을 부드럽게 해서 대변을 풀어주는 작용이 있으므로 변비 증상이 있는 사람에게도 좋을 것이다. 그러나 변이 묽은 사람은 피하는 것이 좋겠다.

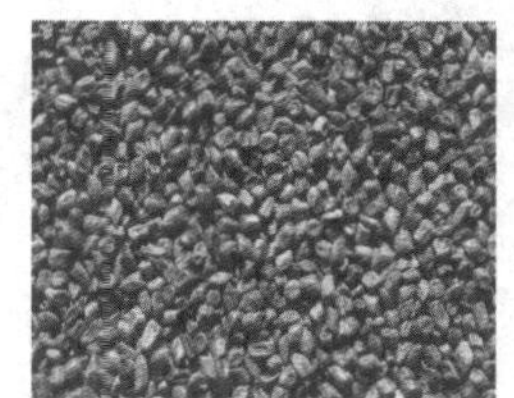

결명자 결명자 씨를 말린 형태로 결명자 차의 재료이다.

둥글레차 둥글레는 한약명으로 황정黃精이라고 부르는데, 그 성질이 평하며 맛은 달고 독이 없어서 위장의 기운과 중초의 기운을 북돋우며 심폐기능을 원활하게 하고 근육과 뼈를 강하게 해주는 효능이 있다. 기氣와 음陰의 두 가지를 모두 보하면서 한쪽으로 치우치지 않기 때문에 식수로 사용돈다. 그러나 몸에 습기가 많거나 변이 묽은 사람은 피하는 것이 좋다.

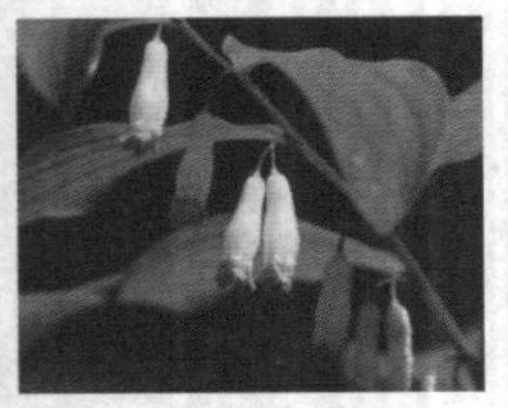

둥글레 산지의 응달에서 자라는 백합과의 다년초이다.

칡차 칡은 한약명으로 갈근葛根이라고 하며, 성질은 평하며 맛은 달고 맵고 독이 없어서 양기를 끌어올려 어깨 등지에 뭉친 기운과 종기를 풀어주며 설사를 막는다. 또 갈증을 없애고 숙취 해소에도 좋은 효과를 나타낸다. 실제 감기 증상에도 많이 쓰이며 고혈압 등으로 인해 뒷목이 뻑뻑한 경우에도 좋다. 그러나 속이 냉하여 구토를 잘 하는 사람에게는 맞지 않다.

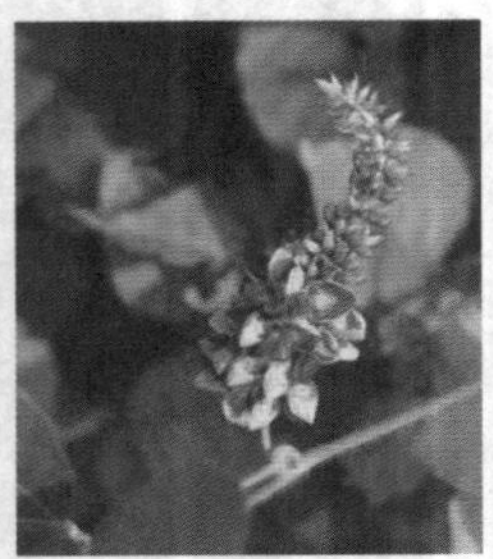

칡 칡꽃은 주독을 없애고 하혈에 효과가 있다고 하여 민간약으로 애용되었다.

생강차 생강은 성질이 따뜻하며 맛은 맵고 독이 없다. 피부의 추위를 흩뜨리기 때문에 감기 증상으로 몸이 추울 때도 좋으며, 뱃속을 따뜻하게 만들어 구토를 막아주는 흐능이 있기 때문에 속이 메스껍거나 토하는 데에 사용하면 아주 좋다. 또한 몸이 차서 생기는 설사나 기침에도 양호한 효과를 나타내지만, 몸에 속열이 있는 사람에게는 좋지 않다.

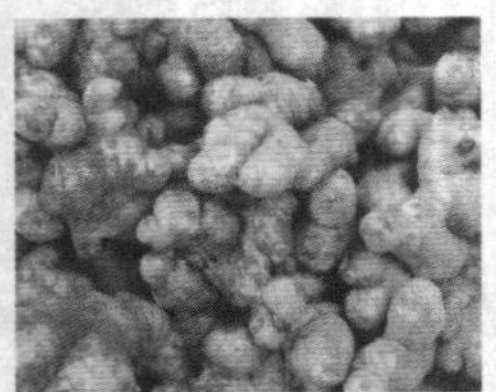

생강 근경은 굵고 옆으로 자라며 연한 황색으로 맵고 향기가 있다.

모과차 모과는 성질이 따뜻하고 맛이 시며 독이 없어서 근육이 뭉친 것을 풀어주며 경락을 활성화시킨다. 또한 위장을 조화롭게 해주며 습기를 없애기 때문에 토사곽란吐瀉癨亂 등으로 인해 근육이 꼬이고 경련이 일어나는 증상에도 쓰인다. 그러나 변비가 있거나 빈혈이 있는 경우에는 좋지 않다.

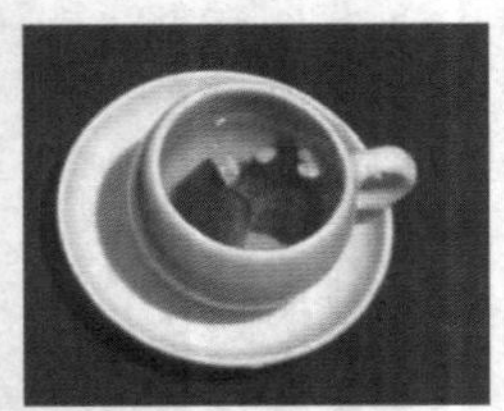

모과차 설말린 모과를 끓여서 마시는 방법과 즙을 끓는 물에 타서 마시는 두 가지 방법이 있다.

율무차　율무는 한약명으로 의이인薏苡仁이라고 하는데, 그 성질이 서늘하며 맛은 달고 담백하다. 비위를 튼튼하게 해주면 습기를 제거시키고 저린 증상을 없애주면서 설사를 막아준다. 열을 식히고 고름을 제거시키는 효능이 있기 때문에 염증에도 많이 쓰인다. 또한 습기를 제거시키기에 비만 치료에도 일정 부분 관여한다. 항간에는 율무가 성기능을 떨어뜨린다는 소문이 돌고 있지만, 사실은 아니다. 오히려 몸에 습열이 많아서 성기능이 떨어진 사람은 더 좋은 효과를 낼 수도 있다. 단지 변비가 있거나 임산부는 조심해야 한다.

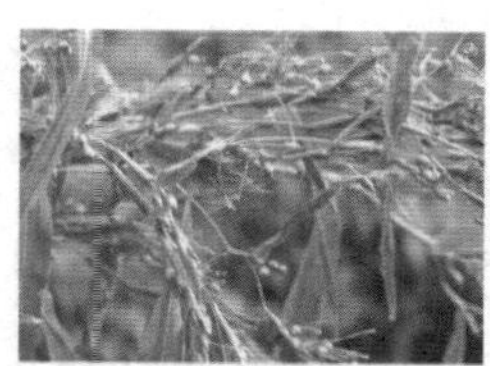

율무 벼과에 속하는 1년생 초본식물로 원산지는 동남아시아 또는 중국으로 알려져 있다. 꽃은 7월에 피며 열매는 식용한다. 한방에서는 의이인이라고 하며 약으로도 쓴다.

유자차　유자는 성질이 차며 맛이 달고 시며 독이 없다. 위장의 나쁜 기운을 몰아내어 소화를 촉진시키고 임산부가 입맛이 없을 때도 쓰면 좋다. 목감기나 해수(기침)·가래에 좋은 효과를 나타내므로 목감기나 기침감기 초기에 마시면 좋다. 그러나 변이 묽은 사람은 조심하는 것이 좋다.

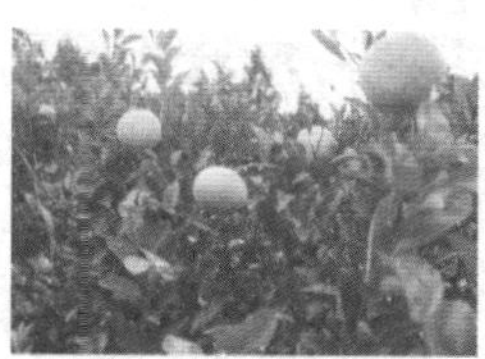

유자 유자를 가늘게 채썰어 화채를 만들거나 꿀에 재었다가 차를 끓여 먹는다.

오미자차　오미자는 성질이 따뜻하고 맛이 시며 달고 독이 없다. 폐의 기운이 떨어지는 것을 막아주며 신의 기운을 윤택하게 해주면서 수렴작용이 있어서 식은땀을 흘리거나 정액이 새는 증상들을 치료해준다. 따라서 성기능 강화에도 쓰이며 진액을 생성시켜 주기 때문에 여름철 더위를 먹거나 갈증이 심할 때도 쓰인다. 설사를 많이 하거나 마른기침을 할 때도 쓰이는데, 발산을 해야 하는 사람에게는 맞지 않다고 할 수 있겠다.

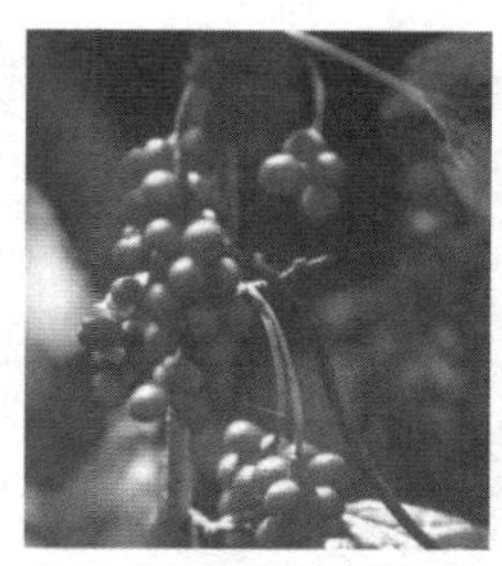

오미자 열매가 8, 9월에 홍색으로 익는데 달고, 시고, 쓰고, 맵고, 짠 오미를 고루 갖추고 있다고 하여 오미자라 하며 그 중에도 신맛이 가장 강하다.

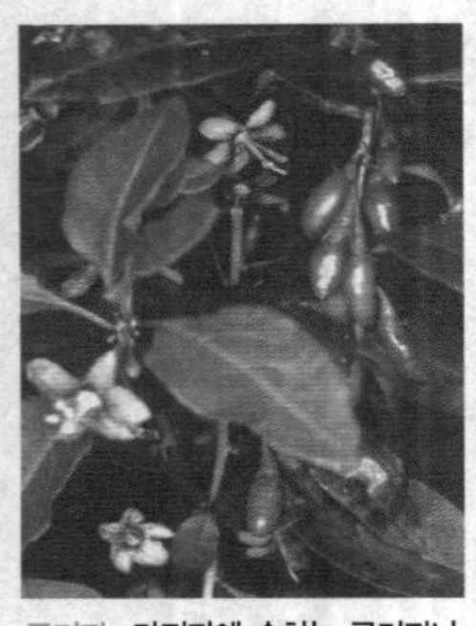

구기자 가지과에 속하는 구기자나무의 열매이다.

신음 비뇨생식 기능을 조절하는 보다 물질적인 부분으로 이를테면 호르몬, 정액과 유사하다.

신양 비뇨생식 기능을 조절하는 눈에 보이지 않는 기운을 말하며 정력, 양기, 에너지와 유사하다.

간신 피로·해독을 담당하는 기능과 비뇨생식 기능을 말한다.

쌍화차 쌍화차 끓이는 방법은 다음과 같다. 백작약, 2錢 半, 숙지황, 황기, 당귀, 천궁 1錢, 계피, 감초 7分 半, 생강 3개, 대추 2개.

구기자차 구기자는 성질이 차고 맛은 달며 독이 없다. 신장과 폐와 간의 기능을 좋게 해주며, 신음腎陰*이나 신양腎陽*을 가리지 않고 보해주며 간신*을 함께 보해주기 때문에 성기능 강화에 매우 유용하다. 또한 눈을 맑게 해주는 작용이 있으며, 당뇨환자에게도 좋다고 할 수 있다. 단 실제로 열이 많은 사람은 피하는 것이 좋다.

쌍화차 쌍화차*는 다른 약차와는 달리 쌍화탕이라는 한약 처방을 차로 끓여 마시는 것이다. 옛날 다방에서는 갈걀노른자를 동동 띄워서 내놓기도 했으며, 현재는 감기 기운이 있을 때 사람들이 임의로 마구 복용하기도 한다.

원래 쌍화탕은《동의보감》의 허로문에 나오는 처방이다. 음과 양이 모두 허해졌을 때 쓰는 처방인데, 몸과 마음이 다같이 피곤하고 기혈이 같이 상했거나 음양교합을 한 이후에 과로하든지 과로한 후에 방노를 하거나 큰 병을 앓고 허약하면서 기운이 떨어지고 식은땀이 나는 경우에 쓰는 처방이다. 따라서 굳이 감기에 쓴다면 몸이 허약해져서 감기에 걸렸거나 방노로 인한 감기에 쓰는 것이 옳다 하겠다.

특별한 날 왕들을 위한 궁중의 음식

__ 연회 때에는 음식도 특별하게 준비한다

왕의 식사는 잔치 때의 대전어상과 일상 생활에서의 수라상으로 구별되었다. 대전어상은 각종 궁중연회 때 왕이 받는 음식상으로서, 각종 궁중의 연회 때에 왕이 받게 되는 음식상이었다. 궁중에서는 1년 내내 특별한 행사가 빈번하게 있었다.

궁중의 잔치는 잔치의 규모나 의식 절차에 따라 진연進宴 · 진찬進饌 · 진작進爵 · 수작受爵 등의 나눔이 있었는데, 왕과 왕비와 대비 등의 회갑回甲 · 탄신誕辰 · 사순四旬 · 오순五旬 · 망오望五(41세) · 망육望六(51세) 등의 특별한 날이나 이들이 존호尊號를 받거나 또는 왕이 기로소耆老所*에 들어가거나 왕세자 책봉, 가례嘉禮 등과 외국의 사신을 맞을 때 등의 국가적인 경사가 있을 때는 왕의 윤허允許를 받아 큰 연회를 베풀었으며, 규모가 비교적 작은 잔치는 수시로 베풀어졌다고 한다. 궁중에는 이를 위하여 주방 상궁 외에 음식을 담당하는 남자 전문 요리사가 있어 궁중의 잔치 음식을 따로 맡아서 하게 하였는데, 이들을 '대령 숙수' 라 하고 세습에 의해 그 기술을 전수하였다고 한다. 이러한 전통이 이어져 오늘날에도 대형음식점이나 특급호텔의 경우에는 남자 주방장들이 주방을 맡고 있는지도 모르겠다.

수십 가지의 산해진미를 즐비하게 차린 연회의 잔칫상은 왕의 식사 가운데 가장 화려하고 특별했다고 한다. 정조가 자신의 생모 혜경궁 홍씨의 회갑 때 차린 잔칫상의 경우, 각각 1척 5촌의 높이로 음식을 고배한 그릇의 수가 70개였으며, 또 5촌

기로소 조선시대에 나이가 많은 임금이나 정2품 이상의 일흔 살이 넘은 문관을 예우하기 위하여 태조 3년(1394)에 설치하였다.

높이로 고배한 음식이 12가지였다고 한다. 또한 정조 자신을 위해서는 29개의 그릇에 각종 요리를 고배하였으니, 이렇게 고배된 각각의 요리는 모두 궁중 음식의 진수였다고 할 수 있다.

이렇게 높게 쌓아 올린 고배상 차림으로 진상했던 연회의 궁중음식은 백지로 싸서 잔치에 참가한 종친이나 고관대작에게 하사되었으며, 이를 통해 궁중 밖의 민간사회로 퍼져 나갔다. 오늘날 돌잔치나 회갑연의 잔칫상에 음식을 높게 쌓는 풍습도 모두 이 궁중연회에서 비롯한 것이라고 한다. 특별히 궁중연회에서 강조되었던 음식 재료 몇 가지는 다음과 같다.

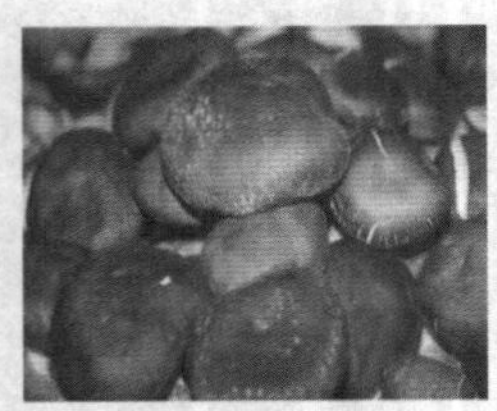

표고버섯 송이과에 속하는 버섯. 팽이갓은 3~6센티미터로 어두운 다갈색 또는 흑갈색이며 육질이 질기다. 요즘은 인공 재배에 의한 생산량도 매우 많다.

표고버섯 조선시대 큰 규모 궁중연회에는 생치만두·골만두·생복만두·진계만두·생합만두 등 여러 종류의 만두가 나오는데, 만두는 처음에는 중국에서 온 사신을 대접하기 위해 특별히 만들어졌다가 이후에는 궁중잔치음식으로 자리를 잡았다. 여러 만두 중에서 인조는 특히 전복만두를 좋아했다는 기록이 나오는 것으로 보아 조선의 궁중음식으로 자리를 잡은 것으로 보인다.

이러한 만두 중에서 표고버섯만두는 각종 연회에 반드시 진설되었다고 하는데, 몇몇 왕은 제주도에서 올라온 한라산의 표고버섯 말린 것을 따뜻한 물에 우려 조개로 맛을 낸 국물에 표고버섯 불린 것, 부추, 숙주, 두부 등으로 속을 만든 만두로 끓인 표고만두국을 먹고 침전에 들기도 했다고 한다. 이 표고버섯은 성질이 평하고 맛이 달며 독이 없기 때문에 정신이 맑아지게 하고 음식을 잘 먹게 하며 구토와 설사를 멎게 한다. 또한 간기능을 강화시키는 성분을 가지고 있으며, 몸 안에 뭉쳐 있는 나쁜 피를 없애주고 식욕을 돋우는 데 아주 좋은 버섯이어서 인체의 독을 없애고 기를 도와 허기를 느끼지 않게 하여 피를 잘 통하게 함으로써 풍을 치료하는 효과까지 있다고 한다.

메밀 궁중의 크고 작은 잔치에는 반드시 국수가 올라갔으며, 대개 온면을 많이 올렸고, 가끔씩 냉면을 올리기도 했다고 한다. 고종이 순종에게 왕위를 양위한 후 덕수궁에 머무르던 시절, 겨울철 야참으로 고종은 설렁탕, 온면, 냉면을 즐겼다고 한다. 또한 강화도령 철종이 메밀칼국수와 순무김치를 즐겼으며, 철종 바로 전대인 현종도 주색에 빠져 성기능 강화의 목적으로 메밀을 중하게 여겼다 한다.

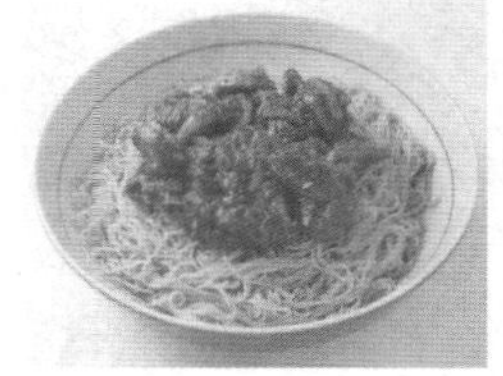

메밀막국수　조선시대에 사례 중의 하나인 관례가 끝난 뒤 주인과 손님들이 간단한 주찬을 들 때 별식으로 들던 음식이다.

국수 면발의 주재료인 메밀은 한약명으로 교맥喬参이라 하는데, 성질이 평하면서 차고 맛이 달며 독이 없다. 장위腸胃를 든든하게 하고 기력을 돕는 작용이 있으며, 5장에 있는 더러운 것을 몰아내고 정신을 맑게 하는 효능이 있으나, 장기간 먹으면 몸에 해로울 수도 있다고 하므로 어쩌다 잠깐씩 먹는 간식용으로 적합하다 하겠다.

박 옛 궁중의 큰 잔칫상에는 반드시 박나물, 박오가리를 넣은 해물탕, 신선로, 잡탕 등이 올랐다고 한다. 이 음식들은 항혈전 효과가 커 혈액을 맑게 해주는 음식인데, 박 속에는 혈액을 맑게 해주고 육식으로 인해 쌓인 독을 해독시켜 주며 혈액을 신선하게 해주는 성분이 있다.

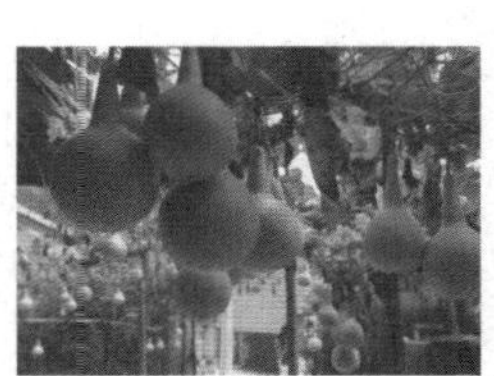

박　꽃은 7~8월에 피고 백색이며, 장과는 구형이며, 처음에는 털이 있으나 점차 없어지고 표피가 딱딱해진다.

궁중연회 때 잡탕 속에 박이 재료로 들어간 것은 이것 때문이다. 구체적으로 조선조 후기의 국가적 궁중연회 때는 잡탕, 완자탕, 저포탕, 칠기탕, 만증탕에 박껍질을 썰어 달린 박고지가 들어갔으며, 전골과 잡증(찜)에도 박고지가 들어갔다. 또한 냉채, 잡채에도 박고지가 들어갔으며 박죽도 있었다. 박은 성질이 차고 맛이 달며 독이 없어서 오줌을 잘 나가게 하고 번갈을 멎게 하며 심열을 없앤다. 또한 소장을 좋아지게 하고 심폐 기능을 좋게 해주며 석림*을 치료한다고 되어 있드니 소변에 이상이 있는 사람은 애용해 볼 만하다. 나물을 해서 먹으면 좋다고 한다.

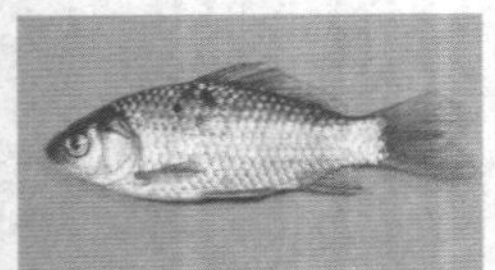

석림 임질의 한 가지로 신장이나 방광에 결석이 생기는 병이다.

붕어 우리나라 전역과 세계적으로 널리 분포한다. 환경에 대한 적응력이 가장 강한 물고기로 손쉽게 잡을 수 있는 곳에 많이 분포하며 중요한 담수어 자원이다.

붕어 궁중의 유명한 찜요리에는 붕어찜도 필수여서 1년 전부터 준비한다는 국가적 궁중연회에서 31회나 진어되었다고 《궁중의궤》에 기록되어 있다고 한다. 붕어찜의 재료로는 붕어, 연계(닭), 생치(꿩), 우심육, 표고, 석이버섯 등이 들어갔다고 하는데, 붕어도 황토를 먹고 자라는 노란색 붕어가 약효가 크다고 한다. 《동의보감》에서는 즉어卽魚라고 하는데, 그 성질은 따뜻하고 맛이 달며 독이 없어서 위기胃氣를 고르게 하그 5장을 보한다고 되어 있다. 또한 중초를 고르게 하고 기를 내리며 이질을 낫게 하고, 박채博採와 같이 국을 끓여서 먹으면 위가 약해서 소화가 잘 되지 않던 것이 낫게 된다. 보통 모든 물고기는 다 화火에 속하지만 붕어만은 토土에 속하기 때문에 양명경陽明經으로 들어가서 위기를 고르게 하고 장위를 든든하게 한다그 한다.

솔 소나무는 머리 끝에서 발 끝까지 모든 부분이 다 약재로 사용될 수 있는 소중한 보물이다. 솔잎, 송홧가루, 관솔, 솔뿌리 등 뿐만 아니라, 심지어 궁중에서는 적송나무를 땔 때 솥 밑에 모아지는 검댕과 소나무를 진공 상태에서 구운 소나무 숯을 '적송상'이라 하여 귀한 약재로 사용했다고 한다. 먼저 가장 많이 사용된 것은 송홧가루인데, 조선조 궁중에서는 각종 강정에 송홧가루를 넣어 강정强精을 꾀했으니, 송홧가루가 들어간 여러 가지 강정은 정기신의 기운을 돕는 기식품인 동시에 성기능 강화음식이었다고 한다. 또한 1827년에서 1902년까지 총 188회에 걸쳐 송홧가루를 넣은 다식을 궁중연회 상차림에 진설을 한 기록도 있는데, 재료로 꿀, 송홧가루, 찹쌀가루, 계피가루, 오미자, 홍화를 추가하기도 했다. 예전에 강원도 준양에서 나는 송화다식*은 중국 황실에까지 진상되었다고 한다. 솔잎은 관절 통증을 완화시키는 작용을 가지고 있는데, 이러한 솔잎을 먹는 방법으로는 솔잎을 잘게 썬 다음 곱게 갈아서 술이나 미음에 타 먹는 방법을 쓰거나, 검정콩과 같이 짓찧어 가루낸 다음 더운 물에 타 먹기도 하며, 적송 솔잎을 채취해 그늘에 말려서 가루 낸 뒤에 꿀과 생수에 재어 밀봉 보관해 두었다가 발효되면 먹기도 한다. 이 밖에 소나무뿌리와 껍질은 피곤한 몸에 기를 보충한다고 되어 있으며, 송진은 오랫동안 먹으면 몸이 가뿐해지고 늙지 않으며 오래 산다고 되어 있으니 참으로 소나무는 어디 하나 버릴 데 없는 선식의 재료가 될 만하다 하겠다.

흑색식품 보통 오행五行상으로 검은 색은 신腎 기능과 연관

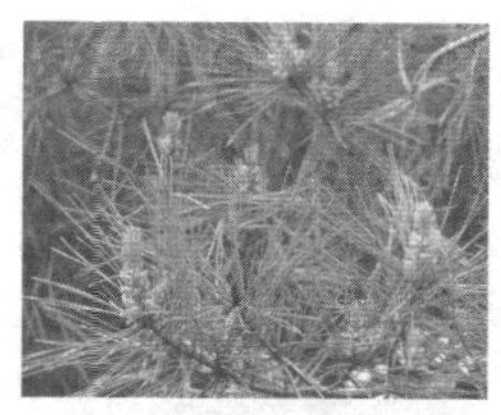

소나무 잎은 각기·소화불량 또는 강장제로, 꽃은 이질에, 송진은 고약의 원료 등에 약용으로 쓴다.

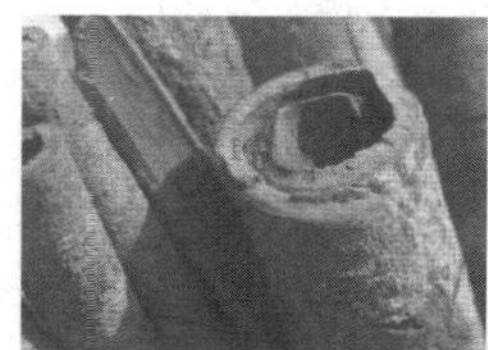

계피 건위약제와 과자, 요리 및 향료의 원료로 쓰인다.

용안육 다식 송화다식과 반대로 용안육 다식은 중국남방에서만 나는 과일이어서 오히려 중국으로부터 받아서 우리 궁중 잔치에 쓰였다고 한다.

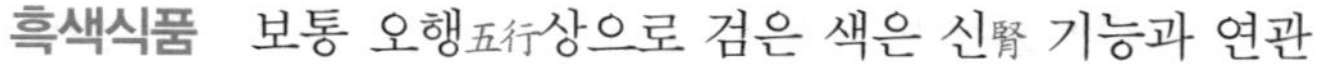

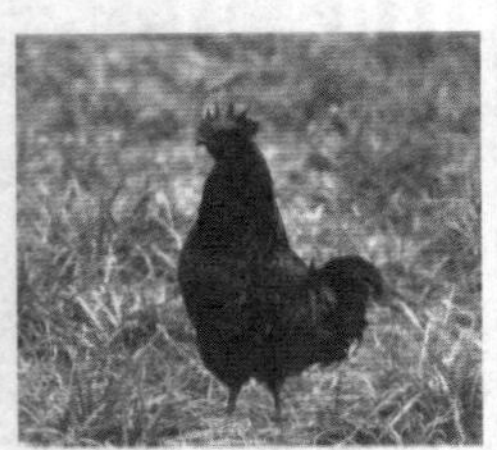

오골계 살, 가죽, 뼈가 모두 암자색을 띤 닭으로 다섯 개의 발가락이 있는 것이 특징이다. 부인의 모든 병에 유효하다고 알려져 있다.

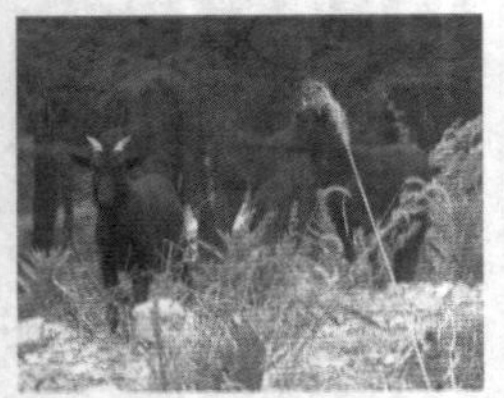

흑염소 한국 재래 토종으로 아무거나 잘 먹고 추위에도 강하며 성질도 온순하다. 주로 식물의 잎, 줄기, 싹, 열매 등을 먹는다.

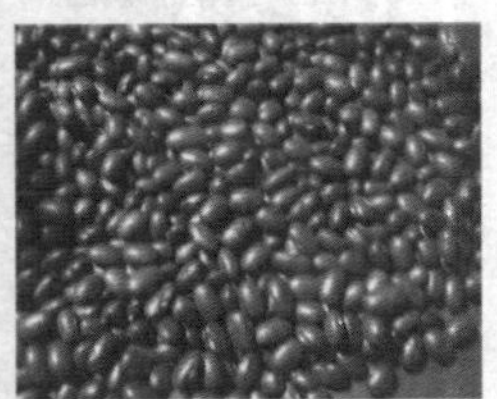

검정콩 신장의 작용이 활발해져 수분과 지방이 축적되지 않는 몸으로 체질이 개선된다. 또 당뇨병이나 귀울림, 백발 등의 증상을 개선시키는 것으로 알려져 있다.

성이 있다고 보았다. 여기서 신 기능은 한의학적인 신 기능으로서 주로 비뇨생식 기능을 포함하여 생체에너지를 의미하는 정도로 보면 되겠다. 흑색식품 중에서도 검정깨와 오골계와 야생흑염소, 검정소 및 검은 톳과 검정콩 등이 궁중에서 애용되었다고 한다. 검정깨는 궁중에서 큰 잔치에 19회나 검정깨강정, 검정깨다식을 한 자 아홉 치 높이로 마련해 왕의 성기능을 특별히 강화시켜 주었다. 또한 오골계의 뱃속에 대추, 밤, 검정깨 가루 등을 넣고 꿰맨 후 찌거나 고아서 먹기도 했으며, 궁중용봉탕의 재료로도 오골계와 더불어 사용되었다. 야생흑염소 수컷은 1일 1백 마리의 암컷과 관계를 맺는다고도 하며 교미 시에 서로 적극적으로 응하는 모습이 음란하다고 하여 일찍부터 성기능 강화에 많이 애용되어 왔으며, 지금도 곳곳에서 중탕으로 내려지고 있다. 흑염소 뼈를 이용한 양골죽은 남성의 중심과 근골이 강해진다고 전해오며, 육종용과 배합하여 종용양육죽을 만들어 먹기도 하며, 구기자와 배합하여 구기자 양신죽을 만들어 먹기도 한다. 이밖에 검정소와 검은 톳도 많이 이용되었으며, 검정콩은 근래에 두유로 만들어져 각광을 받고 있기도 하다. 옛 궁중에서는 검정콩만으로 메주를 쑤어 간장을 만들어 사용했다고 한다.

__ 궁중의 특수음식은 무엇이 있었을까

탕평채 《동국세시기東國歲時記》에 의하면 1725년경 조선시대 영조가 당쟁을 뿌리 뽑기 위해 탕평책蕩平策을 실시하였는데, 이

것을 논하는 자리의 상에 처음 올랐던 음식이라서 이런 이름이 붙었다고 한다. 당파정치의 폐해로 아들을 잃은 영조는 정치적 화합을 실현하는 구심점으로 탕평책을 고안해냈다고 하는데, 대신들과 탕평책의 경륜을 펴는 자리에서 그 의미를 환기시키기 위해 탕평채란 음식을 선보였다고 한다.

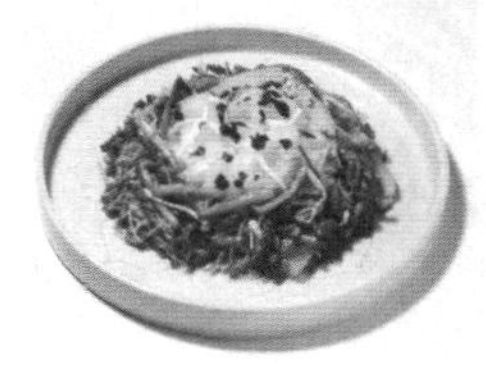

탕평채 녹두묵에 고기볶음, 미나리, 김 등을 섞어 만든 묵무침으로 삼짇날의 절식이다.

그 내용을 보면 넓은 그릇에 얇게 썬 하얀 녹두묵과 양념하여 볶은 고기, 데친 숙주와 미나리와 물쑥 등을 함께 넣고 초간장으로 고루 무쳐 접시에 담고 가늘게 채를 썬 달걀지단과 김채, 실고추 등을 웃기로 얹어 먹게 되어 있었다고 한다.

그 음식의 맨 아래에는 하얀 녹두묵이 있으며, 그 묵 위엔 미나리와 숙주나물, 그리고 달걀 흰자와 노른자를 따로 부쳐 잘게 채를 썬 것이 얹어져 있으며, 또한 김과 깨소금도 뿌려져 있어서 흰색과 노란색, 녹색과 검은색이 조화를 이루어 매우 아름다운 색을 띠게 된다. 또한 간장에 고소한 참기름과 식초를 탄 양념장이 재료에 골고루 배어 그 맛도 매우 좋으며 영양균형 또한 매우 좋다고 한다. 묵의 탄수화물뿐 아니라 계란과 고기의 단백질, 김과 미나리와 숙주의 비타민과 무기질을 고르게 섭취할 수 있기 때문인데, 이는 영조의 의도가 재현된 기가 막힌 비유가 아닐 수 없다.

이처럼 어느 쪽에도 치우침 없이 고르다는 뜻을 지닌 탕탕평평蕩蕩平平이란 말에서 유래한 탕평채는 오색의 고명과 더불어 묵의 밝은 흰색이 어우러져 색깔에서도 조화를 이루며, 매끈한 묵의 감촉과 사각거리는 야채의 질감으로도 조화를 이루며, 여러 재료와 양념장의 맛이 잘 어우러져 맛으로도 조화를 이루고,

영양학적으로도 완벽한 균형을 갖춘 음식이라고 할 수 있겠다.

탕평채가 모든 음식을 골고루 균형되게 먹으라고 권장하는 의미라고 생각해 볼 때, 이 시점에서 사상체질의학에 대해 잠시 생각해 보아야 한다. 이 사상체질의학은 100년 전에 동무 이제마가 사심신물의 모든 구조를 4원구조로 파악하는 사상철학의 개념을 내어놓으면서 의학에도 이 사원구조론을 도입하여 발생된 의학이다. 기존의 한의학이 음양오행의 도가道家적인 기본 바탕에서 시작되었다면, 사상의학은 인의예지의 유학적인 구조에서 비롯되었다. 우리나라의 고유한 체질개념이기도 하며, 사극 드라마로도 만들어졌기 때문에 많은 사람들이 이 개념에 대해 대략적으로는 알고 있는 편이다. 그런데 문제는 이제마가 이 사상의학을 완성짓지 못하고 사망했다는 데에 있다. 많은 후대의 임상가와 의학자들이 자기 나름대로의 체질개념과 변증 방법을 제시하고 주장하게 되었으니, 일반인들뿐만 아니라 한의사들에게도 많은 혼란을 주고 있는 현실이다. 필자의 생각으로는 가장 심한 오류 중의 하나가 음식을 가려먹는 방법이라고 생각한다. 보통 필자는 자신의 체질을 알고 싶어 물어보는 환자들에게 대부분 체질을 가르쳐주지 않는다. 환자들로 하여금 괜한 선입견을 심어주지 않기 위해서인데, 종종 이 때문에 말씨름을 하기도 한다. 보통 환자들이 물어보는 경우는 음식을 가려먹기 위해서이다. 이제마의 《동의수세보원》에는 음식을 가려 먹으라는 이야기가 없다.

물론 체질적으로 편중되게 좀 더 이로운 음식과 해로운 음식은 분명히 있다. 그러나 오히려 사람들은 이를 잊고 살아야

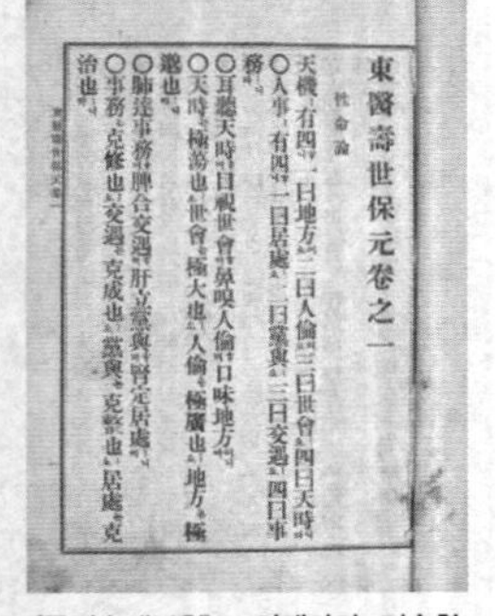

《동의수세보원》 이제마가 저술한 사상의학서로 조선말의 대표적인 의학서이다. 4권 2책. 한독의약박물관 소장.

탕평이라는 말은 《서경書經》〈홍범조洪範條〉의 '無偏無黨王道蕩蕩 無黨無偏王道平平'이라는 글에서 유래하였다. 신임옥사辛壬獄事의 와중에서 왕위에 올라 당쟁의 폐단을 뼈저리게 겪은 영조는 1724년 즉위하자 당쟁의 폐단을 지적하고 탕평의 필요를 역설하는 교서敎書를 내려 탕평정책의 의지를 밝혔다. 1730년(영조 6) 그의 옹립에 공이 컸던 노론老論의 강경파 영수 민진원閔鎭遠과 소론少論의 거두 이광좌李光佐를 불러 양파의 화목을 권하는 한편 그의 시책에 호응하지 않는 호조참의戶曹參議 이병태李秉泰, 설서說書 유최기兪最基 등을 파면하였다. 또한 노론의 홍치중洪致中을 영의정, 소론의 조문명趙文命을 우의정에 임명함으로써 당파를 초월하여 인재를 등용하고 일반 유생儒生들의 당론에 관련된 상소를 금지시켰다. 그리고 1742년 성균관 입구에 탕평비를 세우는 등 당쟁의 해소에 심혈을 기울였다.

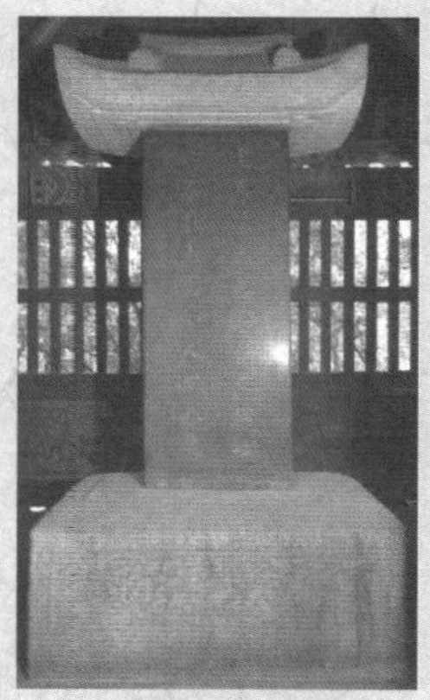

탕평비 1742년(영조 18) 영조가 자신의 탕평책을 중외에 표방하여 경계하도록 하기 위하여 세운 비. 영조 자신이 친서하여 이를 비에 새겨 성균관의 반수교泮水橋 위에 세운 것이다.

한다고 본다. 음식을 가려 먹을 것이 아니라 오히려 골고루 먹는 것이 몸에는 더 이롭다고 보는 것이, 설사 일정 부분 몸에 해로운 요소가 들어왔더라도 인체의 해독 능력으로 그 정도는 충분히 소화해낼 수 있다고 보기 때문이다. 일전에 환자와 같이 오셨던 보호자 한 사람이 말하길, 자신은 "체질어 태양인인데 평소에 몸이 너무 말라 고민하다가 오로지 살찌고 싶은 일념으로 태양인에게 이로운 음식만 먹고 있다"라고 말을 한 적이 있었다. 그래서 필자가 "살이 찌던가요?" 하고 들으니 고개를 저었다. 다시 필자가 묻기를, "자녀분이 잘 먹지 않아서 바짝 말라 있다면 '너는 태양인이니 태양인 음식만 편식하거라' 라고 말하시겠습니까?" 그러자 말문이 막혔던지 아무 말도 하지 않고 웃기만 하신 적이 있었다. 실제로 많은 곳에서 체질음식에 대해 이야기를 하고 있지만, 아직도 상당히 이견이 많은 편이다. 그 이유는 사상체질의학을 주창하신 동두 이제마가 직접 체질별 음식에 대해 말해주지 않았기 때문이다. 말했듯이 사상의학은 완성된 학문이 아니어서 동무 이제마의 뒤를 잇는 후학들이 동무가 제시한 원리에 자신의 임상 경험과 이론을 더한 경우가 많아 중복되거나 이견이 있는 부분이 많이 있는 것이다. 더욱이 어떤 특정 음식에 알레르기가 있는 사람들의 경우에는 그 경험치조차 오류를 범하게 되므로 이 부분은 지속적으로 연구 중이라고 하는 것이 옳겠다. 따라서 특수한 경우가 아닌 일반적인 경우에는 음식을 가리지 않고 골고루 섭취하는 것이 가장 옳은 것이며, 부득이 음식을 가려 먹고 싶다면 전문 한의사와 상담하시는 것이 옳다고 생각한다.

신선로 신선로는 구자탕口子湯, 열구자탕悅口子湯, 탕구자湯口子라고도 한다. 여러 가지 고기와 야채, 해산물을 각각 볶아 잣, 호두, 은행 등을 색깔 배색이 잘 맞도록 예쁘게 돌려 담고 가운데에 굴뚝처럼 구멍이 뚫려 있는 그릇에 담아 장국을 부어 끓이면서 먹는 음식인데, 그 그릇에 뚫린 구멍에 숯을 넣어 끓여 먹는 것이 정통이라고 한다. 신선로의 또 다른 이름인 열구자탕이 '입맛을 돋우는 탕'이라는 뜻인 것을 보면, 그 이름만 보아도 신선로의 맛이 아주 좋다는 것을 알 수 있다.

그 내용을 보면 신선로 맨 밑바닥에는 갖은 양념한 쇠고기를 채를 썰어 놓거나 고기에 무를 섞어 곤 것을 함께 썰어 넣으며, 그 위에 생선전과 처녑전, 간전, 미나리 또는 파를 담고, 다시 그 위에 해삼과 전복을 얹고, 맨 위에 알지단 황백, 표고버섯, 석이버섯, 붉은 고추, 쇠고기 완자, 호두, 은행 등을 색조를 맞추어 돌려 담는다. 이렇게 담은 것에 쇠고기 맑은 장국을 붓고 중앙 부위에 있는 노爐에 숯불을 담아 끓이면서 먹는다고 한다.

신선로는 연산군 때 한림호당翰林湖堂을 지낸 정희량鄭希良이 사화戊午士禍를 겪은 다음 속세를 피하여 산중에 은둔하여 살 때, 수화기제水火旣濟의 이치로 화로를 만들어 거기에 채소를 끓여 먹었는데, 그의 기풍이 마치 신선과 같았다 하여 그릇을 신선로라 하였다 한다. 신선로의 틀 모양을 보면, 큰 합과 같은 모양에 발과 아궁이가 달려 있으며, 합 가운데에 둥근 통이 세워져 있는데 뚜껑의 바깥까지 높이 나와 있고 뚜껑은 중심에 구멍이 있어 원통이 위로 튀어 나와 있다. 이 원통 안에 숯불을 피우면 바람이 아궁이로 들어가고 불길은 가운데 구멍으로

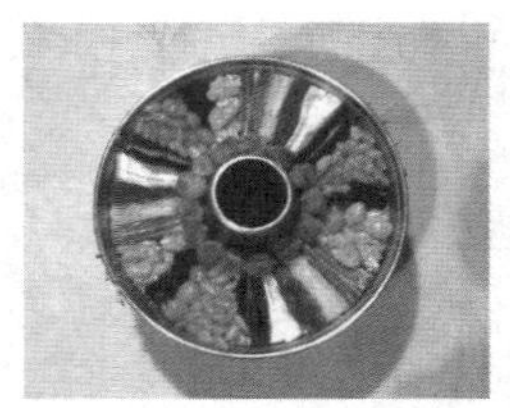

신선로 신선로에 여러 어육과 채소를 색스럽게 넣어 끓인 음식이다.

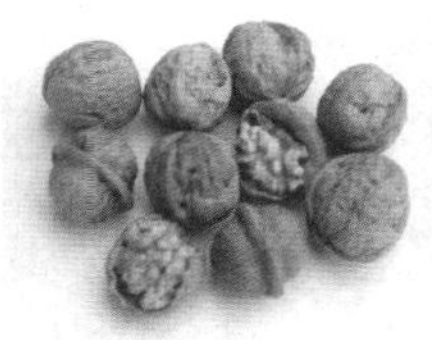

호두 호두는 많은 양의 지방과 단백질을 함유하고, 비타민 B1도 많아 그대로 먹기도 하고 맥주 안주, 과자나 요리에 첨가하며, 신선로에도 쓴다. 천안 호두가 유명하다.

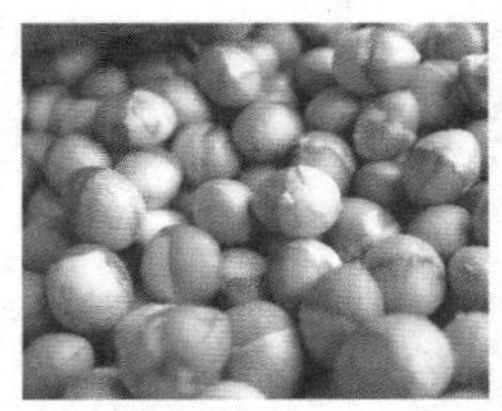

은행 4월에 꽃이 피면 다음해 10월에 열매가 황색으로 익어 땅에 떨어진다. 은행을 백과라고도 하고 잎의 모양이 오리의 발과 비슷하다고 해서 압각자라고도 한다. 은행을 많이 먹으면 청산배당체 때문에 중독을 일으키는 일도 있다. 은행은 볶아서 그냥 먹거나 신선로 등 여러 음식에 고명으로 이용한다.

나간다.

합의 둘레에 여러 가지 재료를 돌려 놓고 맑은 장국을 넣고 끓이면 국물이 잘 우러나오게 되니, 이 모양이 위에는 물이 있으며 아래에는 불이 있다고 할 수 있겠다. 신선로가 수화기제의 이치로 만들어진 요리라고 하니, 화수미제의 상태를 수화기제의 몸 상태로 개선시키고자 하는 수승화강의 원리와 상관성을 가지고 있다고 보아도 좋을 것 같다. 옛말에 두한족열頭寒足熱이라 하여 '머리는 차고 발은 따뜻해야 한다' 라고 하였고, 두무냉통頭無冷痛과 복무온통腹無溫痛이라 하여 '머리가 차서 아픈 경우는 없고 배가 따뜻해서 아픈 경우는 없다' 라고 하였다. 원래 머리는 양陽 중 양陽이어서 뜨거운 부위이다.

아무리 추운 겨울에도 얼굴만은 가리지 않아도 동상에 걸리지 않는 이유는 워낙 화기火氣가 모이는 곳이기 때문이다. 그래서 머리는 항상 차게 해주어야 하는 것이다. 반대로 배나 발은 여름에도 따뜻하게 해주어야 하니 원래 냉하기가 쉬운 부위이기 때문이다. 한의학적으로 우리 몸은 음陰과 양陽의 조화를 건강 조절의 가장 으뜸으로 삼는데, 이를 현상적으로 물水과 불火의 관계로 설명하기도 한다. 원래 불은 활활 타오르는 성질이 있으며 물은 아래로 흐르는 성질이 있기 때문에 이 둘 사이를 조절해주지 않고 각자의 성질대로 내버려두면, 급기야 더운 기운은 자꾸 위로 올라가기만 하고 차가운 기운은 자꾸 아래로 내려가기만 해서 결국은 완전히 따로 놀게 된다. 그러므로 이를 인체 내에서 조화가 이루어질 수 있게끔 끊임없이 차가운 기운은 올려주고 뜨거운 기운은 아래로 내려주는 작용을 해주어야만 하는데, 이를 '수승화강' 이라고 하며 이 기전이 제대로 작동이 되지 않으면 이로 인해 온갖 질병이 일어나게 되는 것이다. 그러나 만약 인체에서 이 수승화강이 제대로 이루어지면, 아랫배가 따뜻해지고 내장의 기능이 왕성해지며 몸에 힘이 넘치고 소화가 잘되며 생식기능이 강화되고, 또한 머리는 시원하고 맑아져서 두뇌 회전이 원활해지고 마음이 편안해지며 온갖 스트레스 병증이 사라지게 된다.

따라서 조선시대에는 차가운 기운을 올려주기 위해 겨우내 북풍설한을 비집고 돋아 오른 봄보리 싹으로 요리를 하거나 차를 끓여 먹었으며, 반대로 더운 기운을 내려주기 위해 서산에 해가 떨어지는 쪽의 태양광선을 오래 흡수한 서벽토로 지장수를 만들어 마시는 방법들을 사용하였다고 한다.

용봉탕　용봉탕龍鳳湯에서 용봉이란 용과 봉황을 말한다. 보통 용이란 잉어를 말하는 것이며 봉은 닭을 의미한다. 그러나 지방 또는 특정한 지역에 따라 잉어 대신 자라를 넣기도 하고, 심지어는 자라와 잉어를 넣어 끓이기도 한다. 갖가지 양념이나 인삼, 대추, 잣, 밤, 감초, 구기자, 계피, 당귀, 팔각향 등의 약재를 넣고 끓여서 만드는데, 조선시대 궁중에서는 잉어, 자라, 오골계, 붕어를 넣고 푹 고아 용봉탕을 만들었다고 한다.

토종잉어는 병이 나면 황토를 먹는다고 하며 토종잉어의 미끼로는 깻묵을 황토에 싸서 넣는다고 한다. 이러한 여주 토종잉어는 궁중으로 진상되던 특종이었으며, 용봉탕에는 이러한 잉어가 사용되었다고 한다. 잉어는 부종, 간질병, 간염에 좋다

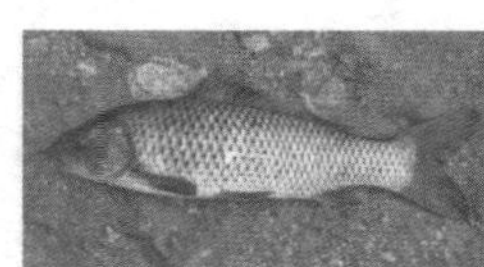

잉어　담수어류의 대표종이라고 할 만큼 거의 전세계적으로 분포하고 있으며, 인류가 양식한 어류 중에서는 가장 오래된 물고기이다.

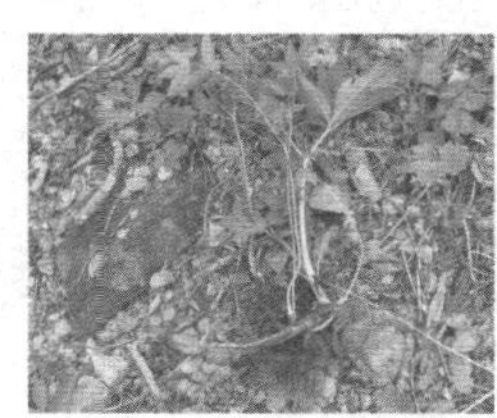

당귀　산형과에 속하는 숙근초宿根草로 그 뿌리가 약재로 쓰이는데, 방향성 정유와 설탕·비타민 E 등이 흡유되어 있다.

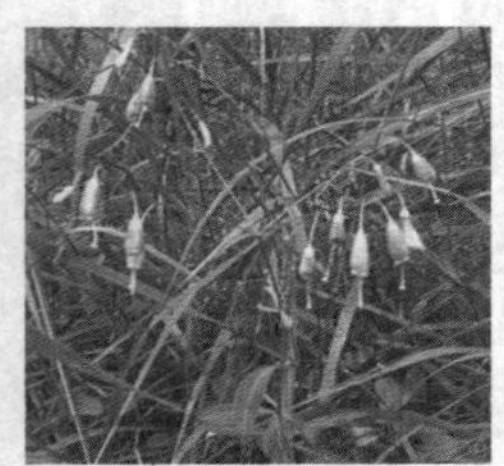

고 되어 있는데, 몸이 붓거나 황달*일 때 황토로 만든 지장수에 잉어를 푹 고아 즙을 짜서 먹으면 좋다고 한다. 맑은 지장수에 내장을 빼내고 콩과 팥을 채워 넣은 잉어와 마늘을 넣고 푹 달여 소금을 치지 않고 짜서 마시게 되면 부기를 내린다고 하는데, 산후조리에도 많이 쓰인다.

잉어는 무궁무진한 약효를 지닌 물고기다. 《동의보감》에서는 성질이 차고 맛이 달고 독은 없다고 되어 있어, 황달이나 소갈*과 수종병水腫病*과 각기병 등에 쓰며 기를 내리고 냉기와 현벽*을 없애는 데 쓰인다고 되어 있다. 특히 태동과 임산부가 몸이 붓는 것을 치료하여 안태安胎*시키는 작용도 가지고 있기 때문에 임신 시와 출산 후에 모두 쓸 수 있는 음식으로 볼 수 있겠다. 궁중에서는 왕세자의 출생 직후 호랑이 머리와 돼지쓸개 달인 물로 목욕시켜 강한 기를 주입시킨 것과 마찬가지로 매년 4월에는 잔대 넣고 고은 잉어즙을 먹였다고 하니, 궁중에서 잉어를 매우 중요시하였음을 알 수 있다. 한편 궁중에서 용봉탕에 넣는 닭은 땅강아지, 지렁이, 파리 유충을 먹여 키운 토종오골계였다고 한다.

땅강아지와 지렁이 등은 흙이 살아 있는 황토라는 것을 입증하는 지표이기도 하며 또한 성질이 서늘하고 독이 없어 열독을 푸는 데 좋은 효과를 나타내므로 오골계와 좋은 배합이라고 한다. 《동의보감》에서 오골계는 수컷과 암컷으로 나누어 설명이 되어 있지만, 둘 다 성질이 약간 따뜻하고 맛이 달며 독이 없는 것으로 되어 있다. 가슴이나 배가 아프거나 뜻치 아래에 나쁜 기운이 뭉쳐 있는 것과 풍한습 등의 외부 요인으로 저리

고 아픈 것을 낫게 한다. 태아를 편안하게 하고 산후에 허약해
진 것을 보補하기 때문에 임신과 출산 시에 모두 좋다. 다쳐서
골절된 것과 웅저*를 낫게 하는 기능도 있는데, 눈알과 뼈가
모두 검은색이어야 진짜 오골계로 보며, 그 중에서도 털과 뼈
가 다 검은 것을 제일 좋은 것으로 여겼다.

마지막으로 자라고기는 간의 혈을 보충해주고 양기를 북돋
아준다고 하여 성기능 강화식품으로 많이 애용되어 왔다. 소화
기능을 촉진시키며 영양분이 많아 허약하고 몸이 수척한 사람
들이 먹으면 힘이 나고 살이 찐다고 한다. 특히 서늘한 기운을
가지고 있어 뼛속으로 열이 나며 허열이 올라오는 사람들에게
특히 좋다고 할 수 있겠다. 따라서 이러한 잉어와 오골계와 자
라가 주재료인 용봉탕은 아주 대표적인 보양식이라 하겠다.

지장수　조선 궁중에서 보양음식이나 탕약에 가장 많이 사
용되는 물은 역시 지장수라 하겠다. 해뜨는 동쪽 언덕길 옆의
양지바른 들판이나 깊은 산등성이의 황토층을 일정 깊이 파고
들어가면 콩가루 볶은 것과 같은 색깔의 띠 모양의 층을 발견하
게 되는데, 이런 띠 밑의 흙을 파내어 정화수 또는 석간수와 황
토를 3대1 내지 5대1의 비율로 혼합하여 휘저은 후, 흙은 가라앉
고 위에 뜨는 엷은 담황색 물을 취하면 이것이 바로 지장수라고
한다.

이것을 끓여 마시거나 요리에 이용하는데 《동의보감》에서
는 그 성질은 차고 독은 없으며, 번민煩悶하는 것을 풀어주고
여러 가지 중독현상을 풀어준다고 되어 있다. 따라서 맹독성

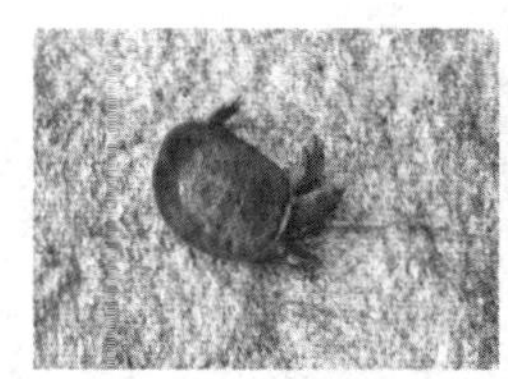

자라　밑바닥에 개흙이 깔려 있는
하천에서 살며, 물고기나 다른 물
속 동물을 잡아먹는다.

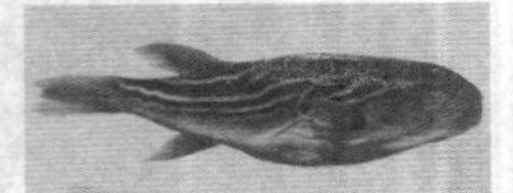

복어 복어목 복과 어류의 총칭. 고기는 식용하나 간장과 난소 등에 강한 독이 있다.

심번 마음이 번거로운 증상을 말한다. 주로 가슴이 답답하거나 아무 이유없이 두근거리기도 하며 한숨을 많이 쉬는 경우도 있다.

버섯중독이나 복어 알을 잘못 먹고 죽어가는 사람에게 지장수를 한 되 정도 복용시키면 생명을 구할 수 있다고 한다. 그 외에도 여러 가지 독극물이나 독초 등의 급성 중독에 잘 든는다. 급할 때에는 생지장수를 마시게 하나 100도 씨에서 15분간 끓여 넘치게 한 후 식혀서 마시면 더욱 좋다고 한다. 열을 동반한 심번心煩*, 울화병, 중증의 스트레스, 심장병 초기 등에 잘 든는 구급명약이었으며, 대추의 씨를 뽑고 썰어 지장수 끓인 물 위에 띄우면 황토차라고 하여, 스트레스와 피로를 풀어 주고 대자연의 순환에 동화되게 함으로써 대기오염, 수질오염, 음식물오염과 중독을 해독시켜 준다고 본다.

궁중에서는 의성, 단양, 청양산 토종마늘과 지장수를 사용하였는데, 동맥경화, 심근경색, 신경통, 불면증 등에 작용하는 효과가 훨씬 커졌다고 한다. 이밖에 '입춘지장수'라고 하여 입춘날 저녁 지장수를 만들어 부부가 함께 마시면 반드시 아기를 잉태한다 했을 정도로 지장수에 대한 조선 왕실의 믿음은 대단했던 것 같다. 우리 현대인들은 끊임없이 주변 환경으로부터 전해오는 여러 유해물질과 오염물질에 중독되어 가고 있다. 일례로 수많은 전자통신 매체들로부터 나오는 전자파와 환경호르몬 농약과 공장 유해물질 등은 알게 모르게 우리의 몸을 중독상태로 이끌고 있는데, 이러한 지장수는 그러한 현상에 대한 하나의 해법으로 작용할 수도 있을 것이다.

궁중음식으로 현대인의 건강을 경영한다

__ 제철에 먹으면 더욱 이롭다

《주례》〈천관〉편에 보면, '凡食齊視春時. 羹齊視夏時. 醬齊視秋時. 飮齊視冬時. 凡和春多酸夏多苦秋多辛冬多鹹調以滑甘' 이라 하여, 봄에는 신맛이 많게 조미하고 여름에는 쓴맛이 많게 조미하며 가을에는 매운 맛이 많게 조미하고 겨울에는 짠맛이 많게 조미하는 데, 매끄럽고 단 맛으로써 조절해야 한다고 하였다. 이는 계절에 따라 각각 목화토금수木火土金水의 오행배속에 맞게 음식을 조리하여야 함을 이야기 한 것인데, 계절에 따라 예로부터 각각 그 음식을 준비하는 바가 달랐다.

물론 가장 중요한 원칙은 제철에 나는 음식의 재료를 이용하여 음식을 조리하는 것이었는데, 우리나라와 같이 사계절의 변화가 뚜렷한 땅에서는 그 구분이 확실하게 분명하였다. 제철에 생산되는 음식 재료들이야말로 그 계절의 환경이 가장 알맞게 준비해준 영양소와 효능이 가득하기 때문에 당연히 요릿감으로 가장 마땅하다 할 것이며, 만약 계절에 어긋나게 되면 그것으로 일단 자연과 어긋나게 되며, 그로 인해 변질과 부패 등의 위험요소와 독소가 증가한다는 점도 무시 못할 일인 것이다. 계절과 때에 맞추어진 음식은 절식과 시식으로 불렸다. 이 중에서 절식節食은 다달이 끼어 있는 명절에 차려먹는 음식이고, 시식時食은 춘하추동 계절에 나는 식품으로 만드는 음식을 통틀어 말하는 것인데, 궁중요리도 당연히 이 원칙에 따랐다. 그 중에서 주요한 몇 개만 살펴보면 다음과 같은데, 유독 겨울철에 특별음식이 많은 것이 특징이라 할 수 있겠다.

진산채 입춘이 되면 경기도 지방에서 궁중으로 진상하던 산나물을 말한다.

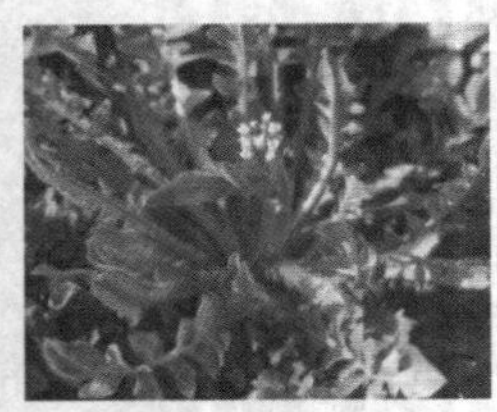

냉이 십자화과에 속하는 이년생 초본식물이다. 높이 10~50센티미터로 5~6월에 흰색의 꽃이 피는데, 열매는 첫여름에 익는다.

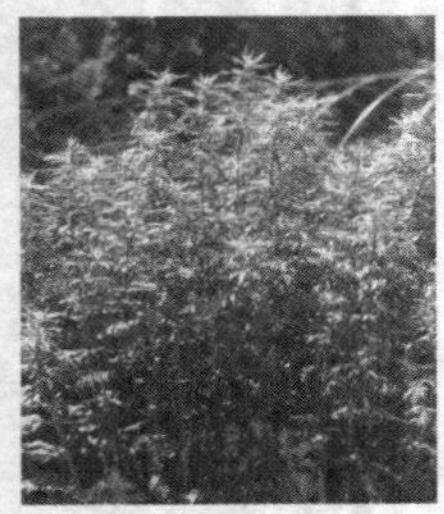

쑥 국화과에 속하는 다년생 초본식물. 약재로 이용하며 어린 잎으로는 국을 끓이거나 떡에 넣는다.

봄 먼저 입춘에는 궁중에 진산채進山菜*라 하여 경기도의 산골 지방의 경기육읍畿狹六邑에서 움파, 산갓, 당귀싹乭甘草, 미나리싹, 무싹 등의 오신반五辛盤을 진상하였는데, 이를 입춘채入春菜라고 하였다 한다. 봄은 계절의 처음이자 양기가 새싹과 함께 돋아나는 시기이다. 이 시기에 따뜻한 양지바른 들판과 산등성이 여기저기서 채취한 봄나물은 각각의 나물이 가지고 있는 효능도 중요하지만, 겨우내 움츠렸던 인체의 양기를 돋우어 주는 데 있어서 아주 좋은 효과를 나타낸다. 그 중에서 대표적인 냉이는 한약명으로는 제채薺菜라고 하는데, 성질이 따뜻하고 맛이 달며 독이 없다. 간기를 잘 통하게 하고 속을 고르게 하며 5장을 편안하게 하고 눈을 맑게 해주는 약효가 있다고 한다. 또한 달래는 파와 비슷한 향과 맛을 가져 입맛이 떨어질 때 미각을 살려 준다. 연한 것은 그대로 양념해서 무치고, 굵고 매운맛이 강한 것은 된장찌개에 넣으면 향이 아주 좋다.

쑥도 대표적인 나물인데, 사람의 경락을 데워주고 지혈작용이 있는데 특히 속이 냉한 여성에게 좋다고 할 수 있다. 주로 한식을 전후로 해서 탕이나 떡으로 해서 먹었는데, 어린 쑥을 절구로 찧어 부드럽게 만든 후에 찹쌀가루를 섞어 시루에 앉히고 푹 쪄서 만든 떡을 '쑥떡'이라고 불렀다 한다. 이보다 앞서 삼짇날에는 진달래꽃으로 화전을 만들어 먹기도 하고 술을 담그기도 했는데, 이를 '두견주'라 불렀다고 한다. 생선 중에서는 조기를 손꼽을 수 있는데, 겨울 동안 허해진 사람의 원기를 돕는다는 뜻에서 조기助氣라고 이름이 붙었다고 한다. 지방질이 적은 흰살 생선으로 머리 속에 돌이 들어 있어, 석수어石首魚라고도 하는데, 《동의보감》에는 그 성질이 평平하고 맛이 달며 독이 없다고 되어 있다. 음식이 잘 소화되지 않고 배가 불러 오르면서 갑자기 이질*이 생긴 데 주로 쓰는데, 국을 끓여서 먹으면 음식 맛이 나게 되고 소화가 잘 되며 기를 보한다고 하였다. 말린 것은 굴비라고 한다.

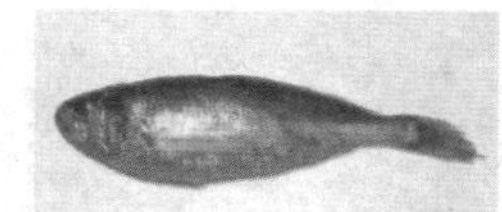

조기 민어과에 속하는 바닷물고기의 총칭이다. 포와 젓갈로 먹는 해족 중 가장 맛있다고 한다.

이질 대변을 자주 보며, 곱똥이 나오고 항문 주위가 당기며 아픈 증상을 나타내는 장 질환을 말한다. 보통 일반 설사 증상보다 심각한 급성전염성 장염인 경우가 많다.

여름 먼저 단옷날에는 여름 더위가 시작되는 날이라 하여 내의원에서 제호탕을 만들어 임금께 진상하였다고 한다. 《동의보감》을 보면 제호탕은 오매살가루와 초과와 사인과 백단향들을 보드랍게 가루내어 졸인 꿀에 넣고 약간 끓인 다음 고루 저어서 자기 그릇에 담아 두고 찬물에 타 먹는 것인데, 더위 먹어서 나는 열을 풀며 번갈을 멎게 하는 효능을 가지고 있다고 되어 있다. 궁중의 단오 절식은 이밖에 증편, 어알탕, 준치만두, 앵두화채, 생실과, 수리취떡 등이 있었다고 한다. 음력 6월 15일인 유두는 동류두목욕東流頭沐浴의 준말인데, 복을 주는 방향인 동쪽에서 내려오는 물에 머리를 감고 몸을 씻으면 나쁜 병과 재앙이 내려간다고 한 날로서, 유두날 아침에는 수단, 건단, 유두면 등과 수박, 참외 등의 햇과일과 피, 기장, 조, 벼를 조상께 천신한다. 역시 궁중에서도 종묘에 천신하였으며, 유두절식은 편수, 봉선화화전, 감국화전, 색비름화전, 맨드라미화전, 밀쌈, 구절판, 깨국탕, 어채, 복분자(覆盆子, 산딸기화채, 떡수단, 보리수단, 참외, 상화병(霜花餅, 기주떡) 등이었다고 한다. 유두는 밀가

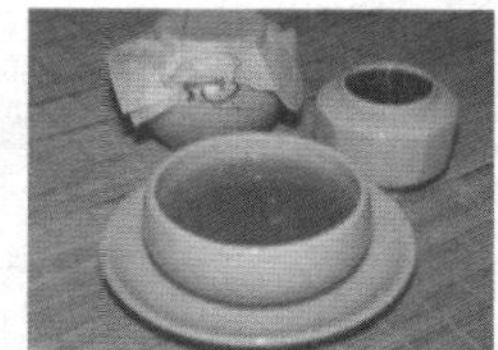

제호탕 오매육, 사인, 백단향, 초과 등을 곱게 가루로 만들어 꿀에 버무려 끓였다가 냉수에 타서 먹는 청량음료이다.

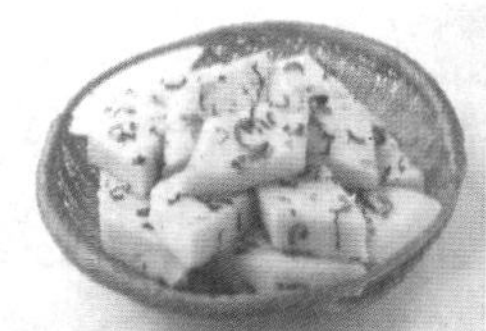

증편 가루에 술을 넣고 반죽하여 발효시켜 찐 떡이다. 잘 상하지 않으며, 새콤한 맛이 더운 날의 입맛에 맞고 소화도 잘 되어 여름철의 대표적인 떡이라 할 수 있다.

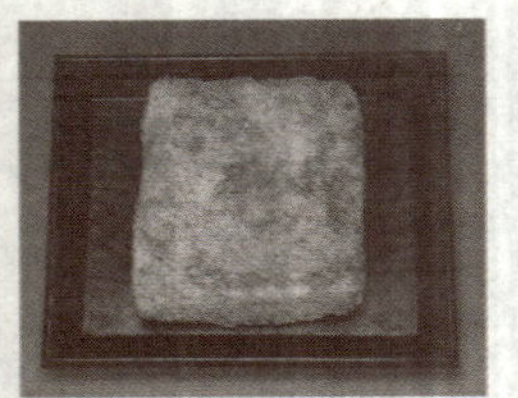

수리취떡 멥쌀가루에 수리취나 쑥을 섞어 만든 절편으로 단오절식의 하나이다. 수리취절편, 차륜병, 애엽병이라고도 부른다.

루를 가지고 국수를 만들어 먹는 날이기도 했는데, 찰가루를 쪄서 만든 떡을 구슬처럼 빚은 다음 꿀물에 담가 먹는 수단과 건단을 만들어 먹기도 하였다. 칠월 칠석七夕날의 절식은 밀전병, 증편, 육개장, 게전, 잉어구이, 잉어회, 복숭아화채, 오이소배기, 오이깍뚜기 등으로 각각 그 시기에 알맞은 음식이 절식으로 자리잡았다. 궁중의 특이한 하절夏節 시식으로 정월에 남겨둔 흰떡을 다시 불려서 떡국을 끓여 먹는 관습이 있었다. 더위를 이긴다고 겨울 음식을 여름에 먹었는데, 이런 의미로 동짓날에 먹는 팥죽을 초, 중, 말복의 삼복날에 각각 쑤어서 온 궁중이 다 먹었다고 한다. 또한 사빙賜氷이라는 제도가 있었는데, 이것은 궁중에서 옛날부터 유월 중순경에 기로소와 각 관아에 얼음을 나누어주는 것을 말한다. 조선시대 빙고는 동빙고와 서빙고가 있었는데, 동빙고는 국가의 제사에 소용되는 얼음을 저장하였고, 서빙고의 얼음은 수라상에 쓰였고 한다. 집집마다 냉장고가 있어 사시사철 얼음을 마음대로 먹을 수 있는 현대인들에게는 생소한 일이라 하겠다.

가을 가을의 가장 큰 명절은 역시 한가위, 추석秋夕이다. 한가위의 절식은 송편, 토란탕, 밤단자, 갖은 나물, 가리찜, 배화채와 밤, 대추, 사과, 배, 감 등의 햇과일인데, 역시 그 중에서 가장 으뜸은 햅쌀과 햇곡식으로 빚은 오례송편이라 할 수 있다. 송편은 멥쌀가루를 반죽하여 알맞은 크기로 떼어 거기에 소를 넣고 반달모양으로 빚어 솔잎을 넣고 찐 떡이다. 보통 소는 깨, 팥, 콩, 녹두, 밤 등이 사용되는데, 한 해의 수확을 감사하며 조

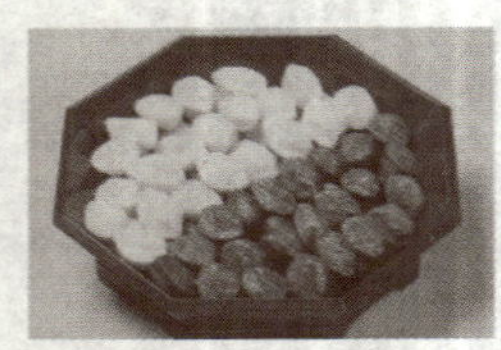

송편 멥쌀가루를 익반죽하여 소를 넣고 모양을 만들어 찐 떡으로 소의 종류에 따라 팥송편, 깨송편, 대추송편, 잣송편, 쑥송편, 소나무 껍질을 넣어 만든 송기송편 등이 있다. 추석 때 햅쌀로 송편을 빚어 차례에 사용한다.

상과 하늘에 바치던 명절떡이라 할 수 있다. 햇과일 중에서 밤은 소화가 잘 되어 병을 앓고 난 사람이나 성장기 어린이나 유아에게 좋다. 밥에 넣어도 좋고 죽으로 먹어도 좋으며, 각종 조리법으로 영양을 보충하기 좋으므로 잡곡을 싫어하는 사람에게 안성맞춤이라 하겠다. 양수인 구九가 겹치는 중양절의 절식은 국화전*, 밤단자, 유자화채, 생실과 등이다. 국화전은 찹쌀가루에 노란 국화잎을 섞어 반죽하고 참기름으로 부쳐 화전을 만든 후에 다시 어린 국화잎을 얹어 다시 부친 것이며, 유자화채는 배, 유자를 썰어 꿀이나 오미자 물에 넣고 석류와 잣을 띄운 아주 향기 좋은 화채이다. 추절秋節 시식은 단연 그 해 수확된 풍성한 곡식과 과일이 주를 이루는데, 가을철이 제철인 생선들도 있다. 갈치는 칼처럼 생겼다 해서 도어刀魚라고도 하는데 그 성질이 따뜻하고 맛이 달아서 특히 위장을 따뜻하게 해서 소화력을 촉진시키고 식욕을 증진시킨다. 많이 먹으면 얼굴이 고와지고 피부도 좋아진다고 하는데, 여름에서 가을로 넘어갈 때가 제철이다. 또한 생선의 귀족으로 불리는 연어도 산란기 전인 가을철에 잡은 것이 기름이 올라 맛이 좋다. 연어는 《동의보감》에 성질이 평平하며 맛이 달고 독이 없다고 되어 있다.

겨울 1년 중에서 밤이 제일 길다는 동지冬至에 내의원에서는 임금을 위한 특별한 겨울 보양식을 만들었는데 이는 바로 악귀를 물리치고 추위에 몸을 보하는 효력을 가졌다는 전약煎藥*이다. 전약이란 쇠족, 쇠머리 가죽, 대추, 계피, 후추, 꿀을 넣어서 고아 굳힌 보양식이다. 우선 쇠족을 깨끗이 씻어 물에 담가 핏

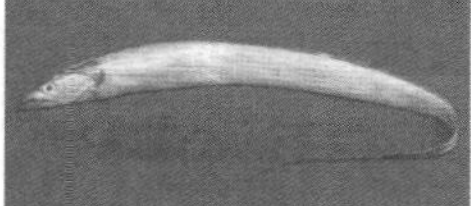

국화전 찹쌀가루에 노란 국화잎을 섞어 반죽해서 참기름으로 부쳐 화전을 만든 후에, 다시 그 위에 어린 국화 꽃과 잎을 얹어 다시 부친 전으로 9월 9일 중양절에 먹었다.

갈치 다획성 대중어로 우리나라의 여러 곳에서 잡으며, 특히 서남해에서 많이 잡힌다.

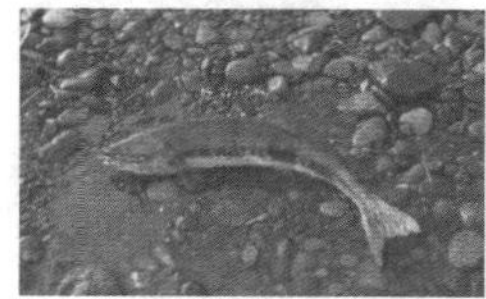

연어 청어목 연어과에 속하는 바닷물고기로 우리나라 동해안을 비롯하여 일본, 연해주, 북미 등지에 분포하며, 모천회귀성이 있어서 반드시 부화되어 자라던 하천으로 돌아온다.

전약 동짓날 내의원에서 달인 꿀에 계피와 생강, 대추살을 버무려 아교에 넣은 것을 전약이라 하였다고 전한다.

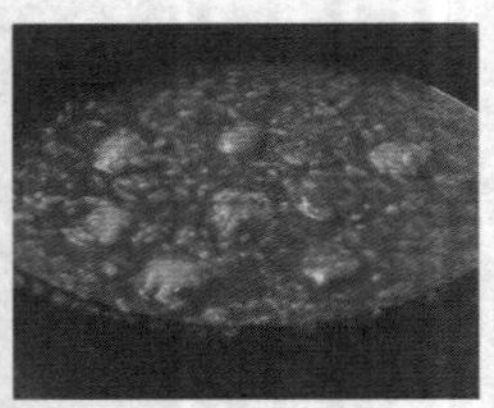

팥죽 붉은 팥을 삶아 거른 팥물에 쌀을 넣고 쑨 죽으로 동짓날 절식의 하나이다. 새알심이라 불리는 찹쌀 경단을 함께 섞어 끓인다.

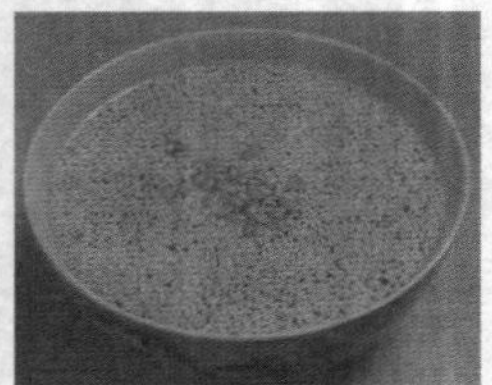

식혜 밥을 엿기름으로 삭혀서 감미가 나도록 만든 음료로 추동간에 마시는 것이 제철이었으나 최근에는 계절이 없이 마시고 있다.

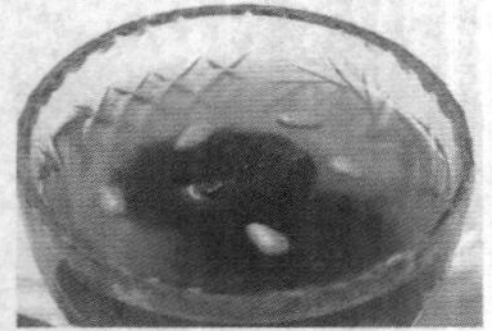

수정과 생강과 계피를 달인 물에 설탕이나 꿀을 타고 곶감, 잣 등을 넣은 음료이다.

벽사 사악함을 물리치는 것을 말한다.

물을 빼고 쇠머리 가죽도 깨끗이 씻어서 함께 넣어 삶아 건진다. 여기에 정향, 생강, 후추를 넣고 다시 오래 끓인 다음 모두 건져내고 고기를 곱게 다진다. 대추는 별도로 푹 과서 대추고를 만들어 두었다가 국물과 다진 고기, 대추고, 계피가루, 후춧가루, 꿀을 함께 섞어 고은 후 굳으면 묵처럼 엉기게 된다. 이것을 임금에게 진상해 별미로 들게 했다. 이밖의 동지의 절식은 팥죽, 식혜, 수정과, 동치미 등이다. 팥은 한약재 명으르 적소두赤小豆라고 하는데, 성질이 평平하며 맛은 달고 약간 시며 독이 없어서 물을 내리고 옹종의 농혈을 배출하며 소갈과 설사를 그치고 소변을 이롭게 하여 수종과 창만을 없애준다고 한다. 실제 어혈이나 농혈처럼 나쁜 기운을 몸 속에서 내쫓으므르, 붉은 색깔이 귀신을 쫓아낸다는 의미와 일맥상통한다고 보겠다. 정월 초하루에 먹는 떡국도 묵은해가 가고 천지만물이 다시 살아나는 날은 엄숙하고 청결하여야 한다는 의미였으며, 섣달 그믐날 새벽 궁중에서 백항아리에 소금물 끓인 것을 식혀 담고 거기에 메주를 떼어 넣었다가 우러난 물을 마시는 풍습이 있었는데, 역시 섣달 그믐에 묵은해를 보내면서 새해를 맞이하기에 앞서서 벽사辟邪*의 목적이었다고 한다. 정월대보름에 부럼을 깨물며 1년 동안 무사태평하고 만사가 뜻대로 되며 부스럼이 나지 말고 이가 단단해지라고 기원하는 것도 같은 맥락으로 보아야 할 것이다. 보통 잣, 날밤, 호두, 은행, 땅콩 등을 깨무는데, 특히 호두는 성질이 평平하게 따뜻하고 맛이 달며 독이 없어서 경맥을 통하게 하고 살이 찌며 노화를 막고 머리카락을 검게 만들며 피부에 윤기가 나게 한다. 다음해 4, 5월이 지나면 기름기가 절어

서 맛이 없을 뿐 아니라 영양도 떨어지게 되므로, 겨울철 음식
이라 할 수 있다. 정월 대보름 절식의 으뜸은 약식藥飯이라고 한
다. 약식의 유래는 '신라 소지왕炤智王이 정월 15일 까마귀의 일
깨움으로 위기를 모면하니 그 은혜를 보답코자 찹쌀밥을 지어
까마귀에 대한 제사 날로 삼았다'는 《삼국유사》의 기록에 근거
한다. 서민들은 이 같은 약밥이 사치품이어서 대신 오곡밥과 나
물무침을 만들어 이웃과 나누어 먹는 풍습으로 남게 되었다고
한다.

《동국세시기》에 보면, 궁중의 내의원에서는 시월 삭일부터
정월까지 왕에게 우유락을 진상하였고, 이후 정월보름까지 이
어진다고 하였다. 우유락은 타락죽駝酪粥이라고도 하는데, 쌀을
갈아서 우유를 부어서 끓인 우유죽을 말하는 것이다. 우유에
관한 기록을 보면, 삼국시대부터 우유를 마셨다는 기록이 있었
으며, 고려시대에는 우유소牛乳所라는 기관이 있었고, 조선시대
에 타락색駝酪色으로 명칭이 바뀌었는데, 지금의 동대문에서 동
소문에 걸치는 동산 일대를 타락산 또는 낙산駱山이라 하는 이
유는 바로 이 때문이었다고 한다. 《동의보감》에도 우유죽은 항
시 복용하면 노인에게 가장 좋다고 기록되어 있다. 그러나 '젖
중에서 소젖이 제일 좋고 양의 젖이 그 다음이며 말의 젖은 그
다음이다. 그러나 다 사람의 젖보다는 못하다'라고 기록되어
있어 우유牛乳보다는 인유人乳를 더 좋은 것으로 평가하였다.
인유는 성질이 평平하고 맛이 달며 독이 없어 5장을 보하고 살
결이 고와지게 하며 머리털을 윤기나게 한다. 또한 여윈 사람
이 먹으면 살찌고 윤택해진다. 달고 향기가 나는 젖을 짜서 은

그릇에 넣고 푹 끓여 새벽 4~5시경에 뜨겁게 해서 먹는다. 혹은 청주를 타서 먹기도 하는데, 젖을 한번 빨아들인 다음 곧 손가락으로 콧구멍을 막고 입술과 이를 맞붙이며 끌꺽거려 젖과 침이 잘 섞이게 한 다음에 코로 공기를 들이쉬어 공기가 콧대를 거쳐 뇌로 들어가게 하면서 천천히 젖을 삼킨다. 이와 같이 모두 다섯에서 일곱 번 하는 것을 한 차례로 한다. 오랫동안 먹으면 수명을 연장한다고 하였다. 이밖에 대구는 산란기인 12월부터 1월까지 연안 내만으로 이동하는데, 통영에서는 전복과 대구를 궁중으로 보냈다고 한다. 궁중에서는 가을무를 크게 썰어 넣고 두부와 파, 마늘과 함께 새우젓을 넣어 참숯 불에 대구두부탕을 만들어 먹었다고 한다. 대구는 성결이 평平하며 맛은 짜고 독이 없다. 먹으면 기력이 회복되어 눈이 밝아지고 몸이 가벼워진다고 한다. 또한 남성의 음위증*에 좋다고 하여 겨울철 동안에는 반드시 대구두부탕이 왕의 수라상에 올려졌다고 전해진다.

_ 보양음식으로 몸을 더욱 보한다

궁중에서의 보양음식은 크게 두 갈래로 나누어진다. 하나는 건강을 증진시켜서 수명을 연장시키는 것이 목적이며, 또 하나는 후대의 왕위를 잇기 위한 방법으로 성기능을 강화시키는 목적이었다. 그러나 두 갈래는 결국 하나로 합쳐질 수밖에 없으니, 무병장수와 정력 증진은 마치 동전의 앞뒷면과 같이 결국 하나의 이야기이기 때문이다.

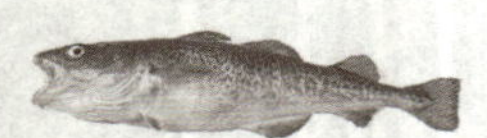

대구 맛은 짜고 독이 없다. 먹으면 기력이 회복되어 몸이 가벼워진다.

음위증 정서불안 또는 과로의 지속에서 온 혈허血虛로 인하여 생기는 병증이다. 남자의 성기가 전혀 발기되지 않거나 발기력이 매우 미약해지는 증세이다.

초밥 집에서 쌀, 찹쌀, 사과, 감 등으로 식초를 담궈 1년간 두면 태양의 힘으로 초항아리 속에 묵이나 버섯 같은 물질이 침전되는데, 이를 초밥이라고 불렀다 한다. 이것을 미역냉국, 오이냉국에 타서 자주 먹으면 혈관을 넓고 깨끗하게 해주며 탁한 피를 맑게 해주고 소갈*을 개선시키고 혈압을 낮추는 작용을 한다고 한다. 궁중에서 연로한 왕과 왕비, 대왕대비 등은 반드시 건강 장수의 필수물인 식초항아리를 가까이 했다고 전하니, 근래에 건강음료로 감식초가 유행하는 것도 같은 맥락이 아닌가 생각된다.

소갈 당뇨병의 주증으로 목이 마르고 배가 몹시 고프며 배뇨량이 많고 오줌에 당이 많이 나온다. 물을 많이 마시고 음식을 많이 먹으나 몸은 여위는 병증이다.

된장국 산간오지에서 메주를 쑤게 되면 꼭 호랑이가 냄새를 맡고 창 밖에서 서성대다 사라진다는 이야기나, 메주콩 삶은 것을 과식해서 배탈이 난 어린이는 호환*을 당하기 쉽다는 이야기가 있는 것은 된장의 효용을 그만큼 강조한 것으로 보인다. 현대의학적으로도 된장에 대한 효능 연구는 매우 활발한데, 간기능 강화와 항암효과 혈압강하 작용은 이미 검증이 되고 있다.

여러 버섯을 듬뿍 넣어 된장국을 끓여 먹으면 혈액 속의 노폐물을 줄이고, 더 나아가 비만을 방지하는 데 제격이어서 된장찌개 다이어트도 실제로 많이 유행하고 있다. 또한 육류를 섭취할 때도 된장국을 먹으면 몸 속에서 고기 속 지방분의 산화를 방지하는 항산화작용이 일어나 노화를 방지하는 효과가 있기 때문에 고깃집에서는 고기를 먹고 난 다음에 꼭 된장찌개를 내오는 것이라고 한다. 또한 된장국을 섭취하면 갱년기가 되어도 뼈 속에서 칼슘이 빠져나가지 않아 골다공증을 예방하는 효과

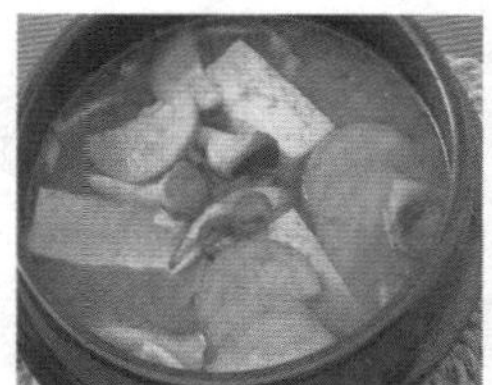

된장국 메주를 건져 담가 소금을 뿌리고 다시 숙성시키면 된장이 된다. 육류와 함께 된장국을 먹으면 노화를 방지하는 효과가 있다.

호환 범이 사람이나 가축에 끼치는 해를 말한다.

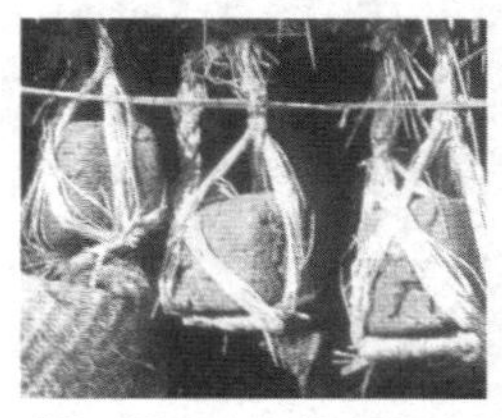

메주 삶은 콩이나 삶은 콩에 밀가루 등 전분질 원료를 첨가한 것에 메주곰팡이를 접종, 배양시켜 만든 장의 제조 원료이다.

까지 있음이 증명되었다고 하니 정말 엄청난 먹거리가 아닐 수 없다.

참새로 쑨 찹쌀죽　먼저 생강 조금과 찹쌀 반 종지를 끓이다가 미리 뼈를 발라낸 참새를 넣어 마무리한 죽을 말한다. 《동의보감》에 참새는 성질이 온화하고 5장에 모자라는 기를 지속시켜 주고, 특히 몸 속의 양기를 북돋아준다고 되어 있으며, 시린 무릎을 따뜻하게 하여주고 양도陽道를 길러주어 자식을 낳게 해준다고 되어 있다. 또한 참새 알은 남성의 음위증陰痿症까지 치료하여 준다고 하였으니 명실상부한 강정식強精食이라 할 수 있겠다. 옛날에는 어린아이나 임신부에게는 절대 참새를 먹이지 않았다고 하며, 이 참새죽을 먹은 날 밤에 왕을 모시던 궁녀는 무척이나 고생하였을 정도라고 한다.

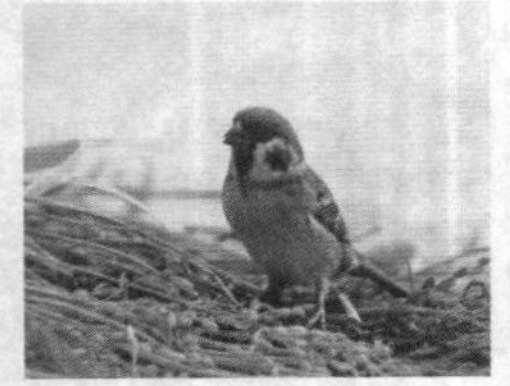

참새　우리나라에서 제일 흔한 대표적인 텃새다.

물총새 황토구이　물총새는 급강하를 즐기는 자태가 고운 새인데, 주로 잉어의 치어를 먹고 살며, 벼랑의 황토를 뚫어 둥지로 삼았기 때문에 황토의 기운을 항상 흡수할 수 있어 손꼽히는 강정제가 되었다고 한다. 따라서 물총새를 구울 때에도 물기 있는 황토 점토에 싸서 구워야 강력한 약효가 있다고 전하는데, 《동의보감》에는 성질이 평平하며 맛이 짜고 오래된 천식을 낫게 한다고 되어 있다.

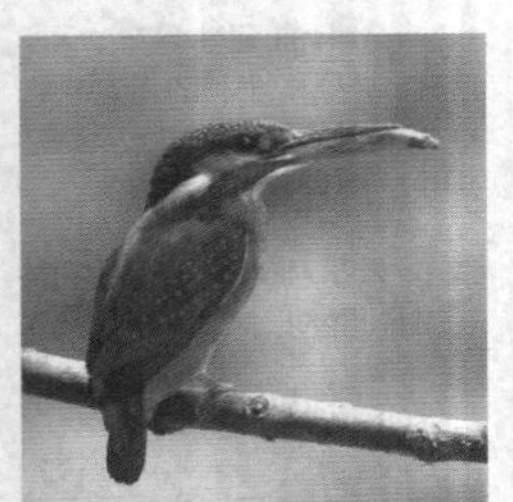

물총새　몸길이 약 17센티미터. 몸의 윗면은 광택이 나는 청록색이다. 턱 밑과 멱은 흰색이나 다소 누런 갈색을 띤다.

순무　강화, 김포의 특산 채소로 순무가 있다. 순무는 강도육미의 하나로 궁중에 진상되던 채소인데 김장철에 순무, 쪽파,

고춧가루를 밴댕이나 곤쟁이젓을 넣고 버무려 석박지를 담그며, 강화에서는 순무짠지가 이듬해 6월까지 저장식품으로 인기가 높았다고 한다. 《동의보감》에서 순무는 한약명으로 만정蔓菁이라고 불렀으며, 성질이 따뜻하고 맛이 달며 독이 없어서 5장을 좋아지게 하고 음식을 소화시키며 기를 내리고 황달을 치료한다고 되어 있다. 또한 몸을 가벼워지게 하고 기를 도와주며, 수척한 사람이 늘 먹으면 살이 찌고 건강해진다고 하였다.

여러 가지 채소 중에서도 오직 이롭기만 하고 해로운 것이 없다 하니, 늘 먹으면 참으로 좋다고 하겠다. 종기를 치료하며 만취 후 갈증 해소에 효과가 있으며, 특히 눈과 귀를 밝게 하고 피부가 고와지며 눈빛이 영롱해져 건강과 미용에 매우 좋아서 순무는 궁중 여성들의 미모와 피부를 위해 애용되던 궁중 미용 식품이었다고 한다. 특히 순무씨에서 짜낸 기름은 눈을 밝게 해주기 때문에, 왕을 매혹시키고 싶었던 궁중의 젊은 여성에게 매우 인기가 높았었다고 한다. 만청자蔓菁子라는 한약명으로 불리는 이 순무씨 또한 오랫동안 먹으면 곡식을 먹지 않고도 살 수 있고 오래 살 수 있다고 하는데, 아홉 번 쪄서 아홉 번 햇볕에 말려 가루낸 다음 조금씩 물로 먹으면 된다. 동지를 전후하여 석화와 동어(숭어의 치어)와 순무 석박지를 함께 자주 먹으면 몸이 날아갈 듯 가벼워지며, 정력이 강화된다고 하였다.

수수와 참게 수수팥떡과 수수엿, 찰수수부꾸미와 같이 수수를 이용한 음식은 왕들의 성기능 강화에 애용되는 식품이었다. 본래 수수는 성이 평平하며 맛이 달아서 속을 따뜻하게 해주며

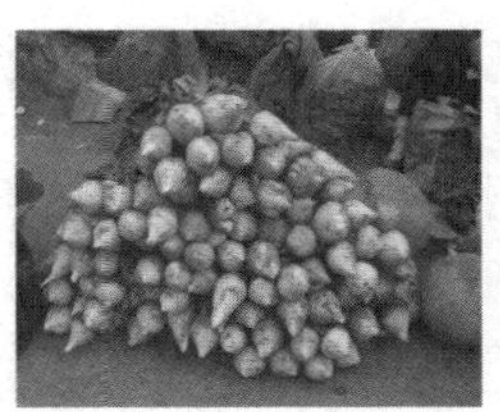

순무 유럽 원산이며 중국으로부터 도래도었다. 강화도 특산물이다.

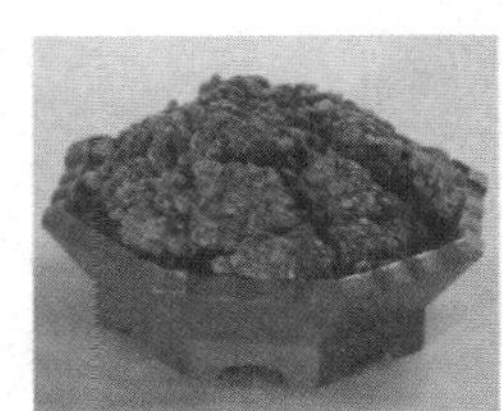

수수팥떡 수숫가루로 경단같이 만들어 끓는 물에 삶아낸 다음, 팥고물을 묻힌 떡이다.

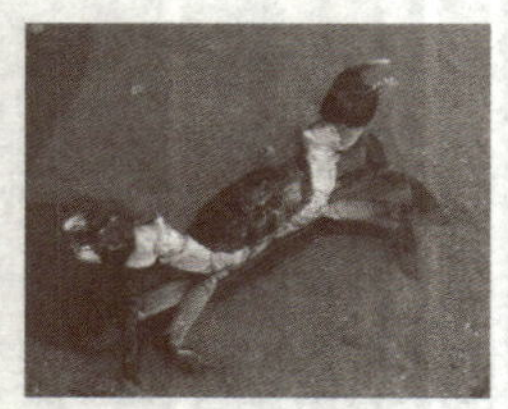

참게 바위게과 참게속에 속하는 게. 크고 작은 하천 유역, 바다에 가까운 민물에 살며, 산란 전인 가을철에는 바다로 내려가는 우리나라에서 가장 유명한 식용 게다.

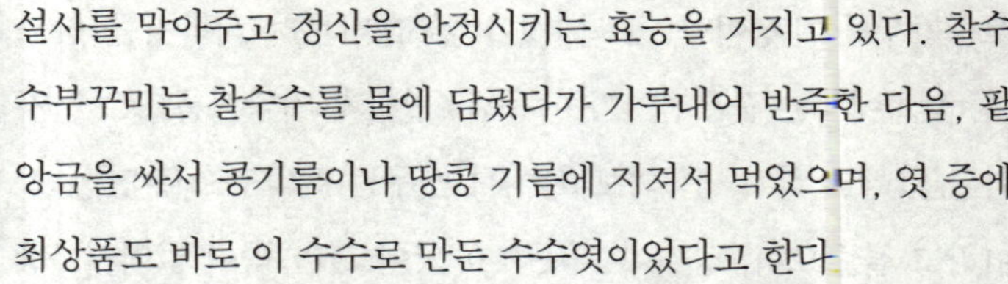

설사를 막아주고 정신을 안정시키는 효능을 가지고 있다. 찰수수부꾸미는 찰수수를 물에 담궜다가 가루내어 반죽한 다음, 팥앙금을 싸서 콩기름이나 땅콩 기름에 지져서 먹었으며, 엿 중에 최상품도 바로 이 수수로 만든 수수엿이었다고 한다

한편 참게는 바로 이 수수를 주어 먹으려고 늦가을에 수수밭을 헤맨다고 하는데, 바로 이런 참게를 간장에 담궈 발효시켰다가, 장을 달여 부으면 참게장이 되며, 매우 독특한 맛이 있어 왕이 즐겨 찾았다고 한다.

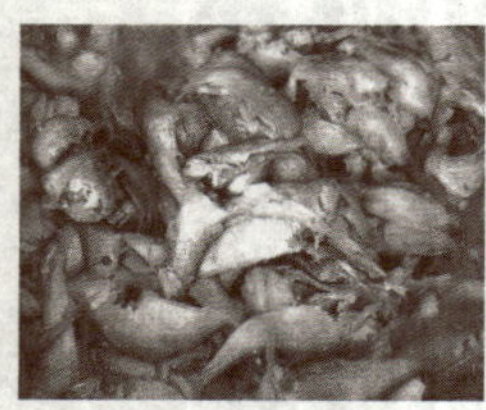

밴댕이 청어과에 속하는 바닷물고기. 몸은 현저하게 옆으로 납작하며 아래턱이 돌출하였고 위턱은 약간 패어 있다.

밴댕이 강화 섬의 옛 강도 6미 중에서도 낙지, 밴댕이, 동어가 유명했다고 한다. 밴댕이는 성질이 급해 살아 있는 밴댕이는 잡은 어부밖에 볼 수가 없어 속 좁고 성질 급한 사람을 일컬어 밴댕이 소갈딱지라는 표현을 썼다. 이 밴댕이는 또한 포식하고 외박하지 말라는 속어마저 있을 만큼 강정식으로 여겨졌는데, 강화도령이었던 철종은 고향 강화의 이른 여름의 밴댕이와 가을 순무김치를 못 잊어, 두 가지 음식이 수라상에서 떨어진 적이 없었다고 한다. 밴댕이와 순무는 궁합도 잘 맞고 갱년기 여성에게는 더없이 좋은 미용식품이자 보음식품이라그 한다. 필자도 강화에 가게 되면 인삼막걸리와 곁들여 꼭 먹고 오는 편이다.

취하 술에 취한 왕새우를 취하라 한다. 궁중에서는 왕새우를 바닷물에 담궈 살아 있는 채로 운반해 와서 사용했다고 한다. 지금은 운반수단이 발달해서 필자의 한의원 바로 옆에서도 수족관에 한가득 살아 있는 왕새우를 넣어두고 판매하고 있으니, 가히 현대인의 호사가 옛날의 왕을 능가한다 하겠다. 왕새우를 소위 지장수에 씻은 후, 약주에 재웠다가 불에 달궈 뜨거워진 굵은 소금에 술취한 왕새우를 구워 먹었다고 하는데, 이것을 일컬어 왕들의 '취하사냥' 이라 불렀다고 한다. 이때 인삼과 숙지황과 음양곽과 원지가 그때 사용하는 술의 재료가 되었다고 한다.

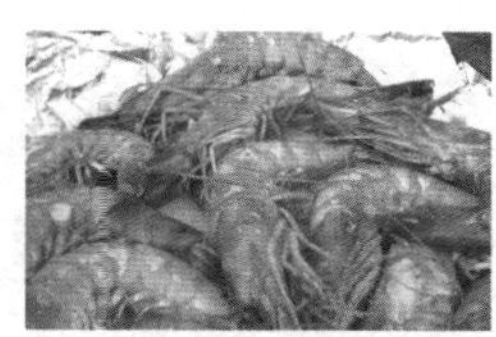

왕새우 몸 빛깔은 연한 잿빛이고 파란빛을 띤 잿빛 점무늬가 흩어져 있다. 봄·여름에 얕은 진흙바닥에 알을 낳은 뒤 가을에 깊은 곳으로 이동하여 겨울을 난다.

석화무밥 서해안 바다 바위에 붙어 자라는 굴을 석화라고 한다. 《동의보감》에는 11월에 채취하는 것이 가장 좋으며, 먹으면 향기롭고 보익하여 피부를 가늘게 하고 얼굴색을 아름답게 하니 바다 속에서 가장 귀한 물건이라고 하였다. 굴 맛이 좋은 12~2월에는 지방이나 글리코겐이 증가한다고 하니, 옛 문헌과 틀린 바가 없다 하겠다. 굴은 연하고 소화, 흡수가 잘 되므로 비타민과 무기질의 공급원으로 적당하다. 굴에 들어 있는 글리코겐은 췌장에 부담이 적고 체내의 글리코겐으로 활용되므로 당뇨병 환자에게 적합하다 할 것이며, 굴의 천연 카우린은 심장병에 큰 효과가 있다고 한다.

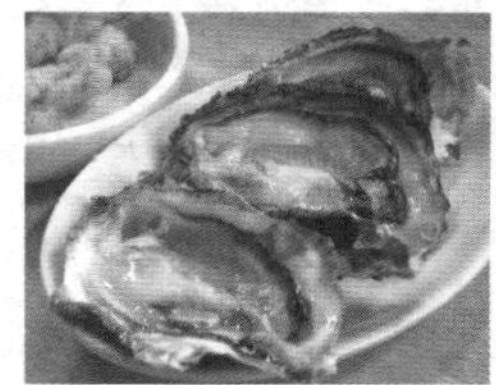

석화 글리코겐과 타우린이 다량 함유되어 있어 혈장 중의 콜레스테롤을 줄이고 혈압을 저하시킨다. 또 비타민과 무기질이 많아서 빈혈 치료에도 효과적이다.

석화무밥을 만들 때는 가을무를 채를 썰어 솥에 앉힌 위에 쌀을 골고루 펴 넣고 밥을 짓다가, 밥물이 넘기 시작하면 석화를 밥 위에 얹어 뜸들인 후에, 이 모든 것들을 골고루 섞어 퍼낸다고 한다. 퍼낸 석화무밥은 간장에 실파와 참기름을 넣은 양념장에 비벼 먹으면 좋은데, 옛날 재상가에서는 고명딸을 사랑해 달라는 뜻에서 석화무밥을 권했다는 얘기도 있다. 한편 역시 가을무를 채를 썰어 생강을 조금 넣고 기름에 볶아내면 무생강나물이 되는데, 이런 무생강나물도 왕들은 강정제로 여겨 장복했다고 한다.

민물 뱀장어　《동의보감》에 의하면 민물 뱀장어는 그 성질이 차고 맛은 달며 독이 없으니, 치질과 창루*를 다스리고 벌레를 죽이며 악창惡瘡*을 낫게 하며 충분히 5장의 허손을 보하고 노체증을 다스려 피로를 회복시킨다고 되어 있다. 노체증은 현대병명으로 폐결핵과 흡사한데, 옛날에 폐결핵 환자에게 민물 뱀장어를 자주 고아 먹였었던 것도 바로 이러한 이유 때문이었을 것이다.

보통 여름철에 민물 뱀장어에 마늘을 넣고 고은 즙을 마시면 부부관계 시에 전혀 피로를 못 느낄 정도로 효과가 좋았다고 하며, 구기자를 넣어 끓인 뱀장어 구기자탕도 마시면 좋다고 하여 뱀장어를 일컬어 양기어陽起魚라고도 불렀다 한다. 국물로 지장수를 쓰면 이것이 바로 지장수만탕인데, 두뇌력 강화에 좋은 효과를 나타냈다고 한다.

상어　상어는 한약명으로 교어鮫魚라고 불리는데, 성질이 평平하고 독이 없으며 5장의 기운을 보하기 때문에 회를 만들거나 말려서 먹으면 맛도 좋으면서 몸을 보한다. 또한 종기를 제거하며 어혈을 풀어주고 진통효과도 좋아서 관절염에도 많이 쓰인다. 퇴행성관절염에는 물곰(곰치)과 물메기에 가을구를 넣고 탕을 끓여 먹게 되면 관절이 매우 부드러워진다고 한다.

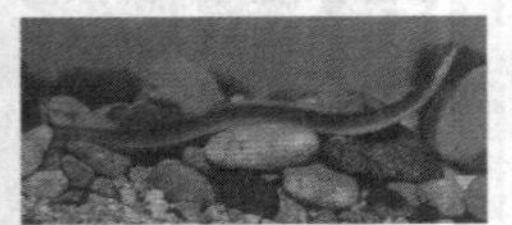

뱀장어　5~12년간 담수에서 성장하여 6센티미터 정도의 성어가 되면 산란을 위해 바다로 내려간다. 예로부터 강장식품과 약용으로 사용된 고급식품으로 애용했다.

창루　인체에 생겨난 상처가 심해져 구멍까지 뚫려 있는 경우이다.
악창　잘 낫지 않는 악성 부스럼이나 상처를 말한다.

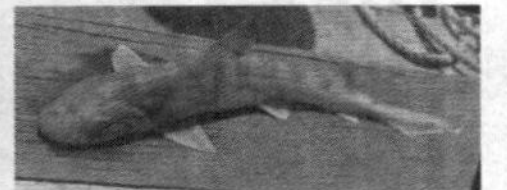

상어　상어목에 속하는 어류의 총칭으로 주로 남해(제주도 포함)에 분포한다.

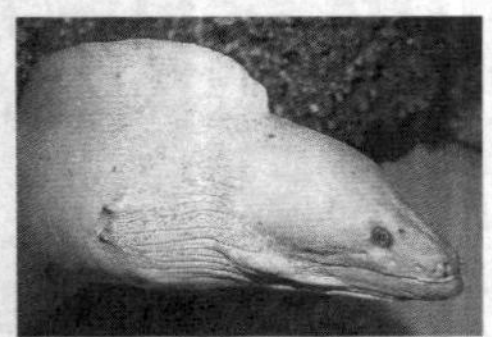

곰치　뱀장어목 곰치과의 바닷물고기로 얕은 바다의 암초지대, 특히 열대의 산호초에 산다.

왕들은 어떤 술을 마셨을까

주색酒色은 자고 이래로 많은 남성들의 대표적인 여가생활이라 할 수 있겠다. 주색을 밝히는 데는 고상한 교양이 없어도 가능하니, 세상사의 온갖 시름을 잊기 위해서 또는 과중한 업무로 인한 심적인 피로를 풀기 위해서 또는 왕이라는 절대권력의 최고 위치가 가지는 그 무거움을 잠시나마 벗어버리고자 왕들도 술의 힘을 비는 경우가 많았다. 7대 임금 예종의 경우에는 아버지 세조의 강력한 위세에 눌려 있던 스트레스를 술로 풀고자 밥 대신 술을 먹을 정도로 과하게 술을 먹다가 죽음을 맞이하기도 하였으며, 그 뒤를 이은 성종의 경우에는 《오산설림초고》에 기록되기를 '역대 임금 중 가장 키가 컸으며, 술을 몹시 좋아했다'라고 기록되어 있을 정도였다. 보통 왕이 술을 마실 때는 재색을 겸비한 여성이 동석하게 마련이며, 여기에 뜻과 마음이 맞는 신료를 불러 이런저런 이야기를 나누면서 왕도 자신의 스트레스를 풀었던 것이다. 앞서 말한 예종은 급사하기 전까지 문종의 외손이면서 경혜공주의 아들인 정미수鄭眉壽를 자주 찾아 술대작을 하였다고 전한다.

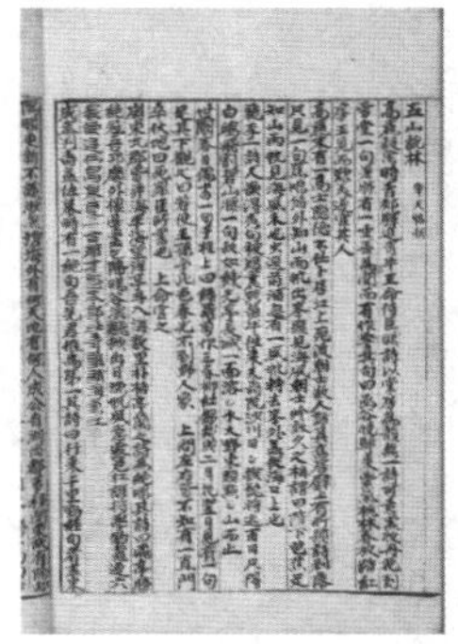

《오산설림초고》 조선 중기의 문신, 문인 차천로의 시화, 야담집. 필사본. 규장각도서 소장.

그러나 조선시대의 왕에게 음주문화는 단순한 스트레스 해소용만은 아니었다. 오히려 생활과 건강에 있어서 뗄레야 뗄 수 없는 필수 불가결한 부분이었다. 실제 《조선왕조실록》을 살펴보면 왕이 술을 먹지 않으면 신하와 어의들이 한 목소리로 음주를 권하는 모습을 볼 수 있다. 주로 세종의 경우에 그러한 기록이 많이 나오는데, 세종 2년에는 상왕(태종)의 명으로 임금이 부득이 작은 잔으로 술을 한 잔 마셨다는 기록이 나오며, 세종 4년에는 정부와 육조의 신하들이 술을 들기를 청하였다는 기록이 나온다. 또한 세종 8년에는 대제학 변계량卞季良이 임금이 한재旱災*를 근심하여 술을 드시지 않으므로 술 드시기를 청하였으며, 다시 세종 8년에 이직 등이 임금의 건강을 걱정하여 술을 금하지 말 것을 청하였으나 허락하지 않았을 뿐더러 이를 포함하여 같은 시기에 4회에 걸쳐 신하들이 세종에게 풍기를 걱정하여 술을 먹기를 간청하는 모습이 나온다.

세종 22년에도 신하들이 술을 먹기를 간청하는 모습이 보이는데, 이는 조선시대에 있어서 술의 약리적 이로움에 대해 잘 알고 있으되, 가뭄이라는 천재지변에 당하여 왕이 일부러 술을 삼가는 모습을 보이는 예라고 할 수 있다. 자신의 건강보다도 나라와 백성을 사랑하는 모습을 볼 수 있는 부분인데, 역설적으로 음주의 중요성을 일깨워주는 대목이다. 또한 성종 14년의 기록을 보면, 궁궐 밖으로 나간 행궁行宮*이 편안치 못함을 걱정하여 양전兩殿*의 기혈을 조절하여 보호하기 위해 양전께 소주 10병을 올리고, 다시 반대로 양전의 명으로서 성종에게 수라와 술을 마시도록 청하는 모습을 볼 수 있어 왕 자신뿐만 아니라 왕족들에게까지 술이 건강관리방법으로 보편화되어 있음을 알 수 있다.

왕은 외국 사신이나 신하들과도 수시로 술을 마셔야 했다. 술자리를 제대로 이끌려면 왕이 술을 잘 마셔야 했으며, 실제로 술을 잘 마시는 것이 왕이 갖추어야 할 덕목 중 하나였다고 한다. 태종이 양녕대군을 세자에서 내쫓았을 때, 둘째 아들 효령대군이 세자가 되지 못한 이유 중 하나는 불교에 심취하였기에 술을 못 마신다는 점도 한몫을 했다고 할 정도로 조선시대의 왕은 술에 대해서도 어느 정도의 능력을 갖추어야 했다고 한다.

연회 중에서 태평관에서 열리는 연회는 중국사신이 왔을 때 열리는 연회였다. 이 연회에서는 불행히도 천자의 사신이 주인이었으며, 우리 조선의 왕은 그 사신을 접대하는 형식이었다. 그런데 이때 마침 술자리에 있던 중국의 사신이 술을 잘 마시는 사람이면, 술이 약한 왕은 중국 사신이 권하는 대로 계속 마셔야만 했기 때문에 그와 대작하는 일이 매우 부담스러울 수밖에 없었다고 한다.

그래서 실제로 《연려실기술》에는 다음과 같은 일화가 나온다고 한다. 선조 때 중국에서 온 칙사는 술을 잘한다는 소문이 자자하였기 때문에, 술이 약한 선조는 자신이 마실 술잔에 미리 술 대신 꿀물을 따르도록 하였다. 그런데 이윽고 술자리에서 아무리 마셔도 선조가 전혀 취하는 기색이 없자, 의심이 든 칙사는 서로 술잔을 바꾸어 마시자고 제안하였다고 한다. 선조는 당황하여 어쩔 줄 몰랐는데, 이때 통역관이던 표헌이 선조의 술잔을 받아 칙사에게 전하겠다고 나선 다음에, 술잔을 건네는 척하다가 일부러 엎어져 잔을 쏟아버렸다고 한다. 이에 술자리는 그대로 난장판이 되었고, 선조는 표헌을 감옥에 가두라고 짐짓 호령하는 척하였다. 이에 놀란 중국 칙사는 이런 일 정도로 감옥에 가두는 것은 너무 심하다고 극구 말릴 수밖에 없었으며, 칙사가 귀국한 후 선조는 표헌의 임기응변을 가상하

《연려실기술》 조선 후기의 실학자 이긍익이 찬술한 조선시대의 사서. 고려대학교 도서관 소장.

게 여겨 포상하였다고 한다.

이러한 술에 대하여 《동의보감》에 이르기를, '술은 오곡五穀의 진액津液으로 미곡米穀의 화영華英이니 사람을 이롭게도 하나 또한 해害도 적지 아니하다'라고 하여 술의 장단점에 대해 이야기하였으니, 술에는 크게 4가지의 특징이 있다. 첫번째로 술에는 대열大熱, 대독大毒이 있다고 되어 있으니, 날씨가 아주 추우면 바다도 얼게 되는데 오직 술만은 얼지 아니하니 바로 열熱이 많이 존재하기 때문이라고 한다. 또한 술을 마시게 되면 쉽게 본성을 잃는 것도 바로 술에 있는 이 독毒 때문이라 할 수 있겠다. 두 번째로 술은 습열濕熱한 성질을 지니고 있다. 습열이란 습기와 열기를 말하는데 쉽게 말해 장마철의 후텁지근하고 끈끈한 느낌을 생각하면 된다. 술을 마시면 몸에 열기가 생기고 습기가 몸에 생기게 된다. 세 번째로 술은 성질이 날래며 맑고 위로 올라가기를 좋아한다. 술을 마시면 언행이 거칠어지며 쉽게 흥분하게 되고 기가 역하게 되는 것은 바로 술의 이러한 성질 때문이라고 보면 된다. 네 번째로 술의 맛은 쓰고 달고 맵다고 되어 있다. 술을 마실 때 첫맛은 쓰게 느껴지고, 이후에 좀 마시다 보면 술기운에 힘입어 달게 느껴지고, 정도 이상으로 마시게 되면 매운 맛을 보게 되는 것은 술의 이러한 맛 때문이 아닐까 생각한다.

_ 궁중의 술은 특별하다

궁중에서 사용한 술은 직접 궁중에서 빚어낸 술과 전국 각지에서 궁궐로 진상되어온 술의 두 종류로 나눌 수 있다. 온 나라에서 좋은 술이란 술은 다 궁중으로 진상되었을 것인데, 그 중에서 홍소주와 백일주는 나름대로 의미가 있는 술이었다고 한다. 《조선왕조실록》을 보면 홍소주紅燒酒는 5월 초하루에 진공되었는데, 무더위를 물리치기 위해서 내국內局에서 사용되었다고 전해진다.

진도 홍주는 원래 토산명주로 널리 알려진 명주 중의 명주로 오래 전부터 신경통, 위장병, 설사, 복통, 해독, 급체, 변비, 청혈(맑은 피) 등에 좋다고 되어 있다. 지초를 사용해 빚는 홍주는 조선시대 술로는 최고의 진상품으로 꼽혔다고 한다. 세조 때 허종의 부인 청주 한씨가 홍주의 비법을 알고 있었는데 한씨는 독한 술인 홍주를 남편에게 마시게 하여 허종이 어전회의에 참가하지 못하게 함으로써 연산군이 일으킨 갑자사화의 난을 피하게 했다는 일화도 홍주를 유명케 만든 이야기이다. 또한 백일주도 궁중에 진상하던 궁중술로 찹쌀, 백미, 누룩, 솔잎, 홍화, 오미자, 진달래, 재래종 국화꽃을 재료로 빚어 증류시켜 여기에 벌꿀을 넣어 만든 민속주인데, 술에 들어가는 성분 중 밤은 뼈를 튼튼하게 하며 대추는 정신을 맑게 하고 홍화와 오미자는 발효되면 부부합환의 강력한 활력소가 되기 때문에, 왕실에서 합환주로 쓰여졌다고 전한다.

《문헌통고文獻通考》에 내사주內事酒는 조정에서 일로 인하여 양조하는 것이라고 되어 있어, 궁중에서 사용되는 술에는 실지로 궁중에서 직접 술을 빚어서 먹는 경우가 있음을 알 수 있다. 빚은 지가 오래 되어 해가 넘어야 익는데 쪄서 양조하는 것을 석주昔酒라 하였으며, 겨울에 빚어 여름에 접더들어야 이루어지는 것을 청주淸酒라고 하였는데, 고려시대에는 술을 전문으로 빚던 양온서라는 관청이 있었다고 한다.

이 궁중술의 비법이 다시 반가班家로 흘러나와 달게 모르게 빚어졌다고 하는데, 현재 민속주 중에서 궁중에 쁘리를 두고 있는 대표적인 술은 네 가지가 있다고 한다. 경주 고동법주와 해남 진양주, 그리고 서울시 문화재로 지정된 약주 삼해주와 향온주가 바로 그것인데, 이 중에서 법주와 진양주와 삼해주가 13도에서 16도 사이의 약주이고, 향온주는 소주라그 한다. 이 중에서 경주 교동법주는 조선 숙종 때에 사옹원(궁궐의 음식을 주관하던 관청)의 참봉으로 있던 최국선 씨가 낙향하면서부터 경주 최씨 문중에 전래되었다고 한다.

《조선왕조실록》을 보면 노루 뼈를 넣은 궁중법주法酒로 인하여 문제가 생기자 노루뼈를 넣지 말도록 지시하는 부분이 나오는데, 이는 법주가 궁중에서 빚어졌던 술임을 증명해주는 부분이다. 해남 진양주는 조선 헌종 때에 궁중술을 빚던 궁녀 최씨가 폐출된 뒤에 광산 김씨 집 안에 시집오면서부터 전래된 술이라고 하는데, 해남군 계곡면 덕정리의 진양주는 두끝이 깨끗하여 부작용이 없는 명주로 정평이 나 있다. 진양주는 한 말을 만드는 데 찹쌀 한 말, 누룩 두 되, 물 열 되로 빚는데 특히 물이 깨끗하고 맑아야 하며, 일반 막걸리와 다른 점은 찹쌀은 죽을 쑤고 누룩은 세 말을 해서 세 번에 나누어 덧술을 하는 것

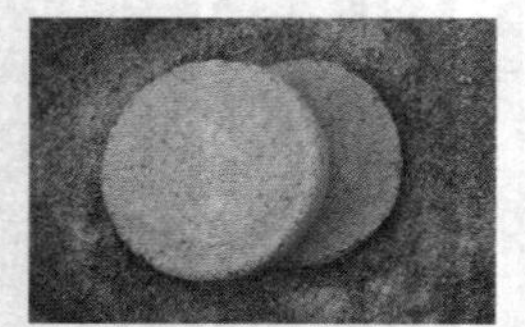

누룩 술을 만드는 효소를 지닌 곰팡이를 곡류에 번식시켜 만든 발효제. 분쇄한 밀이나 쌀, 밀기울 등을 반죽하여 모양을 만들고 적당한 온도에서 숙성시켜 만든다.

이라고 한다. 약주와 삼해주는 조선 순조의 둘째딸인 복원 공주가 안동 김씨 집 안에 시집오면서부터 전래되었다고 한다. 삼해주란 찹쌀을 발효시켜 두 번 덧술하여 빚는 약주藥酒를 말한다. 정월 첫 해일亥日에 시작하여 매월 해일마다 세 번에 걸쳐 빚는다고 해서 삼해주라고 하며, 정월 첫 해일에 담가 버들가지가 날릴 때쯤 먹는다고 해서 유서주柳絮酒라고도 한다. 향온주는 인현왕후의 외조부가 상궁들에게 제조방법을 배워 나와 세간에 전해졌다고 하는데, 누룩을 빚을 때에 그냥 물이 아닌 녹두물로 밀기울을 반죽하는 게 독특한 점이다. 옛날에는 한약을 먹을 때에 약효가 줄어든다고 녹두죽을 먹지 못하게 했으며, 거꾸로 약에 중독되면 녹두죽을 먹이기도 하였는데, 이는 녹두가 해독작용이 있기 때문이다. 향온주의 누룩에 들어가는 녹두는 주독을 없애기 위해서 사용된 것으로 여겨진다. 향온주 재료는 누룩과 찹쌀과 멥쌀인데, 여기에 녹두를 섞어 밑술을 담근다. 밑술을 담근 지 5일이 지나면 발효가 이루어지며, 최고 열두 번의 덧술치기를 한 이후에, 이를 소주고리로 증류하여 40도 술을 만든다고 한다.

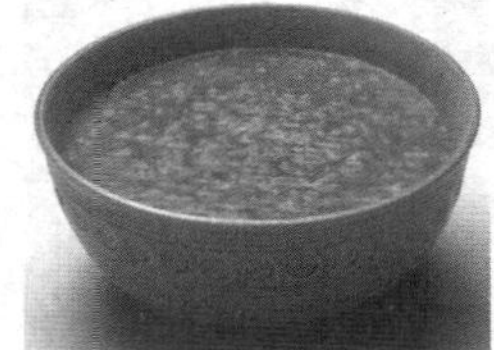

녹두죽 녹두를 삶아 걸러서 쌀을 넣고 끓인 죽이다. 녹두는 열을 내리게 하는 식품이므로 열에 시달린 병 후의 회복기 음식으로 이용되고 있다.

이와 같이 궁중술은 그 비법이 대궐 밖으로 흘러나와 전통술로 자리를 잡았으며, 이와는 별도로 약초나 과실 등으로 약주를 만드는 방법도 궁중에서는 많이 쓰였다. 일반적인 경우 약초는 무치거나 국을 끓여서 요리를 만들어 먹거나 은근한 불에 장시간 달여 약 성분을 추출한 탕제로 활용하는데, 특별히 술을 담궈 약 성분을 술에 녹게 하여 먹거나 꿀에 재어서 먹는 방법은 궁중에서 많이 사용한 방법이라고 한다. 약술로 말하자면 우리나라처럼 종류가 다양한 나라도 없는 것이 마늘, 매실, 구기자, 인삼, 잔대, 더덕, 황정, 옥죽, 솔잎 등 웬만한 약초와 과실은 물론이거니와 뱀 같은 파충류까지도 그 재료로 활용되어 왔다. 차나 탕으로 끓여서 우러내는 방법 외에 이렇게 술이나 꿀 등으로 그 성분을 추출해내는 방법은 우리나라 고유의 방법이라고 하는데, 《동의보감》에는 고본주固本酒와 으발주烏髮酒처럼 여러 약재를 배합하여 아예 탕제와 같이 술로 처방을 내리는 경우도 많다.

_ 술도 제대로 알고 마시면 약이다

이러한 술에는 한의학적으로 4가지의 큰 장점이 있으니, 첫 번째로 풍한風寒*을 피할 수 있다. 각 지방이나 지역적인 술의 특색을 살펴보면 추운 지방일수록 술의 알코올 도수가 높은 것을 알 수 있다. 그래서 러시아같이 추운 지방의 보드카는 추위를 이겨내기 위해 만들어진 술이라고 한다. 적당한 술은 체온을 상승시키고 몸을 따뜻하게 만들어준다.

우리나라에서도 중종의 경우에서 그 예를 찾아볼 수 있는데, 《조선왕조실록》의 중종 20년을 보면 대궐 내의 손님들에 대한 술 사용법을 말하면서, '대궐에 오가는 손님들에게 쓰는 술은, 여름에는 비록 쓰지 않아도 되지만 겨울에는 약으로 먹는 때여서 쓰지 않을 수 없으니, 사옹원司饔院*으로 하여금 수량을 헤아려 쓰거나 혹은 당상관堂上官에게만 쓰도록 해야 한다. 그러나 시종侍從하는 신하들이 오갈 적에는 일체로 당하관이라 하여 쓰지 않아서는 안 된다'라고 하여 겨울철의 추위를 이겨내기 위한 약의 용도로 쓰였음을 알 수 있다. 또한 중종 33 년의 기록을 보면, '간밤에 비바람이 사나왔으니 악수惡獸를 몰아내는 장사들에게 구급주를 보내도록 해사에 이르다'라고 하여, 온천행을 하여 행궁에서 머무를 때에 맹수들을 막는 경비병들에게 술을 내려서 추위를 물리치게 하였음을 볼 수 있다.

두 번째로 혈맥血脈을 선宣하게 한다고 한다. 이는 한의학적으로 기혈 순환을 촉진시키는 작용을 의미한다. 세종 8년의 《조선왕조실록》에는 대제학 변계량卞季良이 임금이 한재旱災를 근심하여 술을 드시지 않으므로 대궐에 나아가 '술은 사기邪氣를 물리치고 혈맥血脈을 통하게 하니, 실로 좋은 약입니다'하며 술 드시기를 청하였으며, 다시 세종 8년에 또 이직李稷 등이 임금의 건강을 걱정하여 계하기를, '주상께서 한재旱災를 근심하여 술을 드시지 않으시니, 전하의 두려워하고 반성하는 마음으로는 의당합니다마는 술은 풍랭風冷을 치료하고 기맥을 통하게 하는 것이니, 한재가 있는 까닭으로 술을 드시지 않으신다면 신등은 성체聖體에 병이 생길까 두렵습니다'라고 하여 음주가 풍질 등으로 인하여 기혈 순환이 되지 않을 때에 순환을 촉진시키는 약리작용이 있음을 알려준다.

세 번째로 사기邪氣를 제거한다고 되어 있다. 이는 현대적인 의미로 소독의 방법을 생각해 볼 수 있다. 예로부터 수술기구를 소독하거나 수술 부위를 소독할 때 독한 술을 사용하는 것은 오랜 전통이었다. 예전에 필자가 아는 비뇨기과 의사 선생님은 포경수술을 해준 환자들에게 꼭 냉장고에 찬 소주를 한

병씩 넣어두고 잠을 자라고 얘기하였다. 이는 실제 상당히 유용한 방법이었는데, 어느 정도 나이를 먹은 후에 뒤늦게 포경수술을 한 남자들은 다 경험해 본 일이지만, 포경수술 후 실밥을 제거시키지 않은 상태에서 잠을 자다보면 부지불식간에 굉장한 통증을 느끼게 되어 있고, 이럴 때는 재빨리 차가운 소주로 소독시키면서 열을 식히는 방법이 아주 유효 적절하게 할 수 있는 것이다.

네 번째로 약력을 이끄는 작용을 한다. 이는 한약의 기운을 위로 끌어올리는 작용을 이야기함인데, 실제 한약 중에는 약의 기운을 상부로 보내기 위해 약을 술로써 복용하거나 기타 이유로 약과 술을 같이 복용하는 것을 권고하는 경우가 많다. 《조선왕조실록》을 보면 세종 8년에 이직 등의 신하들이 계하기를, "전하께서 오늘 기체가 편안하시다 하여 술을 드시지 않는다면, 아침저녁으로 풍습風濕의 독기가 몸에 맞아서 병이 될는지 알 수 없습니다. 약을 복용하실 때에 술 한두 잔 드시는 것이 무엇이 불가하겠습니까. 신등의 청은 전하께서 술을 흠뻑 마시고 근심과 두려움을 잊으시라는 것은 아닙니다"라고 말해서 취할 정도로 마셔서 근심걱정을 잊으라는 것이 아니라 실제로 약을 복용하면서 음주를 곁들여야 함을 주장하는 것을 볼 수 있다. 또 다른 기록을 보면 급기야 세종 18년에는 몸이 약藥으로 먹으려고 술을 올리라고 스스로 명하는 모습을 볼 수 있으니, 예로부터 한약의 복용 시에는 음주를 곁들이는 경우가 많았다. 또 탕약을 달이는 경우에도 각각의 약재를 술로 볶거나 술에 적셔서 가공 수치하는 경우도 많이 있다. 영조 47년의

《조선왕조실록》을 보면, 왕이 내국內局에서 약으로 쓰는 주침酒浸과 주세酒洗가 한 달에 통틀어 30병이 된다는 것을 듣고 그 양을 반으로 줄이게 하였다는 기록이 나오는데, 실제로 궁중에서 한약재를 사용할 때 술에 적시거나 씻어서 가공 수치하여 사용하는 경우가 많았음을 볼 수 있다.

실지로 현대에도 한의원에서 탕약을 싸거나 달일 때에 이렇게 술을 이용하는 경우가 많은데, 이런 경우 탕전실에 들어가보면 상당히 얼큰하게 취기가 올라옴을 느낄 수 있다. 보통 한의학에서 사용하는 약물에는 주로 잎, 뿌리, 나무 껍질, 나무 열매 등의 식물이 많이 쓰여지지만, 동물, 식물, 광물 등의 약재들도 많이 쓰인다. 이들은 원래의 재료 그대로 사용되는 것도 있으나, 대부분 약의 효능을 올리거나 독을 제거하기 위하여 술이나 소금물 등에 담그거나 볶기도 하고 일부 가공하는 법제法製에 따라 다양하게 이용한다. 특히 필자의 한의원 간호사들은 남자 아가의 오줌으로 약재를 가공하는 경우를 가장 싫어한다. 그러나 이러한 약재가공법을 제대로 지키지 않고 약을 쓴다면 올바른 효과를 기대할 수는 없을 것이다. 실제 조선시대 궁궐에도 이 동변童便*을 수집하는 장소가 궁궐 내 내시 상약 진료소와 전의의 내국에 상설되어 있었다고 한다.

동변 어린 사내아이의 오줌을 말한다

__ 이런 질병은 음주가 불가하다

《조선왕조실록》을 보면 성종은 성종 2년에 홍윤성이 이질을 앓기 때문에 술을 복용한다고 아뢰자 이를 허락하였으며, 성종

12년에는 금주기간이라 하더라도 혼인과 제사와 느병과 복약 및 무사의 사후시에는 술을 금하지 않도록 하였다는 기록을 볼 수 있는데, 이는 일정 부분의 질병과 복약시에는 듣주를 같이 하여야 함을 이야기 한 것이다. 현종 3년에도 장령 정양鄭瀁이 현기증이 있어 오로지 술을 마셔야만 기력이 회복되는 관계로 보통 때에도 얼굴이 붉어 보인다는 보고를 받고는 듣주를 허락 했다고 한다. 그러나 특정 질병에 있어서는 음주가 더욱 해로 워서 치료를 더디게 만든다거나 혹은 상태를 더 악화시키기도 하고 심지어는 절대 낫지 않는다고까지 할 정도로 듣주가 해롭 게 작용한다. 《동의보감》에서는 이렇게 음주를 해서는 안 되는 질병으로 몇 가지를 뽑고 있다.

그 첫번째는 눈병이 걸린 경우이다. 주로 눈병은 얼굴 위로 열이 올라오고 특히 눈으로 몰려서 생기는 현상으로 본다. 따 라서 열이 눈으로 올라와서 생기는 염증성 안질환에 술은 금물 이라고 할 수 있겠다. 두 번째는 귀가 가려운 경우이다. 이 경 우에는 염증이 심화되어 소양증을 나타내는 경우라고 보아야 할 것이다. 음주는 열독을 더 악화시킬테니 당연히 피하는 것 이 좋다. 세 번째는 각기脚氣의 경우이다. 여기서 말하는 각기 라는 병은 쉽게 말해 다리가 퉁퉁 붓거나 아픈 증상을 말한다. 원인은 다양하게 있으나 기름진 음식이나 과식 및 음주와 성생 활을 절대적으로 피하게 하고 있다. 양의학적으로도 통풍과 같 은 질병은 절대적으로 육식과 음주를 금하는데, 일덕상통하는 바가 있다. '만일 지키지 않으면 병이 낫지 않는다' 라고까지 되어 있으니 절대적으로 금기하여야 할 것이다. 네 번째는 치병痔病의 경우이다. 넓은 의미로 치열과 치루, 치핵 등을 모두 포함하는 개념으로 보면 되겠다. 임상적으로 볼 때 남자의 경우에는 과도한 주색 즉 과음과 무절제한 성생활로 인해 기인하는 경우가 많으며, 여자의 경우에는 과도한 출산과 잘못된 산후 조리 또는 습관성 유산이 원인으로 인해 중기中氣가 밑으로 빠져서 그러한 경우가 많다. 과도한 주색으로 인하여 인체에 쓸모 없는 습열이 늘어나게 되어 생긴 치병에는 당연히 음주가 금기 대상이라고 할 것이다. 특히 주색을 계속 과도하게 하면 약을 써도 효과가 없다고 되어 있으니 더욱 조심하여야 할 것이다. 성종 14년의 《조선왕조실록》을 보면 영돈녕領敦寧 윤호尹壕가 와서 아뢰기를, '신체를 조절하고 보호하는 것은 향온과 같은 것이 없으니, 청컨대 조금 드소서' 하니, 성종이 대답하기를, '치질 중에 어찌 차마 술을 마시겠는가? 그것을 다시는 말하지 말라' 고 하여 치질이 있을 때에는 음주를 피했음을 알 수 있다. 다섯 번째는 소갈消渴병의 경우이다. 소갈이라고 하면 지금의 당뇨병과 비슷한 증상이다. 한의학에서는 증상을 상중하로 구분하여 '상소 중소 하소' 라고 부르며 치료를 해오고 있다. 특히 '100일 이상이 되면 침과 뜸을 쓰지 못하니 침구鍼灸* 하면 농수膿水*가 나와서 그치지 않고 난치다' 라고 한 조문을 보면 당뇨병의 합병증으로 상처가 잘 낫지 않음에 대한 것을 이야기하고 있음을 볼 수 있다. 현대의학적으로도 특별한 치료법 없이 식이요법으로 관리, 조절하는 데 목적을 두고 있는데, 《동의보감》에서도 '소갈병에 삼가해야 할 것이 세 가지가 있으니 一은 술이요 二는 방로房勞요 三은 짠 음식과 면식麵食이다.

침구 침을 이용하거나 뜸을 사용하는 치료를 말한다.
농수 염증으로 인해 화농되어 발생되는 고름을 말한다.

이 세 가지만 삼가면 복약服藥하지 않아도 또한 스스로 낫는다'
라고 하여 생활습관을 조절해야 함을 특히 강조하였다. 마지막
으로 임신한 여성의 음주 문제이다. 술이란 백맥百脈을 흩어서
모든 병을 이루는 것으로 보았기 때문에 임산부의 음주는 절대
금기시 되었다. 한약 중에서 술로 복용하여야 하는 약제라도
임신한 경우에는 술 대신에 물로 복용하라고 지침이 나와 있으
니 각별히 조심하여야 한다. 특히 《동의보감》에서는 '작육雀肉*
을 먹고 술을 마시면 아이가 커서 음탕淫蕩하고 부끄러움이 없
고 혹은 작자반雀子癍*이 생긴다' 라고 하였으니 이 또한 특별히
신경을 써야 하겠다.

_ 술 마실 때 이런 것은 주의하라

《동의보감》에 이르기를 음주함에 있어 3잔 이상三盃 마시면
오장五臟을 상하고 이성理性이 어지러워지고 발광發狂의 상태에
이르기까지 한다고 경고를 하고 있다. 또한 덧붙여 말하기를
음주 후에 수레나 말을 탄다든지 높은 담을 뛰어 넘는다든지
하는 행동을 하면 안 된다고 적혀 있다. 이로 미루어 볼 때 옛
날에 술을 과도하게 마셔서 낭패를 보는 경우가 많았었음을 알
수 있다. 만약 과도히 술을 마시면 독기毒氣가 심장을 공격하
고, 위장을 막히게 하고, 가슴과 옆구리를 썩어 들어가게 하
며, 정신精神을 없게 만들어 눈에 보이는 것이 없게 하니, 처음
에는 병이 옅어서 구토하고 땀이 나고 뾰루지가 생기고 코가
빨개지고 설사를 하고 명치끝이 아픈 정도이나, 병이 깊어지면

당뇨병, 황달, 폐병, 치질, 복창, 실명, 천식, 전간* 등의 병이 생기게 되니, 이는 생명의 근본을 상실케 하는 짓이다. 당연히 과음은 몸에 해로울 수밖에 없다.

예전에 필자가 아직 국가고시를 보지 않고 병원실습을 돌고 있을 때였다. 친하게 지내던 한 친구가 며칠 동안 말도 잘 하지 않고 수심에 싸여 지내는 것을 보고 몇몇 친구들과 술자리를 가졌었다. 그 친구가 말하기를 오랫동안 사귀었던 애인과 헤어졌는데, 너무나 기가 막혀 눈물이 나지 않는다면서 말릴 새도 없이 갑자기 폭음을 했다. 문제는 그 친구가 며칠 동안 아무 음식을 먹지 않아 위장 상태가 좋지 않았다는 데에 있었는데, 갑자기 이 친구가 온 몸이 뒤틀리면서 팔다리가 비비꼬이기 시작했다. 다행이 같이 있던 친구들이 모두 예비 한의사들인지라 응급처치를 취하고 십여 분 만에 정상을 되찾기는 하였었다. 그러나 그 친구는 아직까지도 음식을 먹지 않거나 너무 배가 부른 상태에서 과음을 하면 옛날의 그때와 비슷한 증상이 나타나려는 조짐이 보인다고 한다. 이와 같은 경우를 일컬어 《동의보감》에서는 '술이 위에 들어가는 데 위가 조화를 이루지 못하면 정기가 갈(渴)하고 사지를 제대로 쓰지 못 한다'라고 하였다. 따라서 위장상태가 좋지 않거나 공복이거나 과식한 경우에는 가능한 음주를 피하는 것이 좋다.

술을 너무 차게 먹지 말아야 한다. 보통 말하길 술이 열이 많다 하여 차게 먹으면 술도 덜 취하고 맛도 좋다고 하는데 건강에는 좋지 않다. 술이란 기혈을 위로 띄우고 피부로 쫓아내니 복부의 내장과 하체는 피의 활동이 적어져 소변이 잦아지며

전간 의식상실과 함께 처음에는 강직성, 이어서 간대성외 경련을 나타내는 발작성 질환으로 간질 또는 지랄병이라고 한다.

배가 냉해진다. 차갑게 냉장시킨 술을 마구 마시게 되면, 설사, 또는 메스껍고 입맛이 떨어지며, 지병이 악화된다. 당연히 숙취도 심해진다. 그러므로 술에 자신이 없으면 가급적 따뜻하게 데워 먹든지 그게 안 되면 적어도 냉장이 안 된 술을 마시는 게 좋다. 겨울에도 냉장고에 맥주를 넣어 두는 가정이 많은데 차게 한 맥주를 몇 년간 실컷 먹고 장이 나빠지지 않는 사람은 없다고 한다.

술을 마시다 보면 갑자기 얼굴이 하얗게 변하는 사람이 있다. 보통 술기운이 몸 속으로 들어가게 되면 심박동수가 증가하게 되고 자연스레 혈관이 확장되어 증가된 혈류량을 감당하게 된다. 특히 얼굴에 퍼져 있는 모세혈관들이 팽창하게 되면 주위사람들의 눈에는 얼굴이 빨갛게 변해진 것으로 보이는 것이다. 그런데 혈관이 팽창하지 않고 오히려 축소되어 얼굴이 하얗게 보여진다면 상당히 위험한 것으로 보아야 할 것이다. 《동의보감》에서는 '얼굴이 흰 사람은 과음하면 혈을 상한다'라고 하였는데 이와 연결시켜 생각해 볼 수 있다. 술자리에서 강제로 술을 권하는 일은 정말 위험천만한 일이 아닐 수 없다. 또한 《동의보감》에서는 '술을 거칠게 먹거나 급히 마시면 폐를 상한다'라고 경고하였는데, 보통 모두들 한두 번쯤은 술 마시다가 기도로 술이 넘어가 사래 걸려서 고생해본 적이 있을 것이다. 이뿐만 아니라 자칫 잘못하면 폐를 상할 수도 있으니 소위 원 샷과 같은 음주문화는 정리하는 것이 좋겠다.

_ 술 마신 후가 더욱 중요하다

고백하자면 필자의 음주후 습관인데, 음주 후에 아무리 늦은 밤이라도 꼭 집에 가서 밥을 차려 먹거나 아예 해장국 집에서 밥을 먹고 들어가는 사람들이 있다. 그런데 이러한 사람들의 피부를 보면 꼭 피부병이 나 있다. 보통 습열濕熱이 몸에 많이 있는 사람들이 이러한 경우가 많은데, 가뜩이나 몸에 쓸모없는 열이 많이 쌓여 있는데 마치 불난 데에 기름을 붓듯 하는 상황이 되니 피부를 뚫고 피부병이 발생되는 것으로 보아야 할 것이다. 《동의보감》에서는 '음주 후 강식強食하면 옹저癰疽를 발하기 쉽다'라고 말하여 이를 지적하였다. 따라서 음주 후 과식하는 것은 피하는 것이 좋겠다.

자고이래로 과도한 음주 후에 부부관계를 가지는 것은 극도로 피하는 일로 되어 있다. 과음한 상태에서 입방하면 주기酒氣와 곡기穀氣가 몸의 중앙에서 서로 공격하여 몸 전체에 열이 퍼지고 피부병이 생기고 해수병*이 생기며 소변이 붉어지고 나아가서는 수명을 단축하게 된다. 뿐만 아니라 과음은 실제 성기능 자체에도 영향을 미치게 되는데, 실제 과음 후에 입방하는 습관으로 인하여 성기능 장애가 초래되어 한의원 진료실의 문을 두드리는 경우가 비일비재하다. 소량의 음주는 혈맥을 순환시켜서 성욕을 증진시키고 성감을 고조시키게 되지만, 정도 이상의 음주는 오히려 악영향을 받게 되는 것이다. 특히 과음으로 인하여 마음이 어지러워지고 정신과 혼백이 혼미한 상태에서의 성관계는 서로의 몸과 마음을 손상시킬 뿐만 아니라 2세에게도 나쁜 영향을 미치게 됨을 상기하여야 할 것이다.

해수병 한방에서 연거푸 기침을 하는 증세를 이르는 말인데, 감기 증상이 다 나은 후에 기침만 남아 있는 경우도 이에 해당한다고 할 수 있다.

《동의보감》에 이르기를 '술 취해 누워서 바람을 맞으면 목이 쉰다' 라는 조문이 나오는데, 아마도 이는 음주로 인해 몸이 더운 관계로 추운 줄도 모르고 찬바람을 마구 맞게 되면 감기와 같은 질병에 걸리게 됨을 지적한 것이 아닐까 생각된다. 실제 한겨울에 길가에서 동사凍死하는 사람들의 경우에는 과음으로 인한 판단착오로 그렇게 되는 경우도 있다고 하니 조심하여야 할 것이다. 또한 '탁주를 마시고 면麪종류를 먹으면 기공氣孔이 막힌다' 라는 조문도 있는데, 사실 막걸리에 골뱅이사리와 같은 면종류의 안주는 어울리지 않을 것이라는 생각을 해본다.

_ 숙취 해소는 잘하면 100점이다

사람들은 저마다 음주 후의 숙취해소법을 가지고 있는데, 그 중에서 가장 많은 경우가 땀을 내는 방법이다. 숙취에 땀을 내면 몸과 마음이 개운해진다고 하는데, 땀낼 때 주독이 어느 정도는 풀리게 되니 시원하기는 할 것이다. 실제로 한의학에서는 숙취해소에 있어서 가장 기본되는 정신이 발한發汗과 이소변利小便이다. 그러므로 적당한 양의 땀과 소변을 배출시키는 방법은 권장할 만하다. 그러나 흔히 하듯이 사우나에서 한증으로 땀만 자꾸 빼게 되면 기운에 손해가 많다. 가벼운 운동으로 자연스럽게 땀내는 것이 더 좋다.

꿀물과 같은 따뜻한 물을 자주 마시는 것도 좋은 방법이다. 그러나 갈증이 난다고 찬물이나 냉차를 함부로 마시는 것은 큰 잘못이라고 할 수 있다. 물론 튼튼한 사람은 탈이 없겠으나 허

약한 사람은 평소에도 아침 식전에 생수를 한잔 마시면 배가
아픈데, 술까지 마신 뒤라 내장이 더욱 지쳐 기능이 떨어지기
때문에 찬물을 마시게 되면 배가 벙벙하고 소화가 안 되든지
설사가 나게 마련인 것이다. 술이 약한 사람은 몇 잔 마시면
한기가 드는 것을 보아도 알 수 있듯이, 술이 몸 속에서 열을
낼 때 우리의 몸은 오히려 지쳐서 식기 시작한다. 이러한 경우
에는 미지근한 물이 더욱 좋을 것이다. 만약 이를 어기고 술이
깨지 않아 갈증이 난다고 해서 냉수冷水나 차가운 차茶를 마시
면 허리와 무릎이 무거워지고 방광이 차갑게 아프며 몸이 붓고
당뇨병이 생기거나 마비가 온다.

　숙취에는 북어에 콩나물과 무를 넣고 푹 끓여 먹는 것이 가
장 무난하다고 한다. 물고기는 육류보다 성질이 담백하고 서늘
해서 술로 인한 염증을 시원하게 한다. 특히 북어는 더욱 담백
하며 가정에 준비해두기도 쉽다. 콩나물과 무는 본디 해독을
잘하는 음식이다. 그런 의미에서 술독을 해소하는 것으로 널리
알려진 칡차도 좋다.

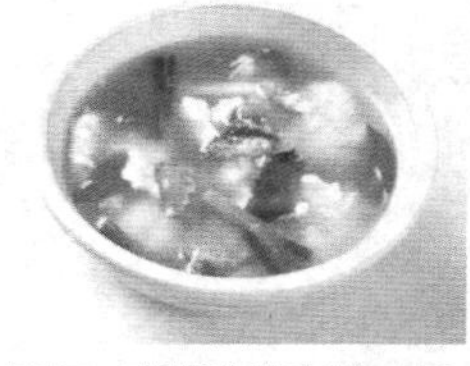

북어국　겨울철에 끓여 먹는 국으
로 추위를 이기는 데 좋으며, 해장
음식으로도 애용된다.

　숙취해소용으로 한약을 처방하는 경우도 있다. 실제 증상이
심한 경우에는 여러 가지 처방을 응용해 사용한다. 필자는 모
꼬지와 같이 밤새워 술을 마셔야 하는 자리 등에 가게 될 때는
항상 미리 약을 준비해 가기도 하는데, 이러한 처방을 구성할
때 주의할 사항은 단 것을 피해야 한다는 것이다. 《동의보감》
에서는 단 맛이 나는 처방뿐만 아니라 단 맛이 나는 음료수까
지 조심하기를 권고하고 있으니, 너무 단 맛이 도는 것은 피하
는 것이 좋겠다. 실제 구토를 일으키는 경우가 많으니 말이다.

"대체로 들으니, 술[酒]를 마련하는 것은 술 마시는 것을 숭상하기 위한 것은 아니고, 신명神明을 받들고 빈객賓客을 대접하며, 나이 많은 이를 부양扶養하기 위한 것이다. 그런 까닭에, 제사 때여 술 마시는 것은 술잔을 올리고 술잔을 돌려주고 하는 것으로 절차節次를 삼고, 회사會射 때에 술 마시는 것은 읍양揖讓*하는 것으로 예를 삼는다. 향사鄕射의 예는 친목을 가르치기 위한 것이고, 양로養老의 예는 연령과 덕행을 숭상하기 위한 것이다. 그렇건만 오히려 말하기를, '손과 주인이 백 번 절하고 술 세 순배를 돌린다'고 하였으며, 또 말하기를, '종일 술을 마셔도 취할 수 없다'고 하였으니, 선왕이 술의 예절을 제정할 때에 술의 폐해에 대비對備한 것이 더할 수 없이 극진하였다. 후세에 내려와서 풍속과 습관이 예스럽지 않고, 다만 크게 갖이 차리는 것만을 힘쓰게 된 까닭에, 금주하는 법이 비록 엄중하나 마침내 그 폐해를 구제하지 못하게 되었으니 한탄스러움을 이길 수 있겠는가. 술의 해독은 크니, 어찌 특히 곡식을 썩히고 재물을 허비하는 일뿐이겠는가. 술은 안으로 마음과 의지를 손상시키고 겉으로는 위의威儀*를 잃게 한다. 혹은 술 때문에 부모의 봉양을 버리고, 혹은 남녀의 분별을 문란하게 하니, 해독이 크면 나라를 잃고 집을 패망하게 만들며, 해독이 적으면 성품을 파괴시키고 생명을 상실喪失하게 한다. 그것이 강상綱常*을 더럽혀 문란하게 만들고 풍속을 퇴폐하게 하는 것은 이루 다 열거할 수 없다. 우선 그 중에서 한두 가지 경계해야 할 것과 본받아야 할 것만을 지적하여 말하겠다. 상商나라의 주왕紂王과 주周나라의 여왕은 술로 그 나라를 망하게 하였으며, 동진東晉의 풍속은

읍양 공손하고 겸양하는 태도를 말한다.

위의 위엄과 격식 또는 예법을 말한다.

강상 삼강三綱과 오상五常. 곧 사람이 지켜야 할 근본적인 도리를 말한다.

술 때문에 나라를 망하게 하였다. 정鄭나라의 대부大夫 백유伯有는 땅굴을 파서 집을 만들고 그 속에서 밤에 술을 마시다가 자석子晳에게 불태워져 죽었으며, 전한前漢의 교위校尉 진준陳遵은 매양 손님들과 크게 마시기를 좋아하여, 손이 오면 문득 손이 떠나가지 못하도록 문을 닫고 타고 온 수레를 움직일 수 없게 만들더니, 흉노匈奴에게 사자使者로 갔다가 술에 취하여 살해되었다. 후한後漢의 사예교위司隷校尉* 정충은 자주 제장들에게 찾아 다니면서 술을 먹더니 창자가 썩어서 죽었으며, 진晉나라의 상서 우복야尙書右僕射 주개는 술 한 섬을 거뜬히 마시었는데, 한번은 옛 술친구가 왔으므로 즐겨 함께 술을 마시고 몹시 취했다가, 술이 깨서 손[客]을 가 보게 하였더니, 손은 이미 갈비가 썩어서 죽어 있었다고 한다. 후위後魏의 하후사夏候史는 성질이 술을 좋아하여 상중喪中에 있으면서도 슬퍼하지 아니하며 좋은 막걸리를 입에서 떼지 않으니, 아우와 누이는 굶주림과 추위를 면치 못하였는데, 마침내 술에 취한 채 혼수상태로 죽었다. 이러한 일들은 진실로 경계해야 할 일들이다. 주周나라의 무왕武王은 주고酒誥를 지어 상商나라의 백성들을 훈계하였고, 위衛나라의 무공은 빈연賓筵의 시를 지어 스스로 경책警責하였다. 진晉나라 원제元帝가 술 때문에 정사를 폐하는 일이 많으니, 왕도王導가 깊이 경계하여 말하니, 임금이 술잔을 엎어 버리라고 명령하고 드디어 술을 끊었다. 원元나라의 태종太宗이 날마다 대신들과 함께 취하도록 술을 마시더니, 야율초재耶律楚材가 드디어 주조酒槽의 금속 주둥이를 가지고 가서 아뢰기를, '이 쇠[鐵]도 술에 침식侵蝕됨이 이와 같습니다. 더군다나, 사람의 내장이 손상되지 않을 수 있겠습니까' 하매, 황제가 깨닫고 좌우의 모시는 사람들에게 칙명을 내려 날마다 술은 석 잔만 올리게 하여 끊었다. 진나라의 도간陶侃이 매번 술 마실 때에 일정한 한계가 있으므로, 어떤 사람이 조금만 더 먹으라고 권하니, 도간이 한참 동안 슬픈 얼굴을 하다가 말하기를, '소년 때에 술 때문에 실수한 일이 있어서, 돌아가신 아버지와 약속한 것이 있습니다. 그래서 감히 그 약속한 한계를 넘지 못합니다'라고 하였다. 유곤庾袞은 그의 아버지가 살았을 때여 항상 곤에게 술을 조심하라고 훈계하였더니, 그 뒤에 곤은 취할 때마다 문득 스스로 꾸짖어 말하기를, '내가 선인의 훈계를 저버리고 어찌 남을 훈계할 수 있겠는가' 하고, 드디어 아버지의 무덤 앞에 가서 스스로 매 20대를 쳤다고 한다. 이러한 일들은 진실로 본받을 만한 것이다. 또 우리나라의 일을 가지고 말한다면, 옛날 신라가 포석정鮑石亭에서 패敗하고, 백제가 낙화암에서 멸망한 것이 술 때문이 아닌 것이 없다. 고려의 말기에는 상하가 서로 이끌고 술에 빠져 제멋대로 방자하게 굴다가 마침내 멸망하기에 이르렀으니, 이것도 또한 가끼운 은감殷鑑이 되는 것이니 경계하지 않을 수 있겠는가. 생각하건대, 우리 태조께서 일찍 큰 왕업의 터전을 만드시고, 태종께서 이어 지으시어 정치와 교화를 닦아 밝히시니, 만세에 지켜야 할 헌장을 남기셨다. 군중이 모여 술 마시는 것을 금지하는 조문을 법령에 명시明示하여 오래 물들었던 풍속을 개혁하고 오직 새롭게 하는 교화를 이룩하였다. 내가 부덕한 몸으로 외람되게 왕업王業을 계승하게 되매, 밤낮으르 조심하고 두려워하여 편안히 다스리기를 도모하되, 지나간 옛날의 실패를 거울로 삼고 조종祖宗의 이루어 놓은 법을 준수하여, 예로써 보이고 법으로써 규찰糾察하였다. 나의 마음쓰는 것이 지극하지 않은 것이 없건만, 그대들 신민들은 술 때문에 덕을 잃는 일이 가끔 있으니, 이것은 전조前朝의 쇠퇴하고 미약하였던 풍조가 아직 다 없어지지 않기 때문인 것이므로, 내가 매우 민망하게 여긴다. 아아, 술이 해독을 끼침이 이처럼 참혹하건만 아직도 깨닫지 못하니 또한 무슨 마음들인가. 비록 국가의 장래를 생각하지는 못할 망정, 제 한 몸의 생명도 돌아보지 않는단 말인가. 조정에 벼슬하는 신하인 유식한 자도 오히려 이와 같으니, 거리의 아래 백성들이 무슨 일인들 안 하겠는가. 형사 소송이 자주 일어나는 것은 이것에서 생기는 것이 많았다. 처음을 삼가지 않으면 말류未流의 폐해는 진실로 두려워할 만한 것이 될 것이다. 이것이 바로 내가 옛일을 고증考證하고 지금 일을 증거로 하여 거듭거듭 타이르고 경계하는 까닭이다. 그대들 중앙과 지방의 대소 신민大小臣民들은 나의 간절한 생각을 본받고 과거過去 사람들이 실패를 보아서 오늘의 권면勸勉과 징계를 삼으라. 술 마시기를 즐기느라고 일을 폐廢하는 일이 없을 것이며, 술을 과음하여 몸에 병이 들게 하지 말라. 각각 너의 의용儀容*을 조심하며 술을 상음常飮 말라는 훈계를 준수하여 굳게 술을 절제節制한다면, 거의 풍습風習을 변경시키기에 이를 것이다. 너희 예조에서는 이 나의 간절한 뜻을 본받아 중앙과 지방을 깨우쳐 타이르라."

의용 격식과 용모을 말한다.

3 왕들은
어떤 운동을 하였을까

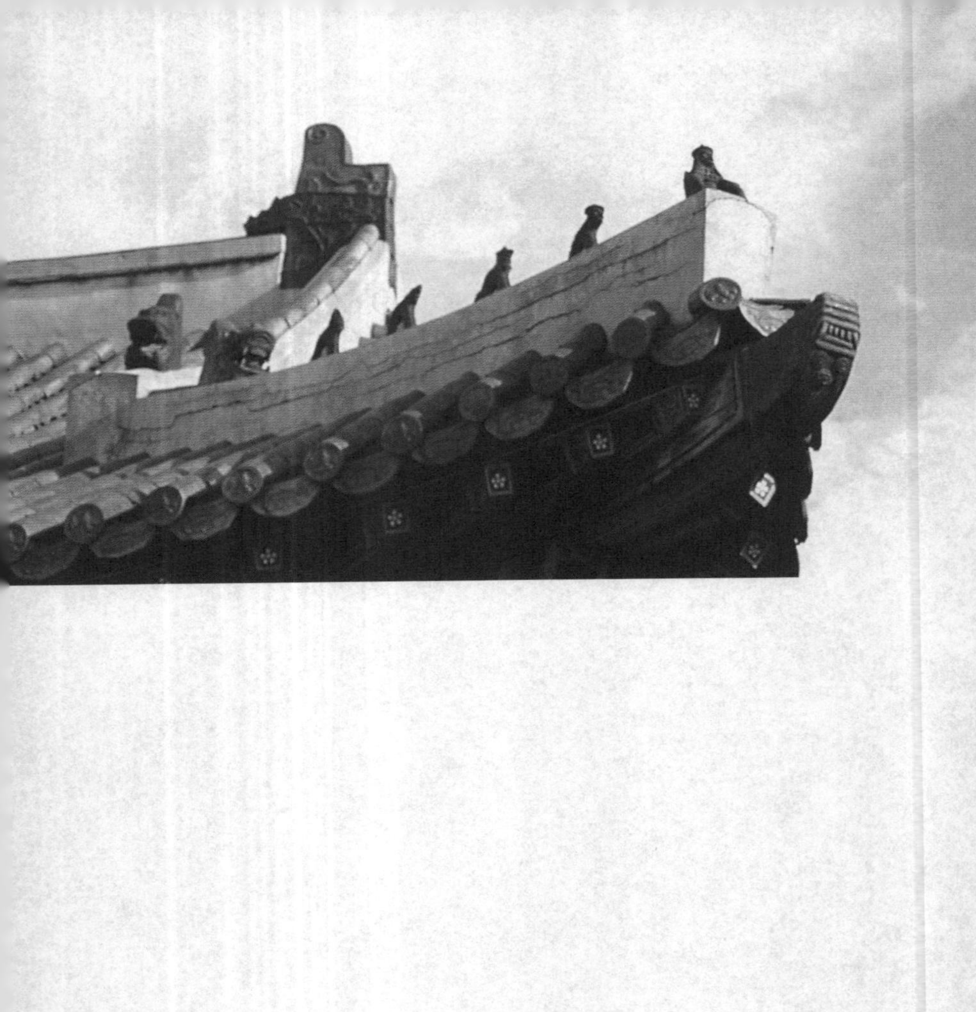

현대인의 질병 원인을 크게 두 가지로 보면 하나는 폭식暴食
과 편식偏食 등으로 인한 영양과잉營養過剩과 편리한 현대문명에
따른 운동부족으로 인한 순환장애循環障碍를 들 수 있겠고, 또
하나는 과도한 업무량과 복잡한 인간관계 및 사회의 현대화와
고립화에 따른 스트레스 과잉의 정신적 피로를 들 수 있겠다.
실제로 모든 의사들이 운동을 권유하며 스트레스를 멀리 하라
고 이야기한다.

필자는 친한 후배에게 실험을 해 본 적이 있었다. 몸과 마음
이 많이 지치고 피곤한 후배에게 보약을 먹는 대신에 운동을
선택하고 어느 정도의 효과가 있는지 검증해 보기로 한 것이
다. 실제 이 후배는 오전 검도와 오후 헬스클럽을 다니면서 꾸
준하게 운동요법을 시행하였으며, 이윽고 일정 기간이 흐른

후, 다시 재검再檢을 하였을 때는 여러 자각증상이 다방면에서
개선되었을 뿐만 아니라 실제 경락 검사상으로도 많은 호전수
치를 나타낸 것을 보았다. 물론 대부분의 경우에 이렇게 꾸준
히 운동을 하지 못하거나 안 하기 때문에 생기는 병증이어서
의미가 없을 뿐더러, 또한 기운이 너무 없을 때는 아예 운동조
차 못하여 이러한 방법이 별 효과를 거두지 못하지만, 이 후배
의 경우에는 직업이 컴퓨터게임 디자이너라서 절대적인 운동
량이 부족하면서 스트레스가 많았던 것이 원인이라 규칙적인
운동을 통해 몸의 상태가 많이 개선되어 버린 것이다. 필자는
이러한 경우에 1차적으로 먼저 적절한 운동과 스트레스 해소
를 권한 뒤에, 사정이 여의치 못하여 불가능한 경우에야 차선
책으로 한약을 권한다.

　스트레스를 푸는 방법도 사람마다 다양하다. 방금 언급한
운동으로 스트레스를 푸는 경우는 1석2조이니 참으로 좋은 경
우이다. 그밖에도 여러 가지 방법으로 스트레스를 풀고자 노력
하는데, 그 방법 중에서 가장 나쁜 것이 술과 담배이다. 흡연
과 음주는 일시적으로 스트레스를 푸는 듯 하지만 잠시 마취가
되어 못 느낄 뿐이며, 오히려 상태가 더 심각해지는 경우가 많
으므로 가급적 피하는 것이 좋다.

　그러면 어떤 방법이 스트레스를 푸는 가장 좋은 방법일까?
필자는 사람들에게 일단 몇 시간 동안 가만히 묵상을 하면서
자신의 살아온 삶을 더듬어 보라고 한다. 그렇게 하다보면 자
신이 살아온 생애 중에서 다만 한두 가지라도 그 일에 완전히
몰두하여 자신이나 가족까지도 까맣게 잊고 완전 삼매경에 빠

지는 경우가 있을 것이고, 바로 그 방법이 자신의 스트레스를
푸는 방법이라고 이야기 해준다. 필자 본인의 경우에는 특이하
게도 무덤 찾아가는 것을 좋아한다. 정신적인 스트레스와 피로
가 너무 쌓이면 훌쩍 떠나서 할아버지 할머니 묘소에 찾아가
뵙기도 하고, 정 시간이 없으면 그냥 가까운 공동묘지라도 찾
아간다. 그러면 마치 뜨거운 물에 몸을 담가서 육체적인 근육
경직과 피로를 풀어주는 듯이 스트레스가 풀리고 새롭고 활기
찬 의욕이 샘솟는 것을 느낀다. 물론 이 방법은 필자의 경우에
만 해당하는 것이며, 다른 사람에게는 적용될 수가 없다. 어떤
이는 곡괭이질을 두어 시간 하면 좋아진다고 하고 또 어떤 이
는 밤낚시를 하면 좋다고 한다. 이는 개개인마다 틀릴 수밖에
없으니, 모두 자신의 스트레스를 푸는 방법을 찾아내어 그 일
을 하는 시간을 자주 가져서 정신적 피로를 풀어주면 좋겠다는
것이 필자의 바람이다.

　아침 일찍 일어나서 저녁 늦게까지 격무에 시달리는 왕의
하루 일과는 어떤 면에서는 이러한 현대인의 바쁜 생활보다 더
힘들다고 볼 수도 있었다. 다람쥐 쳇바퀴 돌듯 매일매일 같은
일상의 반복일 뿐만 아니라 직장과 숙소의 구분이 거의 없다시
피 하며, 더군다나 이러한 왕의 일거수일투족에 언제나 항상
끊임없이 많은 사람들이 지대한 관심을 지켜보고 있으니 그 스
트레스가 이만저만이 아니었을 것이다.

　아무리 만인지상의 절대 권력을 지닌 왕이라지만 왕도 사람
인 이상 잠시나마 국정을 잊고 지친 심신을 달래고 싶었을 것이
다. 여기서는 이러한 조선시대 왕들이 자신의 육체적, 정신적

피로를 풀기 위해 택했던 운동법과 취미와 여가생활 및 양생법 몇 가지를 살펴보도록 하자.

나도 조선의 왕처럼 스트레스 풀어 볼까

_ 업무로 오는 스트레스 푸는 운동법

격구　조선 전기의 왕들이 스트레스를 풀기 위해 즐겨하던 운동에는 격구라는 것이 있다. 격구는 공을 친다고 하여 '타구'라고도 하고 봉으로 공을 친다고 해서 '격봉'이라고도 불리는 운동이었는데,《조선왕조실록》세종 3년 '일기가 추워서 교외로 나갈 수 없으므로 이듬해 봄까지 궁궐 안에서 격구 늘이를 하였다'라고 기록되어 있을 만큼 조선 전기의 왕들은 격구를 즐겨했다고 한다. 그도 그럴 것이 태조 이성계 이후로 전통적으로 무관의 집 안에서 자라 산을 타고 말을 달리는 것이 몸에 붙어 있었던 가문의 후손들인 왕들이 1년 내내 궁궐 안에 갇혀 있기만 하니 좀이 쑤시고 가슴이 답답한 것은 당연한 이치였을 것이다. 실제《조선왕조실록》정종 1년의 기록을 보면, 정종이 스스로 '나는 무관의 집에서 자랐기 때문에 산을 차고 물가에 자며 말을 달리는 것이 습관이 되었으므로, 오래 들어앉아서 나가지 않으면 반드시 병이 생길 것이다. 그러므로 잠정적으로 격구하는 놀이를 하여 기운과 몸을 기르는 것이다'라고 고백하는 장면이 나온다.

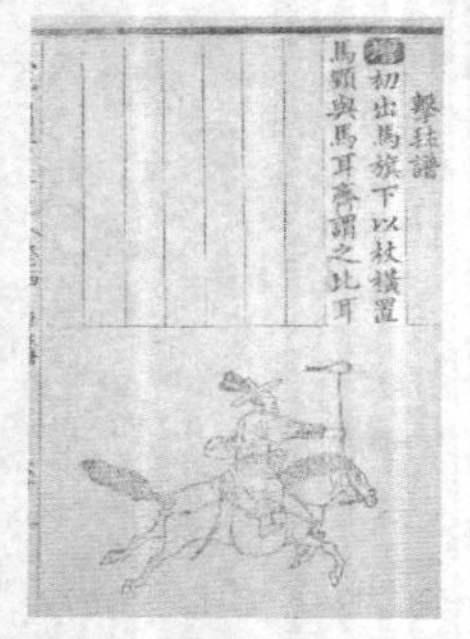

격구　원래 페르시아에서 비롯된 폴로 경기가 당나라에 전래되어 격구로 불리면서 고구려·신라에 전해졌으며, 고려 시대에 성행하였다. 조선시대에도 1425년(세조 7)에 무관의 습무習武로 재흥되어 전기까지는 무과의 시취試取 과목이 되었으며, 정조 때에 이십사반二十四般 무예의 하나로 정해져 격구보가 《무예도보통지》에 수록되었다.

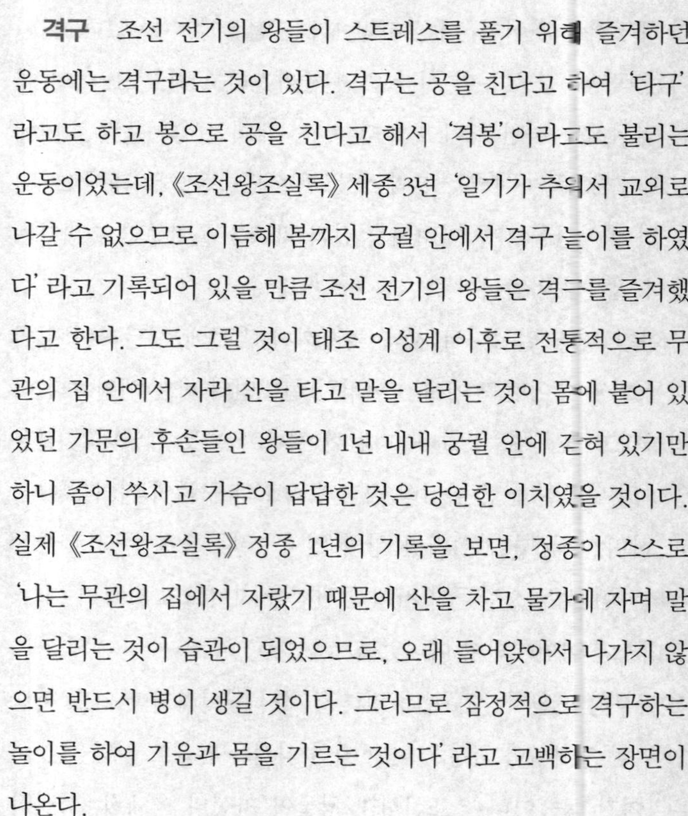

　격구의 목적은 크게 2가지로 생각해 볼 수 있다. 첫번째가 건강의 유지였는데 이는 다시 정종의 말에서 그 근거를 찾아볼 수 있다. 정종은 실록에서 말하기를, '과인이 병이 있어 수족이 저리고 아프니 때때로 격구를 하여 몸을 움직여서 기운을 통하게 하려고 한다'라고 말하였다고 한다. 실제 임상에서 필자는 환자들에게 이 세상에서 운동만큼 좋은 처방은 없다고 말하는데, 특히 기혈순환이 안 되어 생기는 팔다리의 저리고 아픈 증상에는 운동이 필수적이라고 할 수 있다. 또한 이럴 때의 운동은 근육을 강화시키는 웨이트 트레이닝보다는 몸 전체의 유연성과 순환력을 증대시킬 수 있는 체조나 스트레칭 같은 운동이 좋다. 물론 가볍게 야트막한 동산을 산보하는 것도 아주 좋은 방법이라고 할 수 있다. 요 근래에 들어서 분양되는 아파트 값들이 근처에 공원이 있는지 없는지의 여부에 따라 차이가 난다는 사실은 이러한 운동에의 관심이 현재 웰빙족에게는 주요한 이슈로 작용되고 있음을 알 수 있는 좋은 단서이다.

　격구의 두 번째 큰 이유는 세종의 말에서 찾아볼 수 있다. 조선 왕실에서는 단순한 놀이가 아니라 무예를 습득하기 위한 군사 훈련의 하나로 인식하기도 했다. 세종 때에도 신하들이 격구의 폐해를 들어 폐지할 것을 청한 사례가 많았었는데, 세종은 '(격구는) 말을 잘 타는 자가 아니면 능히 하지 못하고 그 달리는 재능에 있어서도 반드시 기사보다 갑절이나 능해야만 칠 수 있다. 그렇기 때문에 무예를 연습하는 데는 이보다 나은 것이 없다'라고 말하여 무예 훈련으로서의 격구를 강조하였다. 왕실에서 행하는 격구에는 두 가지 중에서 말을 타고

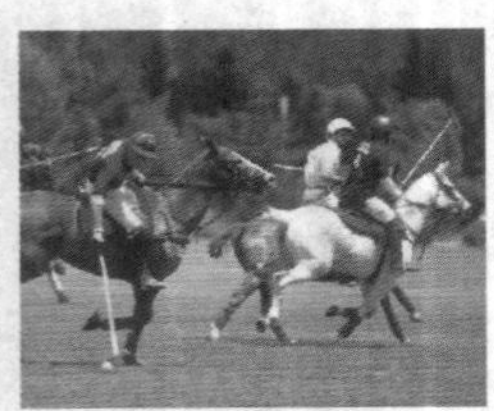

폴로 말을 타고 공을 친다.

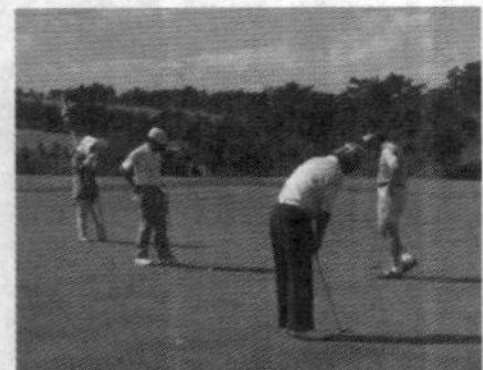

골프 공을 구멍에 넣는다.

채로 공을 치는 오늘날의 폴로와 비슷한 경기인 기마 격구가 이에 해당한다고 볼 수 있겠다. 그러나 임진왜란 이후 화약을 사용하는 병기의 등장으로 17세기 중반 이후에서부터 기마 격구가 그 자취를 감추게 되었다고 한다.

손바닥만한 크기의 숟가락처럼 생긴 공 채로 공을 구멍에 넣는 놀이인 오늘날의 골프와 유사한 형태의 격구 또한 유행했었는데, 그 놀이 방법과 규칙에 대해서는 《조선왕조실록》에 자세하게 기록되어 있다. 격구는 편을 나누어 승부를 겨루는 것으로 개인전과 단체전이 있었고, 채는 오늘날의 골프채와 비슷하지만 크기는 훨씬 작았다고 한다. 주로 물소 가죽과 두꺼운 대나무를 사용하여 만들었는데 공을 치는 부분에는 물소 가죽을 얇게 혹은 두텁게 대서 공의 속도를 조절할 수 있었으며, 공의 크기는 달걀만한데 마노석이나 나무를 깎아 사용하였다고 한다. 공을 넣는 구멍은 땅을 주발과 같이 파서 '와아'라고 했으며 공을 치는 사람은 그 구멍을 향하여 공을 쳤다고 한다. 공이 구멍에 들어가면 점수를 얻게 되는데, 여러 개의 구멍을 이동하며 얻은 점수를 합산하여 승부를 가렸다고 한다. 흡사 지금의 골프와 비슷함을 느낄 수 있는데, 좁은 공간에서 그나마 운동을 하고 싶어 개발된 것을 보면, 현대의 아이들이 아파트 사이사이와 놀이터 등지의 여기저기에 구멍을 파고 구슬치기를 하는 모습이 겹쳐 생각나게 된다. 아마도 조선전기의 왕들은 이렇게라도 운동량을 확보하고 싶었을 것이다.

사냥 조선 초기만 해도 왕들의 여가생활은 몹시 활동적이었다. 특히 무인 출신인 태조나 태종의 경우에는 틈만 나면 매사냥을 즐겼다고 한다. 모처럼 대궐에서 벗어나 산천을 벗삼으며 말을 달리고 매를 날리면 그 동안 갑갑한 대궐에 갇혀 있으면서 생겼던 온갖 스트레스들이 다 날라 갔었을 것이다. 태종은 사냥을 매우 즐겨해 신하들로부터 여러 차례 핀잔을 들었는데, 그 당시 사간원의 상소를 보면, '요즘 몰래 밖으로 행차하시는 일 때문에 상소를 드렸으나 윤허를 받지 못하였습니다. 지난번에도 교외에 행차하셨다가 마침내 사냥을 즐기셨습니다. 옛 성왕은 봄에는 농사를 살피셨고 가을에는 추수하는 것을 살피는 등 백성을 위하는 일이 아닌 것이 없었습니다. 요즘 전하가 교외에 나가심은 백성의 일을 위한 것입니까? 사냥을 위한 것입니까? 엎드려 바라건대 단정히 궁중 궁궐에 계시면서 덕정을 닦고 밝혀서 만세를 다행하게 하소서' 라는 상소를 드린 기록이 나온다. 그러나 태종은 이에 대해 '간관이 이 따위 일에 대해 상소를 올리는 것은 무엇 때문인가? 이는 다름이 아니라 자신의 명예를 높이고 내 허물을 드러내려는 것이다' 라며 자신의 여가생활을 방해하는 신하들에게 짜증을 내었다고 한다.

그러나 왕이 매사냥을 자주 다니는 것은 모양이 좋지 않다는 비난이 거듭해서 자꾸 일어나게 되자, 결국 왕의 여가생활이자 체력관리의 운동이었던 매사냥은 이후로 점차 줄어들게 되었으며, 이 또한 조선 후기로 가게 되면서 왕의 체력이 떨어지게 되어 급격히 수명이 짧아지게 되는 주요한 원인 중의 하나로 작용하였다.

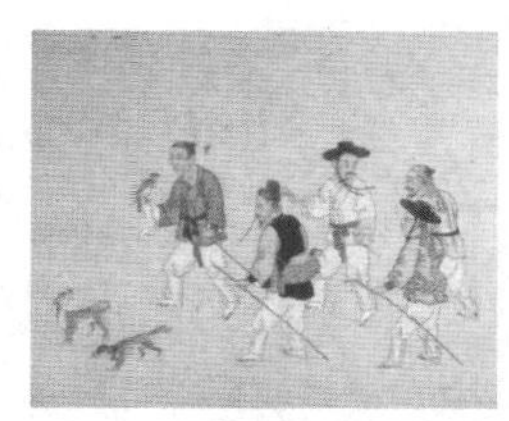

매사냥 《기산풍속도첩》에 보이는 매사냥 가는 모습이다.

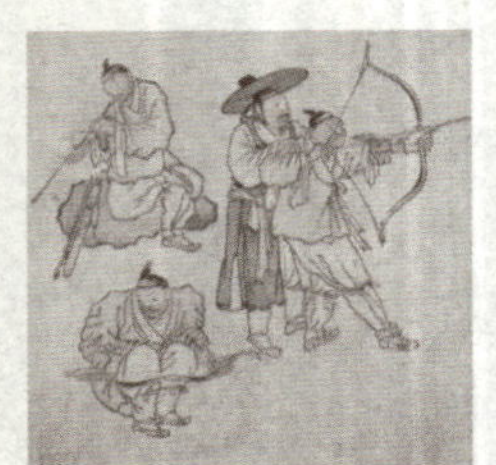

활쏘기 《단원풍속도첩》에 보이는 활쏘기 연습 모습. 국립중앙박물관 소장.

활쏘기 조선을 건국한 태조 이성계는 활쏘기의 대가였다고 한다. 고려말기에 들끓던 왜구를 소탕함에 있어 그의 무용은 만방에 드날렸었고, 전투마다 승승장구하여 이로 인해 강력한 군사력을 소유할 수 있게 되었다고 한다. 조선시대 왕들은 이처럼 태조 이성계로부터 내려오는 전통으로 인해 활쏘기에 정성을 기울였다. 세자의 교육 과정에 반드시 활쏘기를 넣어 수련하였으며, 왕이 되어서도 궁궐 또는 근교에서 자주 활을 쏘았다. 왕이 직접 쏘지 못할 때에는 종친과 신료들을 궁중으로 불러 활을 쏘게 하고 구경하기도 하였는데, 조선중기 이후 유교문화가 확산되면서 사냥이나 격구 등이 점차 자리를 잃고 사라짐에 반해 활쏘기는 유교적인 명분과 예법을 세우기 위한 교육 규범으로 이용되었다. 《논어》의 〈八佾〉 편을 보면, '子曰, 君子無所爭 必也身十乎, 揖讓而升下而飮 其爭也君子'라고 하여 군자(위정자 또는 임금)이 예법에 따라 활쏘기를 해야 함을 볼 수 있어 활쏘기가 권장되었음을 알 수 있다. 즉 무술보다는 상하간의 질서를 확립하는 예악 쪽으로 중심이 옮겨 간 것이다. 이러한 전개는 건강관리라는 측면에 있어서도 매우 바람직한 현상이었으며, 역대 왕 중에는 활쏘기의 명사수들이 적지 않게 있었다고 한다. 그 예로 중종은 4발을 쏘아 3발을 맞추었고 영조도 3발을 맞추었으며 정조는 활을 쏘면 거의 백발백중이었다고 한다. 일전에 모 사극 드라마에서 중종이 신하와 활쏘기 내기를 하는 장면이 나온다고 들었다. 중종이 이기면 장금이의 노리개를 갖고 신하인 민정호가 이기면 중종의 활을 갖게 되는 설정이었다고 하는데, 아마도 중종이 명사수라는 사실을 적용시킨 것이 아닌가 싶다. 이렇게 왕이 비공식적으로 활을 쏘는 경우도 많았는데, 대궐 후원이나 정자에 몇몇 신하들을 모아 놓고 가볍게 활을 쏘기도 하였으며, 필요한 시설만 간단히 갖춰지면 바로 서로의 실력을 겨루었다고 한다. 또한 왕은 선왕의 능이나 온천 등에 행차하기 위해 궐 밖을 벗어나는 경우에도 행차 도중 또는 도착지에서 수시로 신료들과 활을 쏘았다고 한다.

일전에 지방으로 낙향해서 한의원을 개업하고 계신 선배님 한 분을 뵈었는데, 평소에 좋지 않던 건강이 매우 좋아진 것을 볼 수 있었다. 그 이유인즉슨 그곳에서 활쏘기를 시작했다고 한다. 활쏘기를 즐겨하는 사람들을 보면 왠지 눈빛이 맑고 혈색이 좋으며 자세가 바른 것을 볼 수 있는데, 이는 활쏘기가 인체에 매우 긍정적인 영향을 주고 있다는 것을 보여주는 좋은 증거라는 것이다. 활쏘기를 단순한 팔운동으로 보는 것은 큰 오해인데, 항상 올바른 자세로 긴장과 이완운동을 반복하기 때문에 혈액순환을 촉진하고 근력과 지구력을 길러준다는 것이다. 또한 활을 들어올릴 때 뱃속의 온갖 장기가 위로 들어올려졌다가 화살이 시위를 떠난 후 다시 밑으로 내려오게 되니, 우리 몸의 내장기관이 적당한 자극을 받아 그 기능이 활성화되며, 척추를 바르게 펴주고 가슴을 넓혀주는 운동의 반복훈련을 통해 항상 바른 자세를 취하는 습관을 갖게 된다는 것이다. 이에 따라 자세가 바르게 교정되며 하체에 힘을 줘 자세를 안정시키는 것이 습관화되기 때문에 단순한 팔운동이라기보다는 오히려 전신운동의 범주에 든다는 것이다. 또한 무아지경에서 활을 쏘기 때문에 정신집중력과 절제력이 절로 배양되고, 자신도 모르게 단전호흡이 되어 정신수양에도 큰 도움이 된다고 하니 참으로 좋은 운동법이라 할 수 있겠다.

농사 기록에 보면 왕은 새싹이 돋는 늦봄에 농민들과 함께 직접 소를 몰아 밭을 갈고 씨를 뿌리는 의식인 친경례를 행하였고, 곡식이 여문 늦여름 또는 가을에는 직접 낫을 들고 수확을 하는 의식인 친예례를 행하였다고 한다. 이는 조선사회의 근본인 농업을 담당하는 농민들의 사기를 진작시키고 그들의 수고를 위로해 주기 위한 의식이기도 했지만, 어느 면에서는 오히려 궁궐에 갇혀 답답하게 지내던 왕의 피로와 스트레스를 풀어주는 효과를 가지기도 하였을 것이다.

또한 실제로 적당한 농사일을 하는 것이 가장 알맞은 건강관리법이자 운동이라고 보는 견해도 있었으니, 친자연적인 운동으로서 우리 신체에 가장 알맞은 운동이 농사일이라는 판단이 그것이다. 김매기나 모내기, 보리 또는 벼 베기, 소 몰고 밭갈기, 장작패기, 도리깨질 등과 같은 농사일은 황토를 포함한 자연의 기운과 같이 하는 운동이기 때문에 더할 나위 없이 좋은 운동법이면서 실제 생활체육으로 본 것이다. 예를 들면 도리깨로 곡식을 때려 알곡을 거두는 일은 팔, 다리, 온 몸의 근육을 사용하는 근육강화운동이라 할 수 있으며, 여성들이 하는 빨래 방망이질이나 다듬이질, 또는 맷돌갈기, 키질, 절구질 등도 모두 생활 속에서 복근과 허리근육 또는 팔다리 근육을 강화시키는 운동으로 생각해 볼 수 있는 것이었다.

요즘 사람들이 1주일에 하루 정도라도 우리의 조상처럼 김

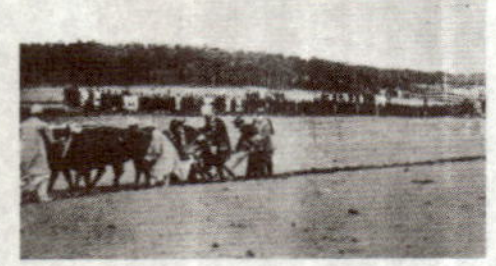

순종 황제 친경 왕이 직접 농사를 짓는 모범을 보임으로써 백성에게 농업의 중요성을 인식시키고 널리 농업을 권장하기 위하여 행하는 의식이다. 1909년 4월 5일 순종 황제의 친경 모습.

매고 밭갈이하는 농사일을 한다면, 여러모로 많은 이득을 볼 수 있을 것이다. 여유가 된다면 마당에 텃밭을 만들고 고추, 파, 미나리, 깨, 상추 등을 심고 가꾸라고 권고하고 싶다. 아니면 요새 유행하고 있는 주말농장을 찾아보면 어떨까? 물론 아무리 튼튼한 몸이라도 자기 기력에 넘치는 운동을 하면 뼈와 근육의 피로를 초래하게 되니, 차라리 운동을 하지 않는 것만 같지 못하다.

실제로 기운이 너무 없는 환자들을 보면 운동이 몸에 좋다는 것을 익히 들어서 정말 운동은 하고 싶은데도 워낙 힘이 딸려서 제대로 하지 못하는 경우들을 종종 본다. 마찬가지로 일의 경우에도 일거리가 많아 아침부터 저녁까지 쉴 틈 없이 일하는 것은 좋은 일이나 피로감을 느끼게 된다면, 당연히 즉시 휴식해야 한다. 농사일이 아무리 몸과 마음에 좋다고 하나 피곤하고 힘들 정도로 해서는 안 된다고 할 것이다. 그렇게 되면 이미 운동이 아니라 노동이 되기 때문이다.

《동의보감》에서도 양생하는 방법으로 늘 가벼운 노동을 하는 것이 좋다고 권유하지만, 너무 피로케 하지는 말아야 한다고 지적하였다. 대체로 흐르는 물이 썩지 않는 것과 문 지도리가 좀먹지 않는 것은 모두 그것이 운동하기 때문이지만, 그렇다고 해서 너무 오랫동안 걷거나 서있거나 앉아 있거나 하면 이 또한 모두 수명을 단축시키게 되니, 세상의 모든 일들에 있어서 적당한 중용의 도가 가장 중요한 것이다.

이밖에 새벽 동틀 때 가랑잎 긁으며 초겨울 등산하기나 벼가 완전히 누렇게 익기 직전의 가을 논에서 메뚜기를 잡는 일

등도 여러 가지 이로움을 가지고 있다고 한다. 특히 황금들판의 광채는 우리 눈의 망막을 건강하게 해주는 색채요법의 효과까지 있어 심신을 안정시키는 데 큰 도움이 되는데 옛 궁중에서 왕비가 임신 3개월이 되면 행하는 태교 중에 옥가락지, 옥비녀 응시하기와 소나무 숲 바라보기 등이 있었다고 한다. 바다빛, 하늘빛, 소나무 등의 싱싱한 푸른빛은 심신의 안정감을 주고 뇌를 알파파 상태로 이끌어 주기 때문에 몸과 마음을 행복하게 해준다고 한다.

__ 취미와 여가 생활을 통한 스트레스 해소법

투호 추석이나 설과 같은 우리 민족 고유의 명절이 되어 고궁에 나들이를 나가거나 박물관 등지를 촬영한 뉴스를 보면 반드시 등장하는 장면이 있다. 화살대같이 생긴 막대기를 항아리 모양의 단지 안에다 던져서 놓는 놀이가 바로 그것인데, 조선시대의 투호는 왕실에서 뿐만 아니라 양반가에서도 유행하던 상류층의 놀이였다고 한다. 투호는 집안의 뜰같이 좁은 곳에서도 충분히 할 수 있었으므로 왕이 여가가 날 때 비빈들이나 왕자 공주들과 함께 대궐 정원에서 간단히 즐길 수 있는 놀이였다. 막대기를 단지 안에 집어넣기 위해서는 고도의 집중력이 필요했으며, 놀이 결과가 곧바로 나타나는 장점이 있었기 때문에 자주 하는 놀이였을 것이다. 실제 〈대장금〉 드라마에서도 대장금이 왕자에게 탕약을 복용시키기 위해 이 투호로 유혹하는 장면을 볼 수 있는 바, 궁중에서 흔히 하던 놀이임을 알 수 있다.

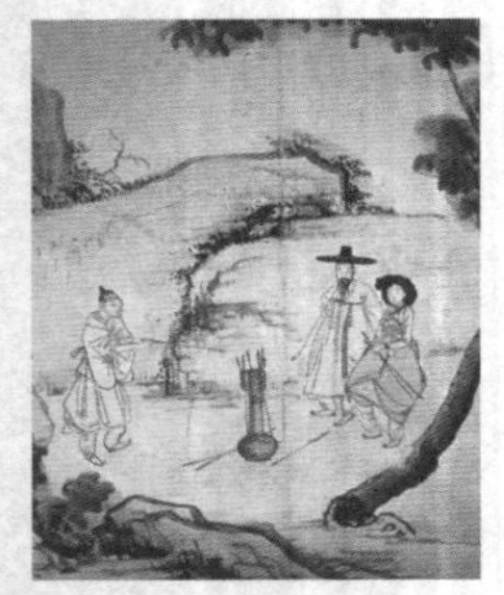

투호 조선시대 화가 신윤복의 투호놀이 그림. 상류층의 놀이였다.

담배 담배는 광해군 때 일본을 거쳐 들어온 것으로 남초南草나 연초煙草 또는 담파고淡婆姑라 불렸다고 한다. 그 후대인 정조 때 지어진 《제중신편濟衆新編》을 통해 담배의 효능을 살펴보면, 담배는 맵고 열이 있으며, 성분이 순수하여 기운을 잘 통하게 하고 흩어지게 하므로 음식으로 체한 증상에 쓰면 아주 좋다고 한 반면에, 양기가 양성하고 기가 오르기 쉬워서 매우 마르고 열이 나거나 기가 허약하여 땀이 많이 나는 사람에게는 마땅치 않다고 되어 있다. 보통 애연가들을 보면 식후에 반드시 담배를 찾는 것을 볼 수 있는데, 그런 점으로 미루어 생각해 볼 때에는 아마도 소화촉진의 작용이 어느 정도는 있는 거 같기도 하다. 그러나 백 번 양보하여 한두 개 정도의 효능이 있다손 치더라도 담배가 가지고 있는 그 어마어마한 해로움에 비하면 그 이로움은 조족지혈이라 할 것이다.

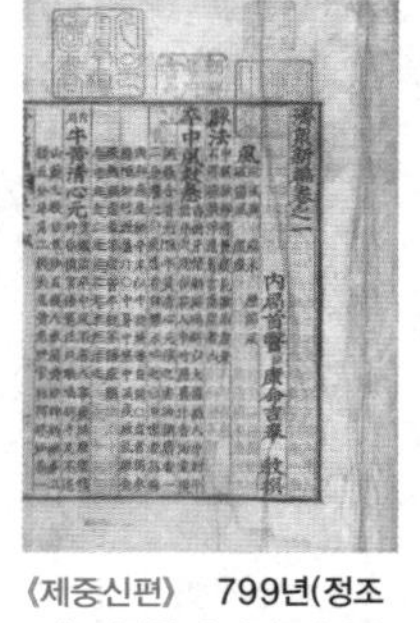

〈제중신편〉 799년(정조 23) 내의원 수의인 강명길이 편술한 의서. 8권 5책. 규장각도서.

실제로 여러 사회단체나 의료기관과 대중매체에서 담배의 해로움에 대해 널리 알리고 있지만, 정작 웃긴 것은 그러한 담배의 판매를 정부에서 전매로 하고 있다는 것이다. 청소년과 임산부의 흡연이 몸에 해로우니 삼가라고 문제삼을 것이 아니라, 국민 건강에 해로움을 끼친다고 판단된다면 당연히 판매를 하지 말아야 할 것이다. 금지는 못할망정 판매를 하면서 건강에 해롭다고 캠페인을 벌이는 꼴은 보기에 여간 우습지 않다.

담배를 끊기 위해 금연침을 맞으러 오는 사람들도 많지만, 필자의 생각으로는 금연을 하겠다는 본인의 의지가 가장 중요하다고 생각한다. 필자의 환자 중에는 처음 내원 당시에는 하루에 세갑반을 피다가 꾸준한 노력을 통해 열 개피까지 줄이신

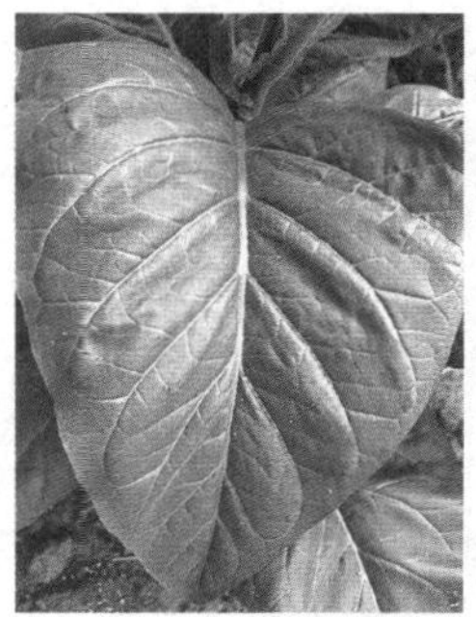

담뱃잎 담배는 잎을 후발효시킨 뒤 잘게 썰어서 주원료, 보충 원료의 담뱃잎을 섞고 첨가제로 설탕, 글리세린, 감초, 코코아, 물, 향료 등을 첨가하여 가공한다.

분이 있었다. 물론 확실히 끊는 방법이 가장 좋지만 금단증상을 도저히 견딜 수가 없다고 하여 차츰차츰 줄여나가는 방법을 택했는데, 이 분은 운동요법으로 담배를 줄여나갔으며, 일주일에 두세 번씩 필자에게 침치료를 받으러 오면서 줄어드는 담배의 양을 지속적으로 점검해 나갔었다. 이렇게 담배를 줄여나가는 방법의 단점은 흡연량 조절이 잘 안 된다는 점이다. 우리나라 담배 인심은 너무나 후하여, 길가다 아무나 담배 한 개피만 달라고 해도 선뜻 불까지 붙여주는 것이 우리네의 인정이다. 또 술자리나 회식자리에 가면 식탁위로 담뱃갑들이 수두룩하게 올라와 자리를 잡는다. 이러한 경우에 흡연량을 확실히 지켜나가는 방법은 딱 한 가지다. 매일 아침 집에서 나올 때 담배케이스에 그날 자기가 하루 필 담배양만 정확히 개수를 세어서 넣고 나오는 것이다. 그리고 그날 하루 다른 담배에는 손대지 않고 자기 담배만 피는 것이다. 이 방법은 예전에 필자가 모 텔레비전 프로그램을 녹화할 때 같이 출연했던 분에게서 배운 것이다. 이 분은 철저하게 자기 담배만 피울 뿐더러, 다른 사람에게 자기 담배를 나눠주지도 않는다. 필자가 멋모르고 담배를 청했다가 거절당하고 무안해하자, 그 연유를 털어놓았는데, 자신은 아침에 가지고 나온 바로 그 담배만 피기 때문에 미안하지만 나눠줄 수가 없단다. 그러면서 일정한 간격으로 그 가지고 나오는 담배양을 조금씩 줄여나가는 것이다. 주위에서 의외로 많은 분들이 효과를 보았다고 한다. 물론 한꺼번에 담배를 확실히 끊는 것이 가장 좋으나, 조금씩이라도 줄이고 싶다면 이 방법도 좋으리라 본다.

예술창작　조선시대의 왕들 중에는 미술이나 음악 등의 예술을 즐기는 왕도 있었고, 왕성한 독서와 창작활동을 통해 문학 작품을 남긴 왕도 있었다. 폭군으로 알려진 연산군의 경우에는 시를 많이 남겼다. 영조는 글씨와 시, 단문, 산문 등을 통틀어 수천 점이 넘는 작품을 남기고 있다. 유교적 질서가 자리잡히고 문치주의가 확립되면서, 왕들의 여가생활과 취미생활에도 변화가 나타나기 시작했다. 바야흐로 왕은 모든 행동을 예법에 따라 실천해야 했던 것이다. 왕이 신하들과 격구, 사냥 등을 겨루거나 온천욕 등을 행하기가 어려워졌음은 물론이다. 더군다나 주색과 같은 여가생활은 비난의 대상일 뿐이었다. 유교적 학문을 숭상하는 유학자들에게 말을 타고 달리는 육체적 활동이나 주색을 즐기는 것은 바람직하지 않은 모습으로 인식되었을 것이다. 온천행도 그 폐해가 너무 큰 것으로 간주되었고 심지어는 미술이나 수집활동에 빠지는 것도 경계하였다고 한다. 그 대신 독서와 명상과 저술활동이 권장되었으니, 궁 안에서 유교 경전을 읽고 명상하는 것은 심신을 다지는 데 도움이 되기는 하였을 것이다. 노여운 마음과 불안한 마음을 가라앉히고 통찰력과 이해심이 생김으로 인해 마음이 잘 다스려지면 스트레스 회복에 도움이 되고 지친 마음에 활력이 솟아나기도 하였을 것이다. 그러나 너무 한쪽으로 치우치게 된 이러한 여가생활은 조선시대 중기 이후의 왕들에게는 치명적으로 작용하였을 것이다.

왕들의 온천 목욕법은 어떤 것이 있을까

_ 혈액 순환에 좋은 전신욕

本草綱目序例第一卷上

蘄陽李時珍東璧父編輯

序例上

歷代諸家本草

《본초강목》 중국 명나라 때 이시진이 저술한 의서. 필사본. 국립중앙도서관 소장.

왕들은 눈병이나 종기를 치료하기 위해 대체로 혈액 순환과 피부 질환에 좋은 온천욕을 이용하였다. 《본초강목》에는 온천욕을 온탕溫湯이라 하여 풍병으로 인한 수족불수 및 외과적 개선疥癬증에 효과가 있다고 적혀 있어, 풍질이나 근육질환 그리고 피부병을 앓아 왔던 조선시대의 왕들에게 있어 몸을 함부로 움직일 수 없는 왕의 품위를 고려하면서 점잖게 앉아서 할 수 있는 치료법으로 택할 수 있는 방법은 온천욕 만한 것이 없었을 것이다. 조선시대에 치료의 수단으로 온천행을 택한 임금은 여러 명이다. 태조, 정종, 태종, 세종, 세조, 현종, 숙종, 영조 등의 왕들이 온천을 자주 찾았는데 특히 왕들이 자주 찾았던 온천은 온양이었다고 한다. 왕이 궁궐을 벗어났을 때의 임시 거처인 온양행궁에는 왕이 머무르는 처소뿐만 아니라 국정을 돌보는 데 필요한 각종 관청들까지 모두 갖추어져 있었다고 하며, 특히 세종은 45세 때 온양온천을 이용하면서 특별히 온수현을 온양군으로 승격시킬 정도였다고 하니 온천욕을 무척 즐겼음을 알 수 있다. 그도 그럴 것이 《조선왕조실록》을 보면 세종은 등에 난 종기로 아픈지 오래되어 마음대로 돌아눕지도 못하여 그 고통을 참을 수가 없었는데, 온천에서 목욕을 한 후에 과연 효험이 있었다고 하니, 당연히 온천욕을 아주 높게 평가할 수밖에 없었다. 조선시대의 왕들은 대체로 몸이 약하여 잔병을 치르는 경우가 많았으며, 특히 피부병으로 고생하는 왕들

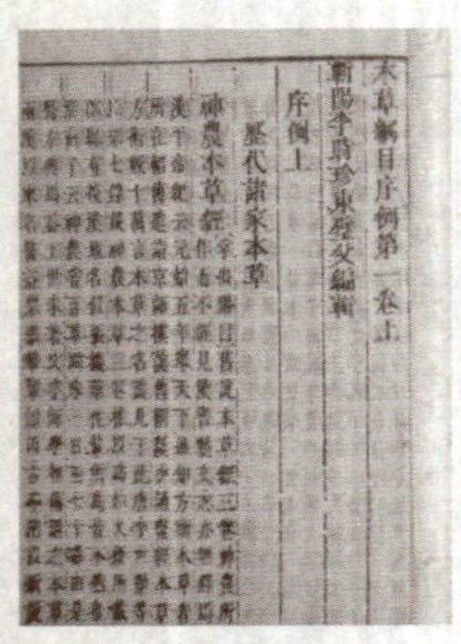

이 적지 않았는데 이 온천욕이 피로를 풀어주고 피부를 회복시키는데 아주 효험이 좋았던 모양이다. 그래서 이렇게 온천욕을 즐기는 왕들이 많았던 것이다.

세조의 경우에는 아예 설화로까지 내려온다. 세조가 왕위를 찬탈하고 단종을 죽였을 때의 일이다. 단종을 없앤 이후 잠을 자고 있던 세조는 꿈에서 단종의 어머니이며 형수인 현덕왕후가 자신에게 침을 뱉는 꿈을 꾸고 나서부터 피부병에 걸렸다고 한다. 피부병의 원인을 꿈속에 나타난 혼령의 저주라고 할 만큼 세조의 심신상태가 많이 좋지 않았음을 알 수 있는 대목이다. 이때 걸린 피부병은 전신에 종기가 돋고 고름이 나는 등 잘 낫지 않고 견디기가 무척 힘든 병이었는데, 세조는 이 치료를 위해 여러 온천을 다니고 급기야는 금강산을 경유한 강원도 행을 하게 된다. 세조가 상원사에서 기도를 하다가 오대천의 좋은 물에서 목욕을 하였고, 그때 지나가던 동승 하나가 세조의 등을 밀어 주어 세조의 병이 나았으며, 그 동승이 바로 문수보살이라는 설화는 유명한 이야기이다.

최근에는 상원사의 문수보살상에서 피고름이 묻은 속적삼이 발견되어 이러한 설화를 뒷받침해주기도 했다. 현종의 경우에는 눈병과 피부병으로 평생을 고생했는데 온양온천에 행차하여 한 달 정도 목욕을 하고 나서 증세가 호전되었다고 한다. 현종은 그 이후로 기회만 있으면 온천에 행차하려고 갖은 핑계거리를 찾을려고 했다. 급기야는 서울 부근에 있는 온천수를 대궐로 운반하여 대궐 안에서 온천욕을 할 수 있도록 하는 편법도 등장하였다고 한다. 그러나 조선시대 왕이 대궐 밖으로

한번 행차하는 데는 호위병과 수행관료들을 포함해 5,000명 안
팎의 대규모 인원이 대동되어야 했으니, 이러한 온천행은 자주
즐기기에는 너무 거창하고 비용이 많이 들어가는 셈이었다.

또한 장기간 궁궐을 비움으로 인한 정치적 부담도 상당히
작용했을 것이다. 때문에 선조의 경우에는 아프다고 거짓말을
하고는 몰래 온천에 다녀오기도 했다고 한다. 어찌되었든 온천
욕은 조선시대 왕들이 가장 애용하였던 건강관리와 질병치료
방법 중의 하나였으며, 이에 관한 기록은 수없이 나온다. 특히
사도세자의 온양행궁 행차 때는 내의원에서 특별히 준비한 약
재의 목록도 있어서, 엄선된 한약재들을 입욕제로 사용하여 치
료효과를 노렸음을 알 수 있는 것으로 미루어 볼 때 내의원에
서도 온천행을 적극 권장하였음을 알 수 있다.

이러한 온천욕은 온열자극이 있어 신체를 이완시키고 기능
성을 활발하게 해주어 뭉친 근육을 풀어준다든지 기혈순환이
잘되게 도와주는 등의 효능을 가지고 있으며, 수압자극으로 인
해 심폐기능을 활성화시킬 수 있다. 또한 노폐물을 배출시키면
서 순환을 촉진시키기 때문에 피부 미용이라든지 체중감량에
도 효과적이다. 물론 근육이나 관절의 통증에도 좋은 효과를
나타내는데, 만약 육체노동이나 운동 등으로 근육이 뭉치거나
통증이 있는 경우라면 42도 정도의 열탕이 좋으며, 스트레스가
많이 쌓였거나 정신적으로 피로한 사람과 노약자의 경우에는
36도 전후의 온탕이 좋다. 필자의 경우에는 온천욕을 무척 좋
아하여 여러 곳을 다니면서 즐기는데, 특히 36도 전후의 미지
근한 온탕을 더 선호하는 편이다.

근래 들어 몸의 명치 이하만 37~38도 정도의 따뜻한 물 속에 20~30분 정도 담그는 반신욕이 크게 유행하고 있다. 배꼽 부위까지만 물 속에 담그고 가슴 부위는 담그지 않아서 심장과 폐에 부담을 주지 않게 되므로 전신욕보다는 부담이 훨씬 덜하다. 또한 심폐 부위에 부담을 주지 않으므로 오랜 시간을 입욕하더라도 숨이 차거나 맥박이 빨라지는 일이 없이, 하체부위의 기혈순환이 활발해져서 상체부위로까지 이어지며, 이렇게 20분 정도 지나면 혈액이 전신을 한번 돌게 되고 노폐물이 땀으로 빠져나가게 된다고 한다. 이 반신욕은 목욕 자체가 가지고 있는 피로회복과 스트레스 해소, 관절부위의 통증완화라는 효과 이외에 하반신에만 온열자극이 집중됨으로 인해 생기는 몇 가지 더 큰 효과를 가지고 있다.

사람의 인체는 항상 아래가 따뜻하고 위가 시원해야 하는데〔水升火降〕, 섭생이 잘못됨으로 인해 그 반대로 되는 경우가 많다. 따라서 아래가 냉해져 배탈 등의 소화기 증상과 비뇨 생식 계통의 문제가 생기게 되고 반대로 위는 더워져서 가슴이 답답하고 머리가 항상 띵하고 맑지 못한 증상이 나타나게 된다. 반신욕은 이러한 경우 다른 약물이나 기타 치료와 병행했을 경우에 무척 큰 효과를 나타낸다. 실제로 습관성 장염이나 생리불순과 불임, 그리고 홧병이나 만성두통 등에 응용하여 효과를 본 사람들이 많이 있다.

또한 목욕은 그 자체만으로도 신진대사를 촉진시켜 에너지 소모를 많게 함으로써 체중감소의 효과를 가져오는데, 특히 이와 같이 반신욕을 하게 되면, 체내순환이 더욱 촉진되므로 그 효과가 더욱 크다고 할 수 있다. 역시 실제로 체중이 줄어들었다고 많은 분들이 말하고 있다. 이와 같은 경우에는 42도 정도의 물에서 반신욕을 하다가 땀이 나기 시작하면 탕 밖으로 나와 2분 정도 쉬면서 땀을 건조시키고 다시 입욕하는 반복 입욕법을 3~4회 실시하면 칼로리를 땀으로 배출시켜서 운동을 하는 것과 같은 효과를 낼 수 있다고 한다. 이밖에도 많은 효과가 있으므로 전문한의사와 상담 후에 반신욕 요법을 하면 큰 효과가 있으리라 생각된다.특히 몸에 좋다고 하여 너무 장시간 무리해서 반신욕을 하게 되면, 자칫 기력이 고갈될 우려가 있으므로 반드시 한의사와 상담을 한 후에 실시하는 것이 좋겠다. 실제 필자에게 오는 환자분들 중에는 반신욕을 너무 지나치게 많이 해서 기력이 탈진해 오시는 분들도 있으니 말이다.

조선시대 왕 중에서 숙종의 온천행에 대한 기록을 살펴보면 반신욕에 대한 내용이 있다. 숙종은 승하하기 몇 년 전부터 여러 가지 질병에 시달리고 있었다. 57세에 눈이 어둡고 어지러운 안질 증세와 다리가 저리는 증세 때문에 온천행을 하게 된다. 기록에 의하면 3월18일부터 21일까지 연속 4일간 온천욕이 실시됐는데 '오시(午時 즉 오전 11시~오후 1시)에 임금이 온천에 나아가 머리를 500바가지 감고, 배꼽 아래를 2각(二刻 즉 30분) 동안 담갔다'고 기록되어 있다. 배꼽 아래를 30분 동안 담갔다고 하는 내용이 바로 반신욕에 해당한다. 일전에 방영되었던 모 사극에서 보면, 중종이 온천욕을 하기 위해 궁궐 밖으로 행차하는 것을 볼 수 있는데, 비교적 사실에 충실했음을 알 수 있다.

__ 수험생에게 좋은 족욕

일전에 외신을 보니 일본의 어느 술집에서는 테이블 밑에 온수가 흐르게 하여, 술 마시는 사람들이 그 따뜻한 물에 발을 담근 채 피로를 풀면서 술을 마실 수 있게끔 해놓아 화제가 되고 있다고 했다. 참으로 기발한 생각이 아닐 수 없다. 일종의 족욕요법이라 할 수 있는데, 족욕이란 신체에서 발 부위만을 뜨거운 물에 담그는 목욕법이다. 42도 정도의 뜨거운 물을 통에 부은 후, 보온이 가능한 두꺼운 옷을 입고서 발목 부위를 물에 담근다. 물이 식으면 계속 뜨거운 물을 더하여 주고 이마에 땀이 맺히면 따뜻한 생강차나 꿀차를 마셔서 몸의 내부도 데워준다. 30분에서 40분 정도의 시간이 지난 후 미지근한 물로 샤워하면 되는데, 여성의 생리기간이나 욕조가 없는 경우처럼 몸을 물에 담그기가 힘든 경우 실시하기에 편리하며, 언제 어디서든지 비교적 수월하게 요법을 시행할 수 있다는 것이 큰 장점이다. 최근에는 이러한 효능에 발맛사지 기능까지 첨가한 제품들이 출시되고 있는 것으로 알고 있다.

조선시대의 왕들도 단지 반신욕만 실시한 것이 아니어서, 족욕에 대한 내용도 《조선왕조실록》에 기록되어 있다. 숙종 57세 3월 22일의 실록을 보면 '사시(巳時 즉 오전 9~11시)에 임금이 온천에 나아가 머리를 200바가지 감고, 다리 아래를 1각(一刻 즉 15분) 동안 담갔다'는 내용이 있다. 이것은 숙종이 바로 족욕을 시행했음을 나타내는 기록이다.

《동의보감》에 의하면 눈이 빨개지면서 붓고 다리가 차가운 사람은 따뜻한 물로 다리를 씻어주면 좋다고 한다. 이는 위로는 열기가 몰리고 아래로는 냉기가 몰려서 생긴 안질일 때 족욕으로 기혈을 순환시켜줌으로써 눈의 증상도 개션되고 하체의 냉기도 풀릴 수 있다는 원리를 설명해주는 것으로서, 절대 운동 부족으로 인한 순환장애와 과도한 서류 업무토 인한 눈의 피로가 겹쳐 일어나는 안질환의 치료방법으로써 권장되었음을 알 수 있으며, 이는 현대에서도 과도한 업무에 시달리는 사무직 직장인이나 연구직 또는 공부에 숨 못 쉬는 수협생들의 경우에도 응용해봄직한 방법인 것이다. 이밖에 족욕든 수족냉증이나 하체비만에도 효과가 있는 것으로 되어 있어 탄신욕의 효능과 비슷한 효과를 거둘 수 있는 것으로 되어 있으니, 적극 이용해 볼만하다.

_ 질병 예방에 좋은 냉온욕

냉온욕이란 목욕을 할 때 냉탕과 온탕에 교대토 입욕하는 목욕법을 말한다. 42도 정도의 온탕과 15도 정도의 냉탕을 준비한 후 냉탕에 1분 온탕에 1분 식으로 교대로 몸을 담근다. 냉온욕 횟수는 보통 7온8냉으로 냉탕에 8회 온탕에 7회 몸을 담그는 방식으로 한다. 따라서 냉탕으로 시작해서 냉탕으로 끝내게 되는데, 그 시간과 횟수는 상황에 따라 조절하는 것이 좋다. 탕 속에서는 가슴을 펴고 자세를 바르게 하는 것이 좋으며 온탕에서는 조용히 앉아 있고 냉탕에서는 자기 몸의 굳어 있는 부분이나 아픈 부위를 주물러 주면서 조금씩 활동을 해주는 것이 좋다.

조선시대의 왕들은 탄산수 목욕을 즐겨했는데, 청주, 충주의 탄산천의 물을 궁중으로 운반해 사용하기도 했다고 한다. 이 충청도 일대 온천의 천질은 바로 이 중탄산수, 탄산수 그리고 맥반석 온천이다. 탄산온천으로는 덕산온천과 도고온천이 있는데, 덕산온천은 충남 예산군 덕산면에 있으며 양알칼리성 중탄산나트륨천이다. 《동국여지승람》에 기록이 남아 있으며 이율곡의 저서에도 이 마을이 온천골이라 불리는 까닭이 적혀 있다고 한다. 또한 도곡온천은 전남 화순군 도곡면에 있으며 전국의 온천 중에서 유황이 가장 많이 함유된 유황온천이면서도 중탄산천이라고 한다.

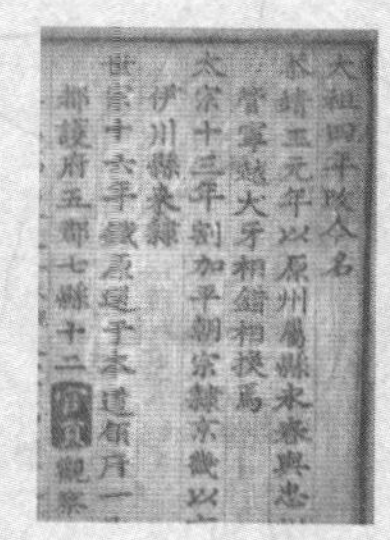

《동국여지승람》 중국 명조의 신판인 《자치통감강목》을 자본으로 하여 1493년 계축년에 주자소에서 만든 동활자.

이밖에 탄산천은 아니지만, 충남 아산시 도곡면의 도고온천은 신라시대부터 약수로 이름난 곳으로 200여 년 전부터 온천으로 개발되었는데 유황천이다. 또한 부산광역시 동래구의 동래온천은 단순 식염천이지만, 중종25년에 완성된 《신동국여지승람》에 '온천물의 온도는 닭도 익힐 수 있는 정도이고, 병자가 목욕을 하면 병이 곧 낫는다' 라고 기록되어 있으며, 신라 때에도 왕이 자주 사용하였다고 한다. 충북 충주시 상모면의 수안보온천 역시 알칼리성 단순천이지만, 고려시대부터 내려오는 유서 깊은 온천이며 세종 때는 많은 사람들이 몰렸다고 《왕조실록》에 전한다. 충남 아산시 온천동의 온양온천 또한 알칼리성 단순천인데, 백제시대부터 온천 기록이 있다고 하며, 《동국여지승람》에는 태조와 세종과 세조가 일찍이 이곳에서 머무르면서 목욕을 한 거실이 남아 있다고 되어 있고, 최근에는 고종의 아버지인 흥선대원군도 여기에 욕실을 설치한 적이 있다고 한다. 대전광역시 유성구 봉명동의

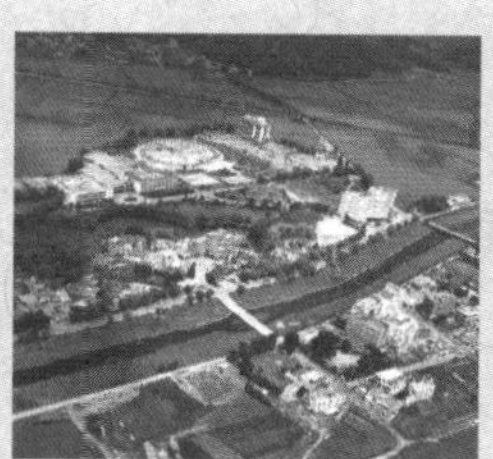

도고온천 충남 아산시 도고면 기곡리에 있는 온천이다.

유성온천은 단순라듐천인데 백제 말엽 신라와의 싸움에서 다친 7대 독자를 치유하기 위해 애쓰던 어머니가 이 온천에서 날개 상처를 치료하는 학의 모습을 보고 아들을 치료한 데서 유래한 온천이라고 한다. 조선시대에는 태조와 태종의 방문을 통해 각광을 받았다고 한다. 마지막으로 부산광역시 해운대구의 해운대온천은 약알칼리성 식염천인데 신라 51대 진성여왕이 어릴 적에 천연두를 앓아, 이곳에서 온천욕을 하고 나았으며, 그 이후로 너무 사람들이 많이 찾아 한때는 홍수를 핑계로 온천을 폐지했다고도 한다.

냉온욕을 하게 되면 피부에 저항력을 부여하여서 감기와 같은 각종 질병을 예방해주고 신체기능이 개선된다. 또한 말초혈관을 자극해 주므로 혈액순환을 좋게 하여서 노폐물 배설을 촉진시키고 피로회복에도 좋다. 일반적인 목욕요법보다 자극의 강도가 더 강하므로 고질적인 통증이나 기타 순환장애에 효능이 훨씬 크다고 할 수 있다. 그러나 심장에 주게 되는 부담도 훨씬 강하므로, 심장이 약한 사람이나 혈압이 놓은 사람들은 차라리 반신욕이나 족탕을 하는 것이 더 좋겠다. 실제 응급상황이 발생되는 경우가 많으니 각별히 주의하도록 하자.

왕들은 어떤 양생법과 금기법을 사용했을까

조선 궁중의학과 왕실 건강관리법은 그 핵심이 삶을 윤택하고 즐겁게 해주는 양생養生과 수명을 건강하게 늘려주는 양명養命과 병이 되기 전에 미리 생활 속에서 막아내는 예방豫防의 3가지라고 할 수 있는데, 의학적으로는 당연히 한의학적인 개념이 주를 이루었다고 보아야 할 것이다. 이러한 동양의 양명술은 선도에서 찾을 수 있는 데 심오한 동양철학에 그 근거를 둔다. 국내 한의학의 집대성이라 할 수 있는 허준의 《동의보감》에서도 그러한 면모를 찾아볼 수 있는데, 《동의보감》의 서두에 해당하는 신형문身形門과 정문精門을 보면, 수명을 연장시키는 섭생법攝生法, 안마법按摩法, 도인체조법導引體操法, 호흡법呼吸法

등이 자세히 기록되어 있음을 볼 수 있다. 병의 치료보다는 예방에 힘쓰며, 약품보다는 식품으로 몸을 다스리고, 치료보다는 면역력과 기력을 강화시키는 예방을 중요시하는 시각이 양생론養生論의 본질이기 때문이다. 유교주의 국가인 조선시대에 있어서 건강관리 면에서는 음양오행의 도가道家 양명술養命術을 선택했음은 유의할만한 일이다.

현대적인 서양의학이 조선시대의 궁중의학과 가장 다른 점은 인간에 대한 인식론인데, 분석적이고 기계적인 물질론을 근거로 하여 사람을 세포의 덩어리로 파악하고, 전일적인 생명에너지에 해당하는 기氣의학을 인정하지 않는 데에 있다고 할 수 있다. 따라서 병원시설인 의공학醫工學의 첨단적 발달에도 불구하고 난치병과 불치병이 증가 일로에 있으며, 여러가지 만성 성인병들이 늘어나 어떤 면에서는 병명도 모르는 고질병 습관성질환까지 생겨나게 된 것이다.

실제 여러 가지 서양의학적인 검사로는 아무런 이상이 없다고 판결난 환자가 며칠만에 쓰러진다든지, 고통이나 통증을 호소하는 경우는 주위에 비일비재할 만큼 많은 것이 현실이다. 반드시 검사나 눈에 보이는 것만이 전부가 아니라는 생각을 할 수 있어야 정상적인 인체의 건강관리를 이끌어낼 수가 있을 것이다. 실제 최근까지도 서양의학에서는 스트레스가 소화를 방해한다는 사실에 대해 부정해 왔었지만, 지금은 어느 누구도 그 사실을 부정하지 못한다. 또한 서양 의학은 해부학적 지식을 기초로 하여 인체의 기능이나 질병을 설명하기 때문에, 질병이란 것은 인체의 어떤 부위에 변화가 생겨서 나타나는 것으로 보고 치료도 그 부위에 대해 행한다.

따라서 병 이름에는 그 해부학적 부위의 이름이 붙게 된다. 때문에 설사를 해서 병원에 가게 되면 장에 염증이 있다고 보아 '장염'이라는 진단명을 받게 되는 것이다. 신경이 예민하여 변비나 설사 등의 증상이 나타나는 '과민성대장증후군'이라는 병명은 어쩌면 정통적인 질병명은 아니라고 볼 수 있는 것이다. 질병의 원인과 치료면에서 보면, 서양의학은 질병의 원인이 주로 외부적인 인자因子 즉 세균이나 바이러스 등이라고 보기 때문에 치료 방법도 이러한 것들을 제거하는 데에 치중해 왔다. 수술이나 기타 양약 자체가 병의 원인을 일으키는 원인 물질에 직접적으로 작용하여 없애기 때문에 치료효과가 강력하고 신속한 반면에, 치료에 따른 부작용이 심하고 재발이 잘 되는 것이 단점이다.

이에 반하여 한의학에서는 질병의 발생 요인을 주로 사람의 기력氣力 곧 정기正氣가 약하여 인체를 방어하지 못하는 것이라고 보았기 때문에 모든 치료에 본인 자신의 기력을 증강시키는 치료법을 써서 스스로 문제점을 해결하도록 유도한다. 따라서 효과는 상당히 느리게 나타나게 되지만, 근본적인 환경을 개선시키기 때문에 부작용이 아주 작으며, 일단 정상을 되찾고 나면 다시는 그로 인해 문제가 발생되는 경우는 없는 편이다.

또한 한의학에서는 인체를 하나의 통일체로 인식하고 각각의 장기와 조직들이 긴밀히 연결되어 움직이는 것으로 보기 때문에, 여러 가지 서로 다른 부위에 생긴 질병에 대해 똑같은 처방을 쓸 수도 있다. 물론 똑같은 부위에 이상이 생긴 환자라도 역시 서로 다른 처방들을 쓸 수가 있는 것이다. 그런 의미에서 볼 때 양약은 특정 효과를 노려서 특정 유효성분만 추출하여 만들어낸 화학적이고 인공적인 물질이어서 인체에 끼치는 부작용이 심한 반면에, 한약은 그 성분 자체가 일상적으로 우리가 섭취하는 음식과 다를 바 없기에 부작용이 거의 없으며, 예방 치료 면에 있어서 매우 뛰어난 효과를 지니고 있음을 알 수 있다.

따라서 조선시대의 궁중의 건강관리법은 매일매일 먹는 음식이 바로 질병치료와 건강증진의 약물이라는 개념과 마찬가지로, 일상의 생활 속에서 수명과 건강을 증진시키는 방법을 택하였음을 볼 수 있다. 특히 일반적인 생활습관뿐만 아니라 사계절 변화에 따라 환경에 대항하지 않고 사이좋게 조화를 이루어 적응해나가며 건강증진을 도모하는 방법이라든지, 성생활의 남용에 따른 폐단을 막아내고자 한 여러 방법과 기타 호흡법과 기공법들이 제시됨으로써, 이를 참고하여 우리 현대인들이 일상생활에 적용시킴으로써 조선시대의 왕들에 못지 않은 건강한 삶과 수명을 누릴 수 있을 것으로 본다.

__ 일반 양생법

《동의보감》에서는 '정精은 몸의 근본이 되고 기氣는 신神을 주관하며 형체는 신神이 있는 곳이다' 라고 하여 정精, 기氣, 신神의 3가지를 기르고 닦는 것이 인체의 건강과 수명을 증진하고 연장하는 데에 있어서 필수 불가결한 것으로 보았으며, 가능한 이들을 소모시키지 않도록 하는 금기법과 생활수칙을 정하였으며, 또한 이 세 가지를 많이 기를 수 있는 방법들을 제시하였다.

정확히 딱 떨어지지는 않지만, 정은 인체가 삶을 영위하는 과정에 필요한 정미精微로운 물질들을 의미하며, 기는 비록 눈에 보이지는 않지만 모든 활동과 생명유지에 필요한 에너지 정도로 생각하면 될 것이고, 신은 육체를 관리하는 관리조절능력과 정신사유의식 계통을 생각하면 개념이 비슷할 것이다. 따라서 이 세 가지를 잃게 되면 마치 초가 다 타면 불이 꺼지는 것과 같고 제방이 무너지면 물이 고이지 못하는 것과 같이 삶이 끝난다고 하겠다. 또한 '기를 상하게 되면 그 즉시는 모르지만 쌓이고 쌓이게 되면 가랑비에 옷 젖듯이 건강을 해치고 수명을 단축시키게 되니, 큰 질병이 없이 편안할 때 위험할 것을 염려하여 미리 막아야 하는 것이 양생법의 핵심이라 하겠다.

먹을 때　맛있는 음식을 먹어서 위기胃氣를 보양하는 것은 가장 대원칙이다. 그러나 편식하면 몸을 상하게 되니,《동의보감》에서는 신맛을 좋아하면 힘줄이 상하고 쓴맛을 좋아하면 뼈를 상하며 단맛을 좋아하면 몸에 이롭지 않으며 매운 것을 많이 먹으면 정기가 소모되고 짠 것을 많이 먹으면 수명을 단축한다고 하여 음식을 골고루 먹어야 함을 강조하였다. 음식 중에서는 기름기 없는 음식을 먹으면 정신이 자연히 안정되므로 권장할 만하며, 섬유질이 풍부한 야채와 같은 담백한 음식을 섭취하고 석간수 등의 생수, 발효식품을 많이 먹는 것이 좋다. 육식은 가능한 피하는 것이 좋으며, 특히 저절로 죽은 새나 짐승의 고기를 먹으면 흔히 수명이 짧아진다고 하였다. 술은 적당히 마시면 자연히 비위가 건전해지므로 적당히 마시되 절대 많이 취하지 않게 마셔야 한다.

배고픈 뒤에 너무 급하게 음식을 먹지 말 것이며, 음식을 먹어도 너무 배불리 먹지 말아야 한다. 소식하면 오장육부가 혹사당하지 않아 음식으로 인해 생기는 병의 뿌리를 근본부터 차단시킨다. 특히 만약 저녁에 배불리 먹으면 비만과 소화불량의 원인이 되므로 주의하여야 하고, 밤참 또한 가능하건 먹지 않는 것이 좋다. 오히려 새벽에 죽 한 그릇 먹는 것은 권장할 일이다. 또 목마른 뒤에도 급하게 물을 마시지 말고 들을 마셔도 지나치게 마시지 말아야 한다. 그리고 음식을 먹은 뒤에 바로 누우면 적취가 생기기 쉬우므로 식후에는 100보 가량 거닐고 나서 자주 배를 문지르는 것이 좋으며, 식사시에 조용한 음악을 들으면서 식사를 하거나, 식후에 소화를 도와주는 차를 조금 마시는 것도 좋다.

잠잘 때 사람의 몸에 있어서 정精이란 아주 지극한 보배와 같이 중요한데, 귀중하면서도 그 양이 매우 적다고 본다. 정과 기가 서로 보충해 주는데 기가 모이면 정이 그득하게 되고 정이 그득하면 기가 왕성해진다. 매일 먹는 음식의 영양분이 정精으로 되기 때문에 쌀 미米자와 푸를 청靑자를 합쳐서 정精자를 만든 것이다. 잃기만 하고 보태주지 않으면 정액이 줄어들고 몸이 피곤해진다. 때문에 성욕을 조절하지 않으면 정이 소모되고, 정이 소모되면 기가 쇠약해지고, 기가 쇠약해지면 병이 생긴다. 따라서 《동의보감》에서는 혼자 자는 것이 진기眞氣를 보존하는 것이라고 하였다. 그러므로 반드시 성생활을 조절하면서 정기精氣를 보양하여야 하며, 특히 몹시 춥거나 몹시 추운 경우와 만취한 경우에는 입방하지 말아야 한다. 밤에 불을 켜고 음양교합을 가지는 것도 꺼려하였다.

스트레스를 피하라　한의학에서는 희노우사비공경喜怒憂思悲恐驚의 일곱 가지 감정을 제대로 조절하지 못하면 질병의 원인이 된다고 보았다. 정신이 피로하면 마음도 지치기 쉬우며 기가 약하면 병이 따라오게 마련인데, 필자의 경우에는 현대인의 거의 모든 질병은 다 스트레스와 직접·간접적으로 연관성이 있다고 본다. 슬퍼하고 기뻐하기를 지나치게 하지 말며, 사색과 걱정을 적게 하여 심기心氣를 보양하여야 한다. 성을 내지 않도록 하여 간기肝氣를 보양하여야 하는데 특히 새벽에 성냄을 가장 경계하여야 한다. 또한 너무 좋아하고 성내면 기를 상하고 너무 생각이 많거나 걱정이 많으면 정신이 몹시 상하는데, 얼굴은 정신이 노는 곳이고 머리털은 뇌수의 표현이므로, 근심하면 얼굴이 수척해지고 뇌수가 줄면 머리털이 희어진다. 이밖에 돈과 재물을 가지고 있는 것은 본래부터 분수가 있다는 것을 알고 지금 가진 것에 만족을 느끼는 것이 몸에 이로울 것이고 너무 알려고 하는 것은 큰 화근이며 욕심을 적게 하면 일평생 근심이 없을 것이라고 하였으니, 이는 사람과 업무에 끊임없이 욕심내고 집착하는 현대인에게 꼭 필요한 말이라 하겠다.

과로하지 마라 첫째로 말을 적게 하면서 속에 있는 기운을 보양하는 것을 으뜸으로 삼는다. 실제 필자 또한 육체적으로는 진료실과 치료실을 왔다갔다 하는 운동 정도밖에는 힘든 것이 없지만, 환자를 많이 진료하여 이야기를 많이 한 경우에는 유독 피로가 심하게 몰려오는 것을 느낀다. 또한 귀로는 지나치게 듣지 말고 눈으로는 지나치게 보지 말아야 한다. 눈은 몸의 거울이고 귀는 몸의 창문과 같다. 보는 것이 너무 많으면 거울이 희미해지고 여러 가지를 들으면 창문이 닫힌다. 즉 눈과 귀에 피로가 너무 쌓이지 않도록 하여야 하며, 과로한 노동을 하거나 너무 빨리 걸어 몸을 피로하게 하는 것도 좋지 않다.

이밖에 겨울에 먼길을 걷지 말라고 한 것이나 대풍大風·대한大寒·대열大熱을 피하라고 하고, 땀이 났을 때 바람을 쏘이지 말라고 한 것 등은 외부환경에 잘 적응하여 외감外感성 질병에 걸리지 않도록 해야함을 말한 것이다.

곤륜 수양법 곤륜崑崙은 머리를 말하는 것인데, 예로부터 머리를 수양해야 건강을 꾀할 수 있다고 하였다. 일단 머리는 자주 빗는 것이 좋고 손이 항상 얼굴에 있는 것이 좋으며 이는 자주 부딪히는 것이 좋고 침을 늘 삼키는 것이 좋으며 기는 정밀하게 단련하는 것이 좋다. 이 다섯 가지가 곤륜을 수양하는 방법인데, 특히 입 안의 침은 옥천玉泉이라고 하여 늘 옥천을 먹으면 오래 살고 얼굴에 윤기가 난다고 하였다. 또한 침으로 양치해서 삼키는 것을 태식胎息이라고 하니, 양생요법에 있어서 가장 중요시하는 방법 중의 하나이다.

잠자리에는 참숯과 황토를 깔아라 　조선시대 왕실에서는 침전 벽이나 방바닥에 콩가루와 황토를 개어 바르고 참숯가루를 서푼 두께로 깔았다고 한다. 《사문유취》라는 책을 보면 왕업을 반석 위에 튼튼하게 하려면 좋은 황토가 있는 곳에 궁궐을 짓고, 왕이 거처하는 대조전大造殿, 편전을 건축할 때에는 황토와 참숯가루를 섞어 터의 기초를 닦았다고 되어 있는데, 이는 명당을 확보하려는 생각도 있지만 실제 왕과 왕비의 건강을 위해서라고 보아도 무방할 것이다.

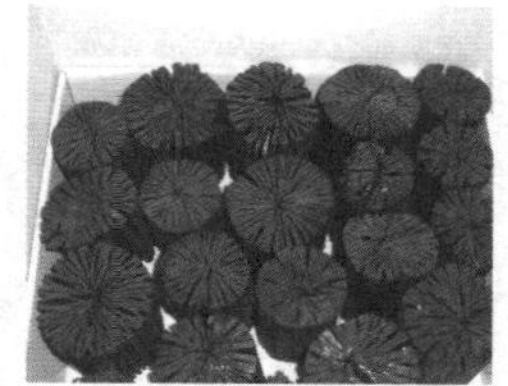

참숯　참나무류(갈참나무·굴참나무·물참나무·줄참나무 등)로 만든 숯을 참숯이라고 한다.

참숯은 제습除濕 작용이 있으며 해로운 전자파와 중금속 오염물질을 흡수하여 차단시키는 효과도 있어 참숯베개와 매트도 만들어지고 있는 것으로 안다. 또한 참숯은 물을 해독·정화시키는 작용이 있기 때문에 왕실에서는 식수를 담아두는 옹기항아리 속에 은으로 만든 주걱을 매달고 참숯 몇 덩이를 띄워 사용했다고도 전한다. 참숯은 알칼리 성분이므로 알칼리 이온을 가지고 있는 온천수의 효과 또한 가지고 있어 목욕요법에도 쓰인다고 하니 참으로 그 효용이 많다. 수라간에서는 참숯을 피워 돌솥에 밥을 지었으며 곱돌주전자에 참숯을 넣고 끓인 물로 차를 달여냈다고도 전해진다.

황토 속에는 많은 종류의 광물질과 여러 미생물들이 함유되어 있어서 해독제의 대명사였다. 일례로 독버섯과 복어 알로 인한 중독을 해독시켜 주는 것은 황토로 만든 지장수였다고 한다. 황토는 정화력과 분해력 및 소생력을 갖추고 있으며, 여러 가지 다양한 효능으로 많은 방면에 널리 쓰였다고 한다. 그 질에 따라 여러 가지로 분류해 놓고 있는데 동쪽에서 비치는 태양빛을

직각으로 받는 노출된 황토절벽과 황토집 벽의 황토를 동벽토東
壁土라 하며, 해질 무렵에 햇빛이 비치는 벽의 흙을 서벽토西壁土
라 하고, 10년 이상된 아궁이바닥을 1자 깊이로 파면 나오게 되
는 자주빛의 누런 아궁이바닥 흙은 복룡간伏龍肝이라 하여 각각
그 쓰임새가 틀렸다. 조선시대 궁중에서는 특급 황토로 홍성의
서벽토, 청학동의 동벽토, 경주 토함산 자락의 철성 마사황토를
손꼽았다고 한다.

이러한 황토로 만든 황토벽과 황토구들은 습도를 조정하고,
축열 효과가 커서 몹시 추운 엄동설한의 혹한에도 온돌에 장작
불만 때면 봄날같이 훈훈한 방이 되었다고 전한다. 조선시대의
궁중에서는 옷을 입기를 항상 얇게 입도록 하고 수면을 취할 때
에는 아예 옷을 입지 않고 자기도 했다고 하는데, 이는 아마도
침실이 황토방이었기 때문에 가능한 일이 아니었을까 생각해본
다. 근래에 들어 황토를 이용한 여러 가지 먹거리와 화장품과
약품과 찜질방 등이 나오고 있는데, 다들 이러한 황토의 효용성
을 이용한 것으로 보인다.

황토와 참숯이 공통적으로 제습작용과 더불어 물이나 공기
를 정화시키는 힘을 가지고 있어 편안한 잠자리를 제공하게 되
는데, 그 비법은 바로 미세한 구멍과 구멍 속의 미생물 때문이
라고 한다. 이런 무수한 구멍은 통수성과 통기성이 뛰어나 그
구멍으로 기체나 액체는 통과시키면서, 더불어 따라 들어온 몸
에 해로운 물질들은 그대로 흡착시켜 버린다고 한다. 또한 최근
연구로는 원적외선 방사까지 한다고 하니 선조들의 지혜가 참
으로 오묘하고 놀랍다.

　전통적으로 동양에서는 자연을 개척하고 정복해야 할 대상으로 보기보다는 함께 어울려 생활하는 친구의 개념으로 보았다. 따라서 자연과 환경에 순응하고 적응하는 삶을 살았으며, 배타적인 환경으로 인해 문제가 발생되는 경우는 드물었다. 특히 우리나라와 같이 사계절의 변화가 뚜렷한 곳에서는 이러한 환경의 변화가 확실히 나타났으며, 이에 따라 건강과 수명을 증진시키는 생활 속의 양생법이 달라질 수밖에 없었다. 이러한 봄·여름·가을·겨울의 나눔은 각각 입춘(양력 2월 4일경)·입하(양력 5월 6일경)·입추(양력 8월 8일경)·입동(양력 11월 8일경)이 각 계절의 시작으로 보았는데, 실제 필자도 계절 처방을 쓸 때의 기준시점으로 4절기를 삼고 있다.《동의보감》에서는 사계절의 양생법을 다음과 같이 말하였다.

　봄　봄철 석 달은 발진發陳이라고 한다. 천지간에 생기가 다 발동하여 만물이 소생하고 번영한다. 이때는 밤에 늦게 자고 아침에 일찍 일어나서〔*夜臥早起*〕뜰을 거닐며 머리를 풀고 몸을 편안하게 늦추어주며 마음을 유쾌하게 생겨나는 만물에 대해서는 그 생장을 도와주고 죽이지는 말며 주기는 하면서 빼앗지는 말며 상은 주되 벌은 주지 말아야 한다.

　여름　여름 석 달은 번수蕃秀라고 한다. 이때에 천지의 기가 서로 합쳐서 만물에는 꽃이 피고 열매가 연다. 이때는 밤에 늦게 자고 아침에는 일찍 일어나며 햇빛을 싫어하지 말고 성을 내는 일이 없게 하여 꽃이 피어나는 것처럼 사람의 양기가 밖의 기운과 잘 통하게 해야 한다.

가을 가을 석 달은 용평容平이라고 한다. 이때에 천기天氣는 쌀쌀해지고 지기地氣는 깨끗해진다. 이때는 밤에 일찍 자고 아침에는 일찍 일어나야[早臥早起]한다. 닭이 울면 일어나서 마음을 안정하고 쌀쌀한 가을의 기분이 없게 하며 신기神氣를 거두어들여 가을 기운에 적응하게 하고 마음 속에 다른 생각이 없게 함으로써 폐기肺氣를 맑게 한다.

겨울 겨울 석 달은 폐장閉藏이라고 한다. 이때에 물이 얼고 땅이 얼어 터지며 양기가 요동하지 못한다. 이때는 일찍 자고 늦게 일어나되[早臥晩起] 반드시 해가 뜬 뒤에 일어나야 한다. 마음에 숨겨 두는 일이 있거나 남에게 보이지 못할 물건을 가지고 있는 것처럼 하며 추운 데가 아니라 따스한 방에 있으면서 살갗으로 땀이 흘러 나와 갑자기 기운이 빠져나가지 않게 해야 한다.

사철의 음양변화는 만물의 근본이기 때문에 봄과 여름에는 양기를 보양하고 가을과 겨울에는 음기를 보양하여 그 근본에 순응하면서 만물과 같이 생겨나고 자라나는 속에서 지내는 것을 사시사철의 올바른 양생법으로 보았다. 이렇게 하기 위하여 봄과 여름에 밤이 깊어서 자고 일찍 일어나며 가을에는 일찍 자고 일찍 일어나며 겨울에는 일찍 자고 늦게 일어나는 것이 사람에게 유익한 것으로 보았는데, 일찍 일어난다 하여도 닭이 울기 전에 일어나지는 말 것이며 늦게 일어난다 하여도 해가 중천에 뜬 후까지 있지는 말아야 한다.

특이한 점은 사계절 중에서도 여름을 가장 조섭하기 힘든 계절로 본 것인데, 한의학적으로 여름은 바깥은 덥지만 속은 차가운 계절이요, 더위인 화火가 극성해짐으로 인해 생식기능이 약해지는 시기로 보았다. 따라서 덥다고 해서 차가운 물이나 얼음과 찬 음식을 많이 먹으면 안 된다고 되어 있으며, 음양교합도 가능하면 피하라고 되어 있다. 심지어는 《동의보감》에는 찬물로 세수도 하지 말며, 찬물은 양치질만 하고 뱉어버리라고 되어 있을 정도이니, 옛 성현의 이열치열以熱治熱이라는 말이 여기서 비롯되었다 하겠다. 그러나 옛날 사람이나 지금 사람이나 더위를 참지 못하고 자꾸 차가운 것만 찾으며, 음양교합에 절도가 없으니 실로 안타까운 일이라 하겠다.

__ 방노시 양생법

방노房勞란 문자 그대로 풀이하자면 방에서 일하는 것이라 하겠는데, 보통 남녀간의 음양교합을 의미한다. 한의학에서는 질병의 원인을 나눌 때 크게 두 부분으로 나누는데, 음식상飮食傷과 노권상勞倦傷의 두 가지가 그것이다.

음식상은 다시 음식으로 인한 것과 술로 인한 것으로 나누어지며, 노권상은 마음을 많이 쓴 것과 몸을 많이 쓴 것 그리고 방노로 인한 것의 3가지로 나뉘게 된다. 이 중에서 방노로 인해 발생되는 방노상은 단지 하나의 질병 개념일 뿐만 아니라 사람의 수명을 좌우하는 정도의 심각한 문제로 보았으니,《동의보감》에는 '정액을 소중히 간직하면서 헛되이 쓰지 말아야 하니, 정을 보배처럼 아껴야만 오래 살 수 있다'고 하였다. 특히 포식을 하고 술에 대취해 남자의 정기 덩어리인 정액을 촛불 태우듯 소진해버린다면 이는 섭생의 근본을 망각하는 것으로 온갖 질병이 생기며, 수명을 단축시킨다고 보았다.

이를 위해《옥방비결》에서는 적당한 부부 성관계 횟수를 부인의 달거리(생리)가 없을 때에 한해 20세까지는 하루 2회(허약한 사람이나 병치레를 하는 사람은 2일 1회), 30세까지 왕성한 사람을 기준으로 하루 1회, 40세까지는 3일 1회, 50세까지는 5일 1회, 60세까지는 10일 1회, 70세까지는 1개월 1회로 정해 놓고 있다. 궁중의 내시들은 이《옥방비결》에 정해진 이 기준을 외우고 있었다고 하니, 본인을 위해서라기보다는 왕과 왕비를 위한 것이었다고 보아야 할 것이다.

만약 이를 무시하고 40살 전의 성생활이 과도하고 지나치면 40살이 지나서 갑자기 기력이 쇠약해지는 것을 느끼게 되는데, 이렇게 쇠약해지면 여러 가지 병이 마구 생겨나고 오래도록 낫지 않으며 나중에는 구원할 수 없게 된다. 따라서 성욕이 갑자기 왕성한 것을 느끼더라도 반드시 삼가고 억제해야 하는 것이니, 마음내킨 대로 성생활을 지나치게 하여 제 몸을 스스로 죽게 하지 말아야 한다. 지나친 성생활로 인해 정기를 소모시켜 나타나는 방노상의 대표적인 증상은 아래의 일곱 가지 경우이다. 만약 자신의 몸에 아래의 일곱 가지 경우에 해당하는 증상이 나타나고 있다면, 심각하게 본인의 생활을 점검하고 건강검진을 해야만 한다. 이는 각각의 신체부위에 이상이 있어 그러한 것이 아니라 몸 안의 진기와 정기가 빠져나가서 생기는 증상이기 때문이다.

1. 귀에서 소리가 나거나 먹먹하다. 특히 오른쪽 귀가 더 심하다.
2. 소변이 시원치 않고 잔뇨감이 있거나 자다가 소변보러 간다.
3. 대변이 시원치 않고 푸석하거나 바짝 마른다.
4. 허리와 등과 무릎이 무력해지거나 아프다.
5. 식은땀을 많이 흘리고 가끔씩 어지럽다.
6. 손발바닥에 열이 나고 입 안이 마른다.
7. 뼛골 속이 피곤하고 아프다.

주지하듯이 조선시대의 궁중의학에는 도가의 사상이 접목되어 있다. 따라서 소위 '방중술'이라는 개념이 왕과 왕비의 음양교합에 깊숙이 적용되었다고 한다. 특히 수많은 궁녀와 왕비를 거느리고 있는 왕에게 있어서 이 방중술은 필수 불가결했는데, 역시 그 가장 핵심적인 사항은 '접이불사接而不射'였다고 한다. 왕이 아무리 궁녀나 중전과 음양교합을 하여도 정액을 설하지 않을 만큼 훈련이 되어 있으면 못 고치는 병이 없고 무병장수가 가능하다고 믿었던 것이다. 또 음양교합의 시간을 연장하는 효과도 있었기에 이는 지금에도 널리 쓰이고 있는 방법이다.

《환정보뇌》에는 음양교합 과정에서 사정의 단계에 접어들기 직전에 중지와 약지 두 손가락으로 음낭과 항문 사이의 회음부를 꾹 눌러 제동을 걸고 길게 심호흡을 한 후 새가 모이를 쪼듯 탁탁 맞추면, 기와 정이 상대방에게 이동해 갔더라도 정수는 사정되지 않고 그 기운이 도리어 남자의 뇌쪽으로 환류되어 복귀된다고 기록하고 있으니, 이는 지금 현대의 조루방지 치료법과 비슷한 방법이다.

남성이 호소하는 대표적인 성기능 이상은 너무 빨리 사정을 해버리는 조루早漏와 임사臨事에도 불구하고 발기가 되지 않는 발기불능勃起不能인데, 이밖에 발기는 되지만 사정하기까지 유지가 되지 않는 증상이라든지, 자신의 의도와 상관없이 정액을 누설시키는 유정遺精이나 병적인 몽정夢精, 그리고 사정을 하지 못하는 지루遲漏에까지 그 형태와 양식은 다양하다. 각각의 경우에 따라 그 치료기전과 방법은 다 틀릴 수밖에 없는데, 그래도 공통적인 사항은 쇠약해진 정기를 보강시켜 성기능을 다시 강화시킨다는 점이다.

《동의보감》에 나오는 성욕을 강하게 하는 방법으로는 먼저 반드시 밤중 23~1시에 옷을 헤치고 일어나 앉아서 두 손을 마주 뜨겁게 비벼서 한손으로 생식기를 덮어주고 한 손으로는 배꼽을 덮고 정신을 생식기로 집중시키는 동작을 오랫동안 계속하여 습관이 되도록 하는 방법을 들 수 있다. 실제 서번西蕃 사람들은 비교적 장수하였는데 매일밤 잠잘 때면 언제나 외신을 손으로 덮어 쥐고 잠을 자기 때문이었다고 하니, 응용해 볼 만하겠다. 또한 정력을 강화시키는 방법으로는 타액교환의 방법이 많이 사용되었는데, 취침 전에 나이 어린 궁녀가 대추를 입

안에 물고 불려 그것을 왕에게 바쳤다고 전해지거나 소주방 궁녀들이 왕이 드시는 연시를 내놓을 때 혀로 핥아서 깨끗하게 닦았다는 애기 등은 모두 타액수수의 한가지 방법이었다고 할 수 있겠다. 진한 키스 또한 그런 의미에서 보면 일맥상통하는 부분이 있지 않나 생각된다.

여기서 특히 주의해야 할 점은 성기능이 떨어질수록 오히려 성욕이 항진되는 수가 있다는 것이다. 이를 두고 마치 자신의 성기능이 왕성한 것으로 착각하고 함부로 정기를 소모하게 되면, 정말로 죽음을 면할 수 없게 되는 것이니 특히 주의해야 한다. 필자를 찾아온 환자 중에 20대 중반을 갓 넘긴 젊은 남성이 있었다. 증상이 무척 심각하였는데, 꿈 속에서 하게 되는 몽정은 말할 것도 없거니와 길을 걷다가도 조금이라도 야한 포스터 사진만 보면 바로 사정을 하기 때문에 정상적인 사회생활을 할 수 없는 지경에 이르른 환자였다. 그런데 문제는 성욕이 갈수록 항진되는 것이었다. 이 젊은이는 집에 있으면서도 하루에도 몇 번씩 자위행위를 한다고 하였다. 당연히 몸은 진액이 다 빠져나가 바싹 말라 있으면서 열감熱感이 자꾸 올라온다고 하며, 온갖 방노상의 증상이 다 나타났다. 치질이나 기타 증상도 아주 심각한 증세였는데, 이 환자는 사실 목숨이 경각에 달렸다고 해도 과언이 아닌 것이다. 특히 결핵을 조심하라고 주의를 주었는데, 결핵균과 접촉하게 되면 바로 이환되고 병세가 급격히 악화될 것은 명약관화한 일이었다. 지방에서 올라온 환자분이라 몇 번 치료를 하다가 환자 스스로 치료를 포기하고 말았는데, 필자가 자위행위를 중지하라고 강력히 경고함에도 불구하고 도저히 그만둘 수가 없다는 것도 치료 포기의 한 이유였다. 참으로 안타까운 일이 아닐 수 없다고 하겠다.

참고로 《동의보감》에서 정精을 보補하는 대표적인 약으로는 인삼고본환, 경옥고, 반룡환, 지황원, 연년익수불로단, 연령고본단, 고진음자 등을 들 수 있다. 인삼고본환人蔘固本丸은 정精을 보하고 혈血을 생기게 하며, 경옥고瓊玉膏는 정精을 삭기게 하고 기氣를 보한다. 반룡환斑龍丸은 정혈精血을 보하며, 지황원地黃元은 주로 신수腎水를 보하며 정을 생기게 하고 또 보하며 음기陰氣를 돋구어준다. 연년익수불로단延年益壽不老丹은 정精을 잘 생기게 하고 신腎을 보하고, 연령고본단延齡固本丹은 정을 잘 보하고 혈기도 보한다. 마지막으로 고진음자固眞飮子는 정액이 절로 나오면서 허로증이 되려는 것을 치료하는데 신정腎精을 잘 보하고 음을 돋구어주는 효능이 있으니, 주치 한의사와 상담하여 평소에도 자주 복용하면 많은 이로움이 있을 것이다

도인안교법

도인안교는 몸을 튼튼하게 하고 병을 치료하는 방법의 일종으로 호흡법, 체조법, 안마법을 통틀어 말하는 것으로 오늘날의 기공氣功과 같다. 도인導引의 도導는 대기 속의 기를 몸 안에 끌어들인다는 뜻으로 호흡을 행하는 것을 말하고, 인引은 인체의 굴신屈伸 작용으로 일종의 체조를 뜻한다. 즉 도인은 가볍게 체조하듯이 몸을 굽혔다 폈다 하면서 일정한 방법에 의해 호흡을 함께 행함으로써 인체 내 기혈의 순환을 활발하게 촉진시키

고 체내의 나쁜 기운을 몸 밖으로 배설하는 것이다. 또한 안교는 안마라고도 하는데 몸의 일정한 부위를 손과 기계로 두드리거나, 주무르고, 문지르는 등 여러 가지 방법으로 기계적인 자극을 주어 기혈과 경락을 잘 통하게 하는 방법이다.

호흡법 도인법의 기본은 정좌법正坐法으로 이것은 조신調身, 조심調心, 조식調息의 세 가지가 있다. 조신은 몸을 반듯하게 가다듬는 것이며, 조심은 마음이 흔들리는 것을 가라앉히는 것으로 호흡을 조절하는 방법과 일정한 구절을 외우는 방법이 있으며, 조식은 호흡법의 일종으로 정공과 동공으로 구분한다. 정공靜功은 조용히 대기 속의 기를 호흡하는 것이고, 동공動功은 몸을 움직이면서 일정한 동작에 맞추어서 호흡하는 방법이다. 보통 간단한 방법으로는 지식법止息法을 응용해 볼 수 있는데, 한밤중부터 새벽까지를 생기生氣라고 하고 양생은 생기 때에 취하는 것이 좋으므로, 늘 기가 발하는 새벽에 시행한다. 일단 바르게 누워 눈을 감은 다음 어린아이처럼 양손을 잡은 채 기운을 닫아 숨을 멈춘 다음에, 참을 수 있을 만큼 숫자를 세고 숨을 토한다.

이것을 매일 매일 반복해 숨을 오래 참으면 참을수록 신체에 신이 구비되어 오장이 편안해진다고 하니, 지식법은 숨을 참아 임맥과 독맥돌리기로 수승화강水升火降을 시켜 소주천과 대주천을 익히는 호흡법인 것이다. 고급수련법으로는 정신을 집중한 심호흡법으로 단전(하단전)에 우주의 생기를 충실하게 모으는 복식호흡법, 태식호흡법 등이 있는데, 개인적으로 하기는 어렵다고 본다. 자연적으로는 경주 토함산, 지리산, 백두산 등의 명산들이 끊임없이 토납을 계속하고 있다고 한다.

체조법 옛날부터 많은 사람들이 도인요법을 통해 신체를 단련하였는데, 전 한대前漢代의 이름난 의사인 화타는 견해 내려온 도인의 이론 및 방법과 야생 동물의 동작을 참고하여 오금희五禽戱라는 다섯 종류의 건강법을 창안해냈다. 즉 호희虎戱, 웅희熊戱, 녹희鹿戱, 원희猿戱, 조희鳥戱로서 호랑이, 곰, 사슴, 원숭이, 새 등 다섯 가지 짐승의 자세와 몸놀림을 모방해서 도인요법의 특징을 정리하고 실행하기 쉽게 했다.《동의보감》에 나오는 여러 기공법을 아침과 야간으로 나누어 정리해보면 다음과 같다.

매일 아침 첫닭이 울 때에 곧 일어나서 이불을 감고 앉아 호흡을 조절하면서 이빨을 부딪히고 정신을 집중해서 오래 있으면 신기가 안정되면서 화기가 돈다. 이때 맨손체조를 몇십 번 하면 온몸이 편안해지며 혈맥이 절로 잘 통하는 것을 느끼게 된다. 그리고 침이 나오고 신기가 온몸에 충만된다. 이때 침을 삼켜 단전丹田으로 내려보내 원양元陽을 보해준다. 이렇게 운동을 마친 후 평소 먹던 보양하는 약을 먹고 두 손을 비벼서 뜨겁게 한다. 그것이 끝나면 머리를 빗고 양치질하고 세수를 하며 향불을 피우고 통장洞章을 한번 외운다. 그 다음 천천히 뜰을 100걸음쯤 거닐다가 해가 떠서 3~5장 정도 되기를 기다려 죽을 먹는다. 다음에는 손으로 배를 문지르고 다시 200~300걸음을 거닌다.

밤 1시경에는 눈을 감고 동쪽을 향하여 편안히 앉다 힘써 뱃속에 있는 나쁜 공기를 2~3번 내뿜은 뒤에 숨을 멈추고 코로 맑은 공기를 천천히 몇 번 들이마신다. 혀로 입천정을 받치고 숨을 한동안 멈추면 침이 절로 나와서 입 안에 차게 된다. 그것을 천천히 삼키면 스스로 5장으로 들어가게 된다. 이렇게 하는 것이 기가 단전으로 돌아가게 하는 것이다. 밤 1시부터 3시까지 하되 4시가 되기 전에 하는 것이 역시 좋으며, 누워서 하는 것도 좋다고 하였다.

안마법 손으로 몸을 문지르고 두드려주며 간단한 운동과 호흡을 조절해서 몸의 기혈을 잘 돌아가게 하는 양생법의 한 가지이다. 《동의보감》에서는 눈과 코와 귀를 마사지하여 이롭게 하는 방법이 제시되어 있으니, 밤잠에서 깨어나 이를 아홉 번 부딪히고 침을 아홉 번 삼킨 다음 손으로 코의 양쪽을 아래위로 수십 번씩 문지르는 방법은 코에 이로우며, 매일 아침 일찍 일어나서 이를 부딪히고 침으로 양치하며 입 안에 가득 찬 침을 삼킨 다음 숨을 멈추고 오른손을 머리 위로 넘겨 왼쪽 귀를 14번 잡아당기고 또 왼손을 머리 위로 넘겨서 오른쪽 귀를 14번 잡아당기는 방법이 있으니, 이렇게 하면 귀가 밝아지고 오래 산다고 하였다.

또한 손바닥을 비벼서 뜨겁게 한 다음 양쪽 눈을 비벼주기를 매일 20번씩 하면 눈에 예막이 자연히 생기지 않고 눈이 밝아지며 풍을 없앤다고 하였고, 이마와 머리털 난 곳에서 뒤로 쓰다듬기를 14번씩 하면 얼굴이 자연히 윤기가 나며, 또한 손으로 귓바퀴를 문질러 주는 것은 귓바퀴를 수양해서 신기를 보하여 귀가 먹는 것을 미리 막는 데 있다고 하였다.

종합적인 안마법도 있는데, 먼저 눈을 감고 편히 앉은 뒤에 주먹을 쥐고 정신을 모아서 36번 이를 부딪히고 난 다음, 두 손의 손가락을 깍지 끼고 목 뒤를 안아 두 손바닥으로 두 귀를 덮고 둘째손가락으로 가운뎃손가락을 눌러 뒤통수를 24번 튕긴다. 이어서 왼쪽 또는 오른쪽으로 목을 돌려 어깨를 돌아보아 24번 켕기게 한 다음에, 입 안에서 혀를 돌려 침이 고이면 삼키는데, 꿀꺽거린 침을 세 번에 갈라 꿀꺽꿀꺽 스리나게 넘긴다. 코로 맑은 공기를 마신 후 숨을 죽이고 조금 있다가 손을 비벼 몹시 뜨거워진 후 천천히 숨을 내쉰다. 그런 다음에 두 손을 뒤로 돌려 허리를 문지르고 다시 숨을 모은다. 이윽고 배꼽 밑에 불기운을 생각하며 팔다리를 쭉 펴고 두 손을 깍지 끼고 허공을 받쳐든 후, 팔을 펴고 고개 숙여 두 발을 잡아당겨, 입에 침이 생기거든 꿀꺽거려 삼키는데, 한 입의 침을 세 번에 갈라 세 입을 삼켜 아홉 번이 되게 꿀꺽꿀꺽 삼키고는 온갖 맥이 고르게 신체운동을 다시 해준다. 이렇게 하면 꿈자리도 편안하며 추위도 안 타고 더운 줄도 모르게 되며 기혈순환도 잘 된다고 하였다.

피부는 단순한 육체의 피막조직이 아니라 중요한 역할을 담당하고 있는 성곽이며 검문소이자 각종 병균들을 막아내는 방어벽이기도 하다. 또한 땀흘리는 것을 조절해주며 체온을 조절해주고 노폐물을 내보내는 출구 역할을 하기도 한다. 또한 한의학적으로는 각종 경락상의 경혈이 분포되어 있어 건강 관리에 있어서 매우 중요한 의미를 지닌다. 알레르기성 질환이나 아토피성 피부염 등의 증상도 환경과 바로 접하고 있는 피부에서 쉽게 찾아볼 수 있으며, 최근 들어 서양의학에서도 피부가 면역에 있어 중요한 역할을 담당하는 것이 밝혀졌다. 마른 수건으로 부드럽게 문지르는 건포 마찰을 습관화하면 피부 기능이 항진되어 감기에 걸리지 않게 되고, 또 피부 위의 경혈이 자극되어 건강하게 된다. 또한 눈을 뜨자마자 정좌해 두 손바닥을 비벼 열을 낸 후 따뜻한 손바닥으로 온 몸의 피부를 가볍게 문지르고 다시 전신 특히 머리부분을 두드리는 것도 좋은 방법이다.

보통 겨울철에 하는 냉수마찰도 이러한 피부건강이 전신의 면역력 유지에 절대적인 바탕이기 때문이다. 마사지 할 때에는 심호흡을 일치시켜 박자에 맞추어야 된다. 들이쉬는 숨보다 내쉬는 숨이 길고 깊도록 매우 천천히 배꼽에서 호흡하는 이미지를 지니며 느긋하게 한다. 도가의 경문 등과 같은 종교의 경전을 소리내어 반복해 읽는 이유도 이와 상관이 있다 할 것이다. 또한 우리 고유의 판소리나 시조가락 읊기도 좋은 방법이라 하겠다. 배가 아프다는 손자를 반듯이 눕혀 놓고 '할미 손은 약손이다' 라고 풍월하듯 마사지하던 옛 할머니의 손길은 약손이었다. 이러한 마사지와 함께 두드리기를 겸하면 더욱 좋다. 세포들이 활성을 일으켜 젊어지고 병에 대한 저항력이 강해진다. 마사지와 두드리기 등은 구석구석에 있는 세포를 활성시키는 훌륭한 운동법이다. 때문에 옛날 궁중의 내시들은 매일 아침 30분 이상 지팡이로 멍들지 않을 정도로 전신을 두드렸었다고 한다.

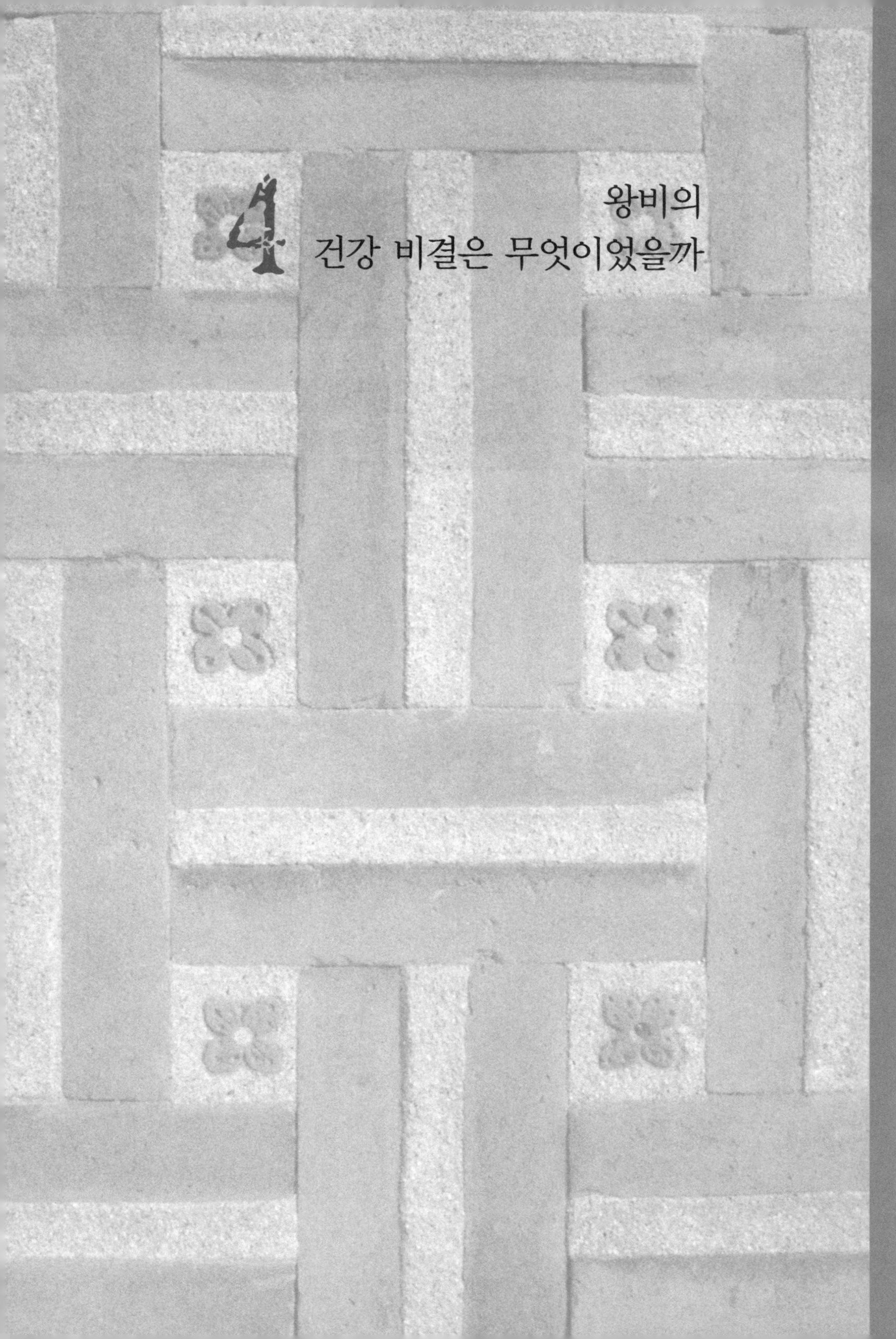

4
왕비의
건강 비결은 무엇이었을까

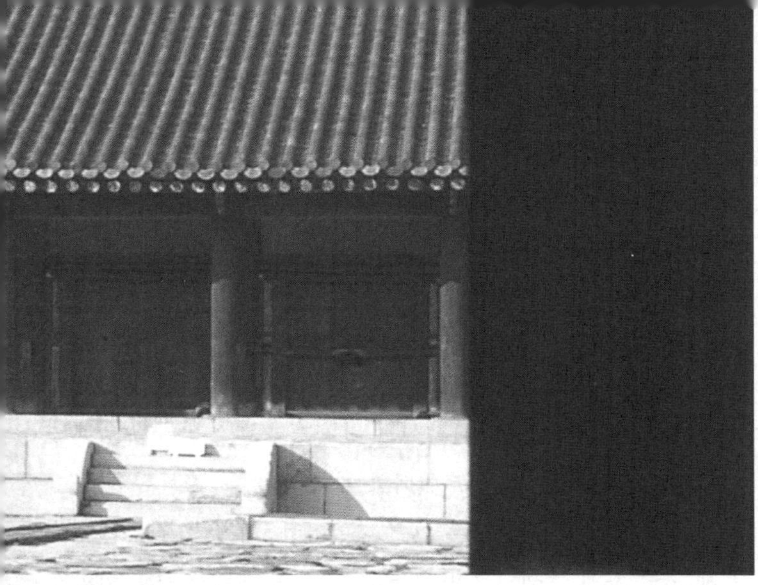

　조선시대의 왕비는 궁궐의 안주인으로서 내명부를 비롯한 궁중 여성들을 통솔하였다. 궁중 여성 중에서 후궁과 궁녀들은 정식으로 임명장을 받은 궁중 여성들이었는데, 후궁은 왕비와 함께 국왕을 모셨으며 궁녀는 음식 준비, 방안 청소, 명령 전달 등의 노동과 시중을 담당하였다. 이외에도 궁궐에는 수많은 잡일을 담당하는 여자 종들이 있었는데, 이들의 신분은 매우 낮았다. 그런데 조선시대 왕들 중에서 80세까지 살아 가장 장수한 영조의 경우에는 그 어머니가 바로 이 천한 무수리 출신이었다는 점은 참으로 특이한 일이라 하지 않을 수 없다.

　숙종의 왕비였던 인현왕후가 장희빈에 의해 폐비가 되고 난 후, 인현왕후의 복위를 빌며 치성을 드리던 무수리가 우연히 숙종의 눈에 띄어 승은을 입게 된 얘기는 참으로 소설같은 애기라 할 수 있다. 조선 중기 이후의 왕들이 끊임없이 질병에 시달리고 거의 대부분 단명을 했던 사실로 미루어 볼 때, 영조는 어머니의 체질을 이어받았다고 볼 수도 있겠다.

어쨌든 왕비의 역할 중에서 가장 중요한 것은 역시 어머니로서의 역할이었다. 유교 사회에서 여성의 첫번째 임무는 대를 이을 자식을 낳는 일이었다. 《예기》나 《주자가례》에서도 남녀 간의 혼인 목적은 아들을 출생시켜 위로는 종묘를 받들고 아래로는 대를 잇는 것이라 가르쳤다고 한다. 왕비는 훌륭한 아들을 생육하기 위해 좋은 날을 가려 합방하고, 임신 후에는 태교를 행하며, 출산 후에는 심성이 좋은 유모를 골라 자식을 키웠다. 심지어 왕비가 아들을 낳지 못할 때에는 후궁이 생산한 아들을 데려다가 친자식처럼 기르는 것이 왕비의 도로 였다.

따라서 왕비의 건강관리는 왕비 본인을 위해서일 뿐만 아니라, 다음에 대를 이을 왕자의 건강과 품성 및 총명을 위해서도 특별히 신중하게 관리되었다. 조선시대 왕비의 건강관리를 살피게 되면 현대 여성의 건강관리가 어떠해야 할지를 알 수가 있는 것이다.

조선의 왕비는 어떻게 간택되었을까

조선시대 왕비는 대부분 처음부터 왕비로 책봉된 것이 아니었다. 먼저 왕세자빈으로 대궐에 들어갔다가, 이후에 왕세자가 선왕을 계승하여 왕위에 오른 다음 왕비로 책봉되는 경우가 많았다. 또는 인목대비나 문정왕후의 경우처럼 왕비가 먼저 죽거나 폐위된 이후에 새로이 왕비로 간택되어 궁에 들어오는 경우도 있었다. 두 가지 경우 모두 나라의 국모이자, 다음 왕위를 이을 원자를 생산하여야 하는 막중한 임무를 지니기에 여러 가지 신중한 심사를 통하여 간택되었다고 한다.

입술이 두꺼운 여성은 감도가 양호하다고 하여, 궁녀의 간택 조건으로 삼았다고 하며, 입술이 붉고 약간 다색의 테두리가 보이는 여성은 자식을 많이 두면서, 성기능도 양호하기 때문에, 중전의 간택 조건으로 삼았다는 기록을 보면, 역시 후손을 두는 데에 큰 비중이 있었음을 알 수 있다. 그러나 중전, 후궁 후보의 가슴이 편평할수록 지능지수가 높고 가슴둘레가 석 자에 가까워지면 지능지수가 약간 떨어진다고 했다는 기록을 보면, 오로지 육체적인 조건만을 으뜸으로 친 것만은 아님을 알 수 있다. 내시들이 바라보는 왕비 간택의 기준으로는 일단 자식 복이 있는 여성이면서, 분위기를 부드럽게 할 명랑한 여성이어야 하며, 건강한 여성이면서도 눈동자의 흑백이 뚜렷하고 정상인 여성으로 심지가 곧아야 하고, 특히 음식을 알뜰하게 먹는 여성을 중전 후보로 상주했다. 밥상 앞의 태도로 여성상을 판단할 수가 있는데, 점잖으면서 품위 있게 밥을 맛있게 먹으면서도 밥알 하나도 안 남기고 알뜰하게 다 먹는 규수는 중전 간택 조건 1호였다 한다. 밥상 앞의 태도 하나로 가정교육, 품위, 건강까지 알 수 있었기 때문이었다고 하니 일리가 있다고 할 수 있겠다.

《동의보감》에서도 임신이 어려운 여성의 상에 대하여 일곱 가지의 경우를 들어 설명을 해놓은 부분이 있다. 이는 역시 원자 출산이 목적인 왕비 간택에 있어서 중요하게 작용되었으리라 짐작할 수 있다.

첫째로 음기陰氣가 완전하지 못한 경우를 든다. 여성으로서 갖추어야 할 2차 성징이나 발육이 완전치 못하다면 당연히 임신을 할 수 없을 것이다. 조문을 보면, '부인의 음혈陰血이 쇠약하면 비록 진정眞精을 사입射入하여도 능히 자궁에서 끌어당겨 포섭包攝해 들이지 못하므로 교합하여도 잉태하지 못하고 잉태하여도 기르지 못하는 것이니 그러므로 남녀의 배합이 반드시 그 나이에 적당하여야 되는 것이다'라고 하였는데, 이는 여성이 나이 어린 것뿐만 아니라 여성의 나이가 너무 많은 것도 임신하는 데에 문제가 있음을 알려주는 대목이다.

근래에 들어 결혼 연령이 늦어지면서 출산 연령 또한 자꾸 높아져 30세 이후에 출산을 하게 되는 경우가 점점 많아지고 있는데, 정말 우려할 만한 일이 아닐 수 없다. 30세 이후의 노산老産인 경우에는 기형아 출산의 확률이 높아질 뿐만 아니라 아예 불임이 되는 경우가 많으므로 각별히 유념할 일이다. 일전에 나이 48세인 부인의 불임치료를 한 적이 있었는데, 설사 임신을 하더라도 임신 기간 내내 한약을 복용할 것을 약속하고 불임 치료를 시작한 적이 있었다. 약물 치료가 진행되면서 정지되었던 난자의 성숙이 다시 시작되어 다니던 산부인과 병원에서도 잠시 희망을 가졌었지만, 결국에는 그 동안 받았던 호르몬 치료의 부작용이었든지 자궁에 혹이 너무 많이 생겨서 착상에 지장을 줄 정도까지 되어 자궁적출술을 하고 말아버렸다. 몇 십 년간의 노력이 너무나 아까워 진작 인연이 되어서 치료를 할 수 있었더라면 얼마나 좋았을까 하는 생각도 해보았지만, 역시 폐경閉經을 바로 코 앞에 둔 상태에서의 임신은 좀 무리였다고 볼 수 있겠다.

둘째는 감정感情이 성盛한 여자이다. 다시 말하면 신경이 예민하여 스트레스가 많이 쌓이는 경우라고 할 수 있을 것이다. 한의학에서는 여성의 기가 남성의 기보다 너무 드셀 때에도 임신이 어렵다고 보았다. 실제로 여성의 과한 기운을 억누름으로써 임신에 성공한 경우도 있으니, 참고할 만한 일이다.

셋째로 성행性行이 투기妬氣하면 월수月水가 고르지 못하다고 하였다. 조선시대에 있어서 투기는 강제이혼을 당할 수 있는 7가지 사유(칠거지악) 중의 하나였다. 그런데 그나마 그 감정을 속으로 숨기지도 못한 채 얼굴에 드러낼 정도였다면, 그 시대에 있어서는 자기 조절을 전혀 못하는 여자라고 할 수 있겠다. 따라서 월경이 고르지 못할 확률이 매우 높아진다. 현대에 있어서도 중학교 3학년이나 고등학교 3학년 같은 수험생이나 사회초년생이나 기타 환경변화가 심하거나 스트레스가 많은 경우에는 정확히 잘 맞던 생리주기가 헝클어지기도 하고 생리통이 심해지는 경우가 많음을 볼 수 있다. 생리불순이나 생리통은 불임과 매우 밀접한 관계를 가지고 있다.

대개 자식을 가지려면 반드시 먼저 그 부인의 경맥經脈이 고른가의 여부를 보아야 하며, 만약 고르지 아니하면 약藥으로써 고르도록 하여야 한다고 되어 있으니, 만약 생리주기가 불규칙하여 늦었다 빨라졌다 한다든지, 생리 전후로 복통이나 요통 등의 통증이 심하거나 아래배가 차서 손발이 덩달아 차다든지, 생리 때 덩어리가 많이 나오거나 하면 빨리 조치를 취하는 것이 좋다. 보통 대부분의 경우 약간의 생리불순이나 생리통을 가지고 있기 때문에 그 심각성에 대해 깨닫지 못하거나 의례이 모든 여성이 겪는 것으로 잘못 알고 있는 경우가 많은데, 생리통이 전혀 없는 사람도 많다는 것을 알아야 한다. 약국에서 진통제를 구입하여 그때그때 넘기는 방식을 취했다가는 상황을 더욱 악화시킬 수도 있다는 것을 명심하여야 한다.

넷째로 얼굴이 악惡하면 형벌刑罰이 무겁다고 하였다. 얼굴이 너무 못생겼다는 뜻은 아마도 터너증후군과 같이 성염색체의 이상으로 인해 신체적으로는 여성이나 여성의 기능을 다 갖추지 못하고 남성의 기능과 섞여 있는 경우를 말하는 듯하다.

다섯째로 얼굴이 너무 아름다우면 복福이 엷다고 하였는데, 이는 아마도 얼굴이 너무 아름다우면 품행에 이상이 있다고 여긴 것이 아니었을까 추측해본다. 소위 그 당시의 기생과 같은 직업여성이 임신하기 어려움을 이야기한 것이 아닐까 의심해본다. 실제 피임을 오랫동안 하거나 유산 등을 많이 한 경우에는 정작 원하는 경우에 임신이 안 되는 경우가 많다.

여섯째로 너무 살쪄서 기름이 많은 것을 이야기한다. 실제로 현재에도 비만과 과체중이 불임의 원인이라는 현대의학적 보고가 나오고 있다. 필자의 한의원에서도 체중을 감량한 후에 임신에 성공한 케이스가 무척 많은 편이다. 만약 특별한 이유가 없는데 임신이 되지 않는다면 체중감량을 시도해 보는 것이 옳을 것이다.

일곱 번째로 자궁子宮이 여윈 증症과 자궁에 피가 적은 증症이다. 임신에 성공하면 태아가 열 달 동안 살아갈 방이 바로 자궁이다. 그런데 이러한 자궁에 문제가 있다면 당연히 정상적으로 태아가 성장할 수가 없다. 습관성 유산이나 계류유산의 경우 십중팔구 자궁기능이 좋지 못할 때이다. 이는 양의학적인 검사로는 밝혀낼 수가 없는 부분이다. 자궁벽이나 기관의 이상을 의미하는 것이 아니라 자궁 기능의 이상을 말하기 때문이다. 여자는 촉촉하게 젖어 흘러 넘쳐야 임신이 가능하다고 하였다. 만약 그렇지 못하면 설사 억지로 수정을 시켜서 가져다 놓는다 해도 임신을 유지할 수가 없는 것이다.

그런데 궁에서는 왕비 이외의 궁녀 중에서도 특별히 왕의 은총을 입으면 신분 상승이 가능했다. 비록 무수리와 같은 미천한 신분이라 할지라도 왕의 선택 여하에 따라서는 심지어 다음 왕위를 이을 왕의 어머니가 되는 경우도 있었다. 익히 알고 있듯이 경종의 어머니는 궁녀 출신이며 영조의 어머니는 천한 무수리 출신이었다. 그래서 궁녀가 입궁하기 전에는 필히 처녀성을 감별하였다고 한다. 그 방법들은 지금 생각해 보면 참으로 유치한 방법이기는 하지만 참고적으로 몇 가지 알아보면, 13세 이상의 궁녀 후보자 팔에 앵무새의 피를 묻혀보아 잘 묻으면 처녀이고 잘 안 묻으면 처녀가 아니라고 하여 입궁入宮이 취소되었다고 전해진다. 또한 또 다른 방법으로는 도마뱀을 그릇 속에 기르면서 주사朱砂*를 먹이면 몸통이 온통 붉은 색이 되는데, 계속 먹여 일곱 근斤이 되면 절구로 빻아 여자 몸에 바

주사 새빨간 빛이 나는 육방정계의 광물. 수은과 황의 화합물로 정제하여 물감이나 한방약으로 쓰인다.

르면 죽을 때까지 그 붉은 색이 없어지지 않는다그 한다. 단
성性관계를 했을 때만 없어지기 때문에 여자에게 정조를 지키
도록 하기 위해서 발랐다고 한다. 그래서 도마뱀이 집을 지킨
다고 하여 일명 수궁守宮이라고 불렀다고 한다.

드라마 〈대장금〉에는 궁녀가 내금위 종사관과 사사롭게 지
내다 결국 결혼까지 하게 되는데, 실제로 이런 일은 불가능했
다. 궁녀를 다른 말로 홍수紅袖라고 했는데 숙종 때 발생한 '홍
수의 변'이 이런 사례를 말해준다. 효종의 동생 인평대군의 아
들이었던 복창군福昌君과 복평군福平君 형제는 궁녀 상업常業과
내수사內需司의 종 귀례貴禮와 통간했다는 이유로 탄핵받았는
데, 무고였음이 밝혀졌는데도 사형 위기에 몰렸다가 유배형으
로 감해졌다고 한다. 임금의 숙부와 궁녀의 스캔들도 이렇게
엄히 다스려졌는데, 하물며 일개 종사관과 궁녀가 사사롭게 지
냈다가는 목숨이 열 개라도 부족했을 것이다. 모든 궁녀는 단
한 사람 국왕만을 위한 여자였던 것이다. 궁궐에는 최소 3백에
서 최대 5백 명의 궁녀가 상주하면서 왕대비전, 대비전, 대조
전, 중전전, 세자전, 그리고 소주방 등 각자의 부서에서 소임
을 수행하였으나, 이들은 오로지 승은을 입어야만 남자를 알
수 있었다고 한다. 그런데 조선 말기의 순조의 경우에는 왕이
여색을 밝히지 않았음에도 불구하고 성병을 앓았으니, 이는 궁
궐의 법도가 땅에 떨어졌음을 알려주는 극명한 사례이다.

왕비 회임하시다

임신기간 동안 함부로 약을 쓰지 못하므로 엄마의 건강을 위해 미리 약을 써야만 한다. 기존에 앓고 있던 질병이 있다면 말끔하게 치료를 다 끝내는 것이 좋다. 임신이라는 상황은 엄마의 몸에 있어서 비상사태이기 때문에 그 동안 잠복해 있던 질병들이 갑자기 확 일어나는 수가 있다. 특히 치과치료는 반드시 미리 받아두는 것이 좋겠다. 실제로 필자의 아내는 임신 후에 사랑니가 뒤늦게 돋아나서 고생을 했었다. 너무 통증이 심해서 필자가 침으로 살짝 진통을 해주었는데, 역시 미리 손을 써놓았다면 더 좋았을 것이다. 침으로 치통을 어느 정도 줄여줄 수는 있지만 근본적으로 치료를 해주지는 못하기 때문이다. 예전에 필자가 군 훈련소에 있을 때, 의무실을 가기 힘든 상황의 치통환자들에게 침으로 일정 시간 진통을 시켜준 적이 있었는데, 치통은 정말 참기 힘든 고통 중의 하나이다. 엄마가 치통으로 고생한다면 역시 뱃속의 아가도 그 고통을 함께 나누고 있다고 보아야 할 것이다.

또한 아기에게는 성장에 있어 쾌적한 환경을 제공해주게 되는데, 엄마의 몸은 아가가 앞으로 열 달 동안 그 안에서 생활하고 성장할 집이며, 특히 자궁은 열 달 동안 아기가 바로 거주할 방이라고 할 수 있는 것이다. 우리가 새로이 집을 장만하고 이사를 갈 때에는 반드시 미리 집 단장을 이쁘게 하고 입주하지 않는가. 살아가면서 인테리어하기보다는 살기 전에 미리 인테리어를 하고 살기 시작하면 훨씬 이롭다는 것은 누구나 아는 사실이다. 아가가 열 달 동안 살아갈 집과 방을 아름답고 이쁘고 쾌적한 상태로 만들어준 다음에, 아가를 입주시키는 것은 아가에 대한 사랑의 표현이자 배려라고 할 수 있겠다. 필자의 교육을 학생 때와 처녀 때부터 받아온 새내기 주부들은 요사이 아가를 가지기 전 필수적으로 필자를 찾아오고 있다. 참으로 고마운 일이 아닐 수 없다.

《동의보감》에서는 사람이 오래 살고 일찍 죽는 것은 각각 천명天命에 달린 것인데, 천명이라는 것은 천지와 부모에게서 받은 타고난 원기를 말하며, 아버지는 하늘이 되고 어머니는 땅이 된다고 하였다. 보통 사람이 원기를 받고 태어날 때 부모가 다 튼튼하면 반드시 오래 살 수 있으며, 어느 한쪽 부모만 튼튼하면 반드시 보통 정도 이하의 수명을 가지게 되고, 또한 원기를 받을 때 부모가 둘 다 쇠약하면 잘 보양해야 겨우 최하로 수명이 정해지거나 흔히 일찍 죽게 된다고 하였으니, 사랑하는 2세를 위해서 필수적으로 엄마와 아빠의 몸 상태를 최적의 건강상태로 만들어놓아야 함을 알 수 있다.

또한 여기서 엄마의 몸뿐만 아니라 아빠의 건강상태도 아가에게 영향을 미치게 된다는 것은 정말 주의깊게 생각해야 할 문제이다. 보통 2세를 준비하면서 여성에게만 몸가짐의 중요성을 강조하는 경우가 많지만, 실제 남성의 경우도 당연히 해당된다는 사실을 명심하여야만 하는 것이다. 조선시대의 왕 중에서 30세 안쪽에 사망한 왕으로는 단종(17세), 예종(20세), 헌종(23세)의 세 사람이며, 30대에 타계한 임금이 여덟 명이지만, 그밖에 열 살을 넘기지 못한 왕자와 공주, 옹주의 수는 헤아릴 수 없을 만큼 많다.

그 중에서 조선의 마지막 국모인 명성황후 민비가 낳은 첫 왕자는 항문이 없는 무항증無肛症이라는 기형을 가지고 태어났었다고 한다. 흥선대원군이 보내온 산삼물을 먹이며 지극히 간호했으나 살릴 길이 없어 왕자는 생후 일주일만에 사망했는데, 이 일로 인해 며느리 명성황후와 시아버지 흥선대원군 사이에는 골깊은 감정의 벽이 생기게 되었다고 한다. 그 당시 고종과 후궁 이씨 영보당永保堂 사이에는 명성황후보다 먼저 낳은 아들인 완화군完和君이 있었는데, 대원군이 이 아이를 너무 아끼는 나머지 일부러 약을 가장한 독약으로 인삼을 보내왔다는 것이다. 그러나 출생 때부터 빗나간 삶이 인삼 때문에 어그러졌다고는 볼 수 없을 것 같다. 조선시대 최고의 의료시스템으로도 이렇게 많은 어린 왕자와 공주가 세상을 뜨게 된 배경에는 회임의 법도를 위반한 왕과 왕비의 음양교합이 있었으리라 본다. 실제 조선 후기로 갈수록 음양의 법도가 문란해져 왕이 수시로 주색酒色을 탐했다는 기록이 나오며, 이로 인해 갈수록 왕의 수명은 짧아지고 건강 상태는 나빠졌으며, 이러한 상태는 왕들에게 대물림되었다고 보아진다.

__ 회임에도 법도가 있다

조선시대 왕비는 대부분 먼저 왕세자빈으로 대궐에 들어갔다가 후에 왕세자가 선왕을 계승하여 왕위에 오른 다음 왕비로 책봉되는 경우가 많았다. 그런데 왕세자와 세자빈의 초혼 연령

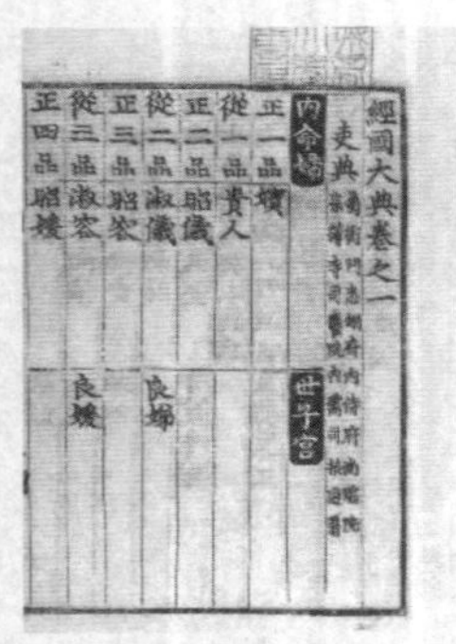

<경국대전> 조선 건국초의 법전인 <경제육전>의 원전과 속전, 그리고 그 뒤의 법령을 종합하여 만든 조선의 두 번째 통일법전. 장서각도서.

은 대체로 10살 전후의 어린 나이었다. 세자와 빈이 미성년이므로 가례만 치렀고, 몇 년을 더 기다려 성년이 된 이후에야 합방을 하였다. 《경국대전》에는 남자의 혼인 연령이 15살로 이야기하였으며, 《주자가례》에는 16살로 되어 있다. 따라서 세자와 세자빈이 실제로 첫날밤을 치르는 나이 역시 15살 또는 16살이었을 것이다. 10살에 사도세자와 가례를 치른 혜경궁 홍씨가 첫날밤을 치른 나이도 15살이었다. 첫날밤을 치르기 전에 왕세자나 세자빈은 어느 정도 성교육을 받았는데, 세자의 성교육은 궁녀들이 담당했다. 조선의 마지막 왕인 순종은 어려서부터 성불능이라는 소문이 돌았는데, 명성황후는 아들의 성기능을 확인하기 위해 궁녀를 들여보내기도 했다고 한다.

이러한 회임의 법도는 왕과 왕비에게도 적용이 되었으니, 조선의 왕들은 왕비와 각방 생활을 했으며, 교합하여 큰 것을 만든다는 뜻의 경복궁 교태전交泰殿과 창덕궁 대조전大造殿은 왕비의 침실이었다. 지붕의 마루인 용마루가 없는 게 특징인데, 이는 지상을 다스리는 왕은 하늘빛이 막힐 것 없다는 의미에서 이렇게 지어진 것으로, 왕을 용으로 상징하기 때문이기도 하다. 원자를 생산하기 위한 왕과 왕비의 음양교합은 특수한 날자를 지정해서 시행되는 경우가 많았으며, 왕손을 생산하기 위해 돌구들에 황토를 바른 방바닥 위에 콩가루를 편 후 침구를 깔고 벽도 황토벽으로 둘러친 3~15평 규모의 궁중 황토 밀실이 사용되었다고도 전해진다.

이때 황토는 고창, 강진, 해남, 경주(토함산 옆 구릉지대)의 황토로서, 이 황토들은 그야말로 약황토여서 이곳에서 생산된

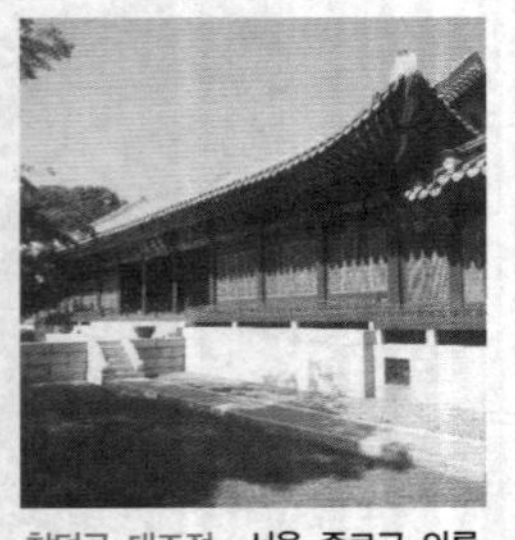

창덕궁 대조전 서울 종로구 와룡동에 있는 조선시대의 전각. 정면 9칸, 측면 4칸의 팔작지붕 건물로 보물 제816호이다. 창덕궁 내전 중 으뜸가는 건물로 조선조 왕실이 생활을 영위하던 최고의 건물이다.

마늘, 보리, 녹차, 참깨는 궁중 진상품이었다고 한다.

피하는 금기의 경우도 많이 있었으니 시기적으로는 보름과 초하루와 그믐과 큰 바람이 불거나 비바람 추위, 눈, 더위, 번개, 폭설, 일식, 월식, 지진 등과 같은 천재지변의 때는 교합을 피하여야 한다고 하였다. 또한 해와 달과 별빛 아래나 혹은 밝은 빛 밑도 피하여야 한다고 하였으며, 기타 불상과 신묘, 화장실, 무덤 등과 같이 비위생적이거나 마음이 불안할 수 있는 곳은 피하여야 한다고 하였다.

결론적으로 말해 회임을 위한 음양교합은 온갖 마음과 몸의 정성을 다할 수 있어야 하며 안정되고 평안한 상태에서 이루어져야 한다고 할 수 있겠다. 한가지 덧붙여서 이야기하자면, 남자의 양정陽精이 미약하면 비록 혈해血海를 만나도 허정虛精이 흐르고 능히 자궁子宮에 직사直射하지 못하게 되어 성태成胎하지 못하는데, 이런 경우는 대개 평시에 기욕嗜慾을 조절하지 못하고 사설射泄하는 것이 너무 많아 그런 것이므로, 마땅히 금욕하여 양정陽精이 충실함을 기다려서 때를 맞추어 음양교합陰陽交合을 가지는 것이 좋다고 하겠다. 자시子時에 교합交合하여야만 좋다는 식의 여러 가지 방법이 있지만, 역시 금욕하여 축정蓄精한 이후에 음양교합을 가지는 방법이 가장 옳다 하겠다.

필자는 모 방송에 출연하였을 때,《동의보감》과 기타 여러 관계 서적을 참고하여 나름대로 '부부십계명'이라는 회임의 법도를 만들어 보았다. 이에 아래와 같이 제시하니 참고하기 바란다.

1. 서로 사랑할 것 성관계는 지극한 사랑의 육체적 표현이다. 서로를 아껴주고 이해하려는 마음이 기본이 되어야 한다. 욕망 해결이나 쾌락추구가 되어서는 안 된다. 실제 의학적으로 서로 아껴주는 마음과 사랑에서 비롯된 음양교합은 여러 질병을 막아주며, 좋은 효과를 거두고 있다.

2. 솔직할 것 성관계는 서로 사랑하는 두 사람 사이의 일이다. 서로가 정말 원하는 것이 무엇인지 정말 싫어하는 것은 무엇인지 확실히 알아야 한다. 보다 솔직한 대화로서 관계를 더욱 돈독히 하며 큰 이로움을 얻을 수 있다. 물론 대화를 나눌 때는 솔직하면서도 조심스러워야 한다.

3. 강간하지 말 것 부부 사이에도 원하지 않을 때 관계를 강요하는 것은 강간이다. 준비가 되어 있지 않은 상태에서 관계를 하게 되면 몸이 크게 상한다. 대부분의 여성의 불감증은 여기서부터 시작되며 불임에 이르기 쉽다. 여성이 오르가즘에 이르렀을 때의 자궁 상태가 가장 정자에 적합한 환경이라는 연구결과 또한 그러한 사실을 뒷받침해준다.

4. 성내지 말 것 성을 자주 내고 큰소리를 자주 내는 것은 자신의 몸을 상할 뿐 아니라 상대의 심신을 흩으려놓아 상대의 몸까지 상하게 된다. 감정 조절에 실패한 경우에는 실제 몸에까지 자애를 초래한다. 여성의 경우에는 생리불순이 생기기도 쉽다.

5. 저녁에 포식하지 말 것 저녁에 먹는 것은 모두 노폐물이 된다. 뚱뚱하면 임신을 하지 못한다거나, 살이 찌면 정력이 떨어진다는 얘기도 이 때문에 나온 말이다. 위장 기능도 상하게 되고 신장 기능도 상하게 된다. 저녁을 굶으면 다음 날 아침에 조조발기早朝勃起가 잘 되는 것을 경험할 수 있을 것이다.

6. 술 취해서 입방하지 말 것 적당한 음주는 성욕을 촉진시키고 분위기를 좋게 하지만, 지나친 음주로 인하여 정신이 혼미한 상태에서 부부관계를 가지게 되면 자신의 내장 기능을 상하게 될 뿐만 아니라 태어나는 자식에게도 문제가 생기게 된다. 또한 수명을 단축시키므로 절대 조심해야 한다.

7. 피곤할 때 하지 말 것 길을 많이 걸었거나 심한 노동을 했거나 장거리 여행을 했거나 피로가 가시기 전에 입방을 하면 안 된다. 천식이 되거나 입 안이 마르거나 소화불량이 생길 수 있다.

8. 하고 싶을 때마다 하지 말 것 욕화慾火가 생길 때마다 충동대로 정혈精血을 소모하게 되면 40세가 지나기 전에 노쇠병老衰病이 오게 된다. 서양의학에서는 400미터 달리기를 뛴 것과 같은 정도의 운동량 소모일 뿐이라고 이야기하지만, 당연히 그 정도보다 훨씬 심각하게 몸을 힘들게 한다는 것은 경험적으로 알 수 있는 사실이다.

9. 때와 장소를 가릴 것 그믐과 초하루와 보름, 번개 천둥이 칠 때, 비바람과 안개가 심할 때, 너무 덥거나 추운 날 일식이나 월식, 지진 등이 있을 때와 절이나 분묘 옆, 화장실, 외양간 등의 옆에서는 음양교합을 가져서는 안 된다고 하였다. 이는 몸과 마음이 안정된 상태에서 부부관계를 가져야 함을 시사한다.

10. 여름에는 금욕할 것 여름은 심왕신쇠心旺腎衰의 계절로서 화기火氣가 성하고 수기水氣가 부족한 때이므로 남녀의 근본이 약해지는 때이다. 뿌리가 약한 시기에 근본을 소모시키면 남녀 모두에게 병이 오고 자식도 부실해진다. 예로부터 여름에는 혼인을 하지 않는 이유가 여기에 있었다고 한다.

__ 입덧은 엄마에게도 아기에게도 고통이다

일전에 젊은 부부가 찾아와서 하는 말이, 첫 임신 때 입덧이 심해 너무너무 고생했는데 엄마가 입덧을 심하게 하면 태어날 아기가 건강하다는 주위의 말을 믿고 꾹 참고 견디어냈다고 한다. 또 다른 분은 엄마의 몸이 자신의 몸에 자리를 잡은 아가에 대한 당연히 일어나는 배척반응이니까 참고 지녀야 하며, 오히려 그러한 증상이 없으면 몸이 나쁜 거라는 믿음으로 입덧 내내 그 고생을 겪어냈다고 한다.

과연 그럴까? 일전에 독일 의학계에 어떤 소아자폐증의 환자에 대한 특이한 보고가 있는 것을 보았다. 이 어린 자폐증 환자는 부모와 주위 사람들의 말에 전혀 반응을 보이지 않아 어쩔 수 없이 소아정신과에서 치료를 받아 왔는데, 어느 날 그 아이의 담당 의사가 무심코 영어를 사용하여 상대방과 전화를 하였는데, 그 아이가 이를 우연히 듣고는 갑자기 정상적인 아이의 반응을 보였다는 것이다. 이를 이상히 여겨 과거력을 추적한 결과, 산모가 아이를 임신했을 바로 그 당시에 반드시 영어만 써야 하는 외국계 회사에 근무했었음이 밝혀졌다. 이 아이는 엄마 뱃속에서 끊임없이 무의식적으로 독일어에 대한 거부와 영어에 대한 호감을 지니게 되어 결과적으로 독일어를 사용하는 사람들에게는 자폐증으로 오인하게 되는 지경에 이른 것이다. 이런 예는 의외로 많아 이제는 임신 중에 엄마와 아이의 몸과 마음이 직접적으로 끊임없이 교류하고 있다는 사실에 대해서 아무도 부정하지 못하게 되었다. 심지어 아빠나 엄마가 뱃속의 아가와 나누는 태담胎談이 태교의 큰 이슈로 떠오른 지경이 되었다. 따라서 임신 중인 엄마가 음식을 제대로 먹지 못하고 고통을 받았다면 당연히 태중의 아이 또한 그 고통을 그대로 받았다고 보는 것이 옳은 것이다.

입덧은 엄마에게도 고통이며 아기에게도 고통일 뿐더러 성장에도 장애를 줄 수 있다. 약을 쓰고자 한다면 입덧하기 전에 미리 쓰는 것이 좋다. 왜냐하면《동의보감》에 이르기를, 의원醫員이 약을 쓰고도 한 달이 지나야 입덧이 안정되는 법이라고 나와 있기 때문이다. 실제로 이 글을 쓰기 시작할 무렵에, 필자의 아내는 입덧의 증상을 앓았었다. 신기하게도 약을 쓴 지 한 달만에 거의 증상이 잡혀 버렸었다. 물론 그 증상도 예상외로 심하지 않아 토하거나 한 경우는 손으로 꼽을 정도였다.

또한 그 이후에도 먹고 싶다는 것은 한밤중이라도 구해서 먹을 수 있도록 하였다. 《동의보감》을 보면 잉태 중에 특정 음식을 좋아하는 것은 임부가 그 음식을 필요로 하는 몸의 부분이 허해져서 그런 것으로 보았으며, 따라서 임부가 무엇이든지 먹고 싶은 것을 마음대로 먹게 하는 것이 좋다고 나와 있다. 이는 당연히 엄마의 뱃속에서 자라는 아이의 균형된 성장을 위해서도 필수적인 것이다. 따라서 임부는 무엇이든지 먹고 싶은 것을, 먹고 싶은 때에, 먹고 싶은 만큼, 먹어야 한다는 것이 엄마와 태아의 건강을 위해 가장 좋은 음식 섭취 방법인 셈이다.

그렇다면 정말로 임신을 하면 무조건 아무거나 다 구 먹어도 좋은가? 당연히 아니다. 예로부터 임신을 하면 깍두기 하나를 먹더라도 모양이 예쁜 것만 골라 먹어야 한다고 했다. 좋은 것만 보고 좋은 것만 입고 좋은 자리만 골라서 앉으라고도 했다. 우리 조상들이 전해준 생활의 지혜 중 임부가 금해야 할 음식들은 구체적이고 다양하다.

《동의보감》에 보면 당나귀와 말·개·토끼 고기, 비늘 없는 물고기, 방게, 양의 간을 먹어서는 안 된다고 했다 닭고기와 달걀을 찹쌀과 같이 먹거나, 오리고기나 그 알을 먹거나, 참새 고기를 먹고 술을 마시거나, 자라고기, 생강싹, 율무쌀, 보리싹(맥아), 비름나물, 마늘, 메기, 산양의 고기, 버섯을 먹어서는 안 된다고 하여, 이러한 음식을 먹을 때는 한층 더 주의해야 한다고 했다. 이밖에도 술은 절대 금물이며 빛깔 곱지 않은 것, 냄새가 독한 것, 설익은 음식, 익지 않은 과일, 상추, 배추쌈, 찬 음식, 모양이 바르지 않은 것은 먹지 말아야 한다고 하였다. 서양 의학적 개념으로는 기형을 유발시킬 수 있는 약물이나 인스턴트 음식 등도 피하는 것이 좋겠다.

그러나 다시 한번 강조하자면, 아무리 몸에 해로울 것 같은 음식이라 하더라도 아주 조금 정도는 괜찮다고 본다. 우리 몸의 해독능력은 매우 뛰어나기 때문에 일정량 이상의 해로운 물질이 들어가지 않는 이상은 충분히 몸 스스로 자체 정화기능을 통해 해독할 수 있다고 믿기 때문이다. 실제로 해롭다고 알려져 있는 커피나 술이나 기타 음식들이 아주 많이 땡겨서 조금 먹으라고 권유해보면 의외로 조금 맛만 보고 더 안 먹는 경우를 많이 본다.

입덧을 없애기 위해서는 음식을 조금씩 자주 먹도록 하며, 절대로 속이 거북하다고 해서 식사를 걸러서는 안 된다. 공복 시에는 메스꺼움이 더 심해지므로 항상 조금씩 먹을 수 있도록 하여야 한다. 물론 주위에서는 그러한 임산부를 위하여 최선의 배려를 해주어야만 한다. 증상이 아주 심한 경우에는 가까운 한의원에 가서 도움을 청하도록 한다. 물론 평소에 자주 다니던 한의원으로 가는 것이 좋다. 그러면 아가에게 해롭지 않으면서 입덧을 줄일 수 있는 처방을 내려줄 것이다. 한의학적인 병명으로는 오조惡阻라고 칭하는데, 속이 울렁거리거나 토하거나 특정 음식을 아주 싫어하거나 또는 특정 음식을 아주 선호하는 증상을 일컫는다. 심해지면 물도 못 넘기고 토하면서 어지러워하고 몸이 무거워지며 추웠다 더웠다 하기도 한다. 심한 경우에는 임신 후 100일이 지나야만 낫는 수도 있으며, 경우에 따라서는 임신 기간 내내 힘들어 하기도 한다.

_ 궁중의 태교법은 어떠했을까

조선시대의 왕비는 좋은 후손을 맞이하기 위해 뱃속의 아이에게 태교를 하였다. 태교는 태임과 태사라는 중국 여성이 모델이었다고 한다. 유학자들이 성인으로 추앙하는 문왕과 무왕의 어머니인 태임과 태사는 임신하는 순간부터 정결한 생각만 하고 부정한 것은 보지도 듣지도 말하지도 않았는데, 이렇듯 태교를 실천한 결과로 문왕과 무왕 같은 훌륭한 아들이 태어났다는 것이다.

《동의보감》에서는 가장 먼저 임신한 이후에는 음양교합을 금지하고 있다. 실제 현대의학적으로는 태아에게 해가 되지 않는 체위에 한해 부부관계를 허용하고 있으나, 《동의보감》에서는 이를 금기시하고 있다. 그래서 예로부터 혼인시에 친정어머니가 새색시에게 임신기간을 대비하여 남자가 외도하지 않도록 구강성교口腔性交법을 가르쳐주기도 했다는 이야기도 있다. 또한 옛날에는 여러 명의 부인을 두는 경우들이 많았으므로 별 문제가 되지 않았을 수도 있으나, 현재에는 어느 정도의 융통성을 발휘할 필요도 있을 것이다.

두 번째로 금기하는 음식들이 있는데, 그 중에서 술과 버섯 종류는 특별히 지목을 하여 이야기하였다. 술은 그만큼 피해가 크기 때문이었을 것으로 보여지며, 버섯의 경우에는 식용과 독버섯의 구분이 명확치 않아 잘못 해가 될까 두려워한 것이 아닌가 생각한다. 특히 임신한 경우에는 술과 함께 약을 먹어야 하는 경우에도 물로 마시라고 했으니 특히 주의하여야 할 것이다. 그러나 다른 조문을 보면 취하도록 마시지 말아야 한다라는 조문도 있는 것을 보면, 어느 정도의 음주는 허용되지 않았나 싶다. 필자의 경우에도 꼭 먹고 싶은 경우에는 참지 말고 조금씩 먹으라고 권하고 있는데, 실제로 많이 마시지도 않는 것을 볼 수 있다. 아마도 자기조절이 작용되기 때문이 아닌가 싶다. 또한 음식을 너무 배부르게 먹지 말라는 것은 태아와의 물리학적 관계를 고려한 부분으로 여겨진다. 옷을 너무 두껍게 입지 말라고 한 것도 이에 해당한다고 본다.

세 번째로 수태한 뒤에는 동물과 생선 등의 살아있는 생명을 죽이는 것을 보지 말아야 하며, 그 중에서도 특히 마음에 놀람이 있으면 안 된다고 하였으니, 속담에 깜짝 놀라면 '애 떨어질 뻔했다' 라는 말이 그냥 허투로 나온 말은 아닌 것 같다. 이는 마음의 안정을 취하여 태를 안정시키고 태아의 정서 발육에도 도움이 되고자 한 의도로 보인다. 실제 짜증내고 슬퍼하고 괴로와하던 엄마에게서 출생한 아이는 비교적 더 잘 울거나 짜증을 내는 것을 볼 수 있다.

네 번째로 과로하게 일을 해서는 안 되며, 자못 무거운 것을 들거나 함부로 높은 데나 험한 곳을 오르지 말아야 한다고 하고, 심지어 너무 높은 변소조차 출입하지 말라고 하였으니, 이는 혹여라도 임산부의 기력이 떨어져 문제가 생길까 걱정한 것이다. 그러나 누워 있는 것을 과도히 하지 말며 때때로 걸음을 걸어야 한다고도 말하여 너무 운동이 부족해서도 좋지 않음을 지적하였다.

다섯 번째로 함부로 탕약湯藥을 먹지 말며 함부로 침과 뜸을 쓰지 말아야 한다고 하였다. 진료실에서 진료를 하다 보면, 흔하게 듣는 질문 중의 하나가 "임신 때 한약을 먹어드 되나요?"
라는 것이다. 대답부터 말하자면 반은 맞고 반은 틀렸다고 할
수 있다. 우리가 주로 사용하고 있는 한약재들은 즈로 나무나
풀의 뿌리 또는 줄기 혹은 이파리와 씨앗들로 이루어져 있다.

다시 말해 우리가 아침저녁으로 먹고 있는 쌀이나 보리, 배
추, 무 등도 모두 한약이라는 말이 된다. 그래서 현의학 서적
에 보면, 약식동원藥食同原이라는 말이 나오는 것이다. 우리가
주식으로 먹고 있는 밥과 김치, 깍두기, 냉이국, 콩나물국 등
은 다 한약이되 그 성질이 비교적 약한 것이요, 한약으로 달여
먹는 약재들은 비교적 성질이 강하다는 뜻인 것이다. 만약 임
산부들이 한약을 먹지 말아야 한다면, 밥도 먹지 말아야 한다
는 뜻이 되므로, 실로 말도 안 되는 이야기라 할 수 있다. 이것
이 바로 자연에서 채취되는 한약과 인공적으로 합성되는 화학
약품인 양약과의 차이점인 것이다.

그러나 물론 한약재 중에도 임산부가 먹으면 위험한 약재들
도 있다. 그렇기 때문에 의학서적에도 임신시의 처방은 따로이
편제되어 있으며, 제대로 교육을 받은 한의사라면 이러한 점을
십분 이해하고 처방을 내리게 되는 것이다. 따라서 임신시의
여러 질환에 있어서 쓸데없는 걱정으로 인해 고생만 할 것이
아니라, 한의사의 정확한 진찰과 처방을 받고 약을 복용함으로
써 앞으로 태어날 아기에게도 해가 되는 일이 없도록 하여야
할 것이다.

《동의보감》에서 임산부에게 약을 투약할 수 있는 경우는 다
음과 같다. 뒷목과 등이 뻣뻣해지고 근육과 힘줄이 땡기고 경

련이 일어나는 증상인 자간子癎이나, 가슴이 답답하고 마음이 번거로운 자번子煩, 현재의 임신중독증의 하나에 속하는 임산부종인 자종子腫, 소변을 제대로 보지 못하거나 통증이 심한 경우인 자림子淋, 풍한風寒을 느껴서 오래 기침하고 그치지 않는 자수子嗽, 배가 아프며 설사를 하는 자리子痢, 추웠다 더웠다 하는 자학子瘧, 명치가 답답하고 빵빵하면서 아픈 자현子懸, 임신감기인 감한感寒 등의 증상은 《동의보감》에서 다른 질환과 따로 분류하여 임신한 경우에만 쓸 수 있는 약재들로 처방을 구성하여 임상에 많이 응용되고 있다.

실제 필자에게 임신감기로 인하여 한약을 복용하게 되어, 그 이후 출산과 산후 조리 및 아기의 성장에 이르기까지의 모든 과정을 한약으로만 하시게 된 환자분들도 많이 있는 편이다. 특히 유산의 위험성이 있는 태루胎漏*와 태동胎動*의 경우에는 일반 산부인과뿐만 아니라 한의원에서도 잘 처방을 쓰려고 하지 않는다. 굳이 의료사고의 위험을 무릅쓰고 약을 쓸 필요성을 못 느끼는 것이 가장 큰 이유라고 할 수 있을 것이다. 실제 필자는 여학생일 때부터 꾸준히 진료를 받아온 소위 단골 환자분들이 상당히 있는 편으로, 이러한 분들의 임신과정에서 문제가 생겼을 경우에는 내 가족과 같은 심정으로 처방을 내려 치료하려고 애쓴다.

최근에는 필자의 아내와 비슷한 시기에 임신을 한 환자분이 계셨는데, 복통과 하혈이 있어 산부인과에서 유산의 위험이 있다는 경고를 받고 오셨다. 보통은 약을 쓰지 않고 결과를 기다리지만, 애틋한 마음에 처방을 사용하였는데, 약을 얼마 먹지

태루 맵고 짠 음식으로 인한 혈중의 심한 열, 또는 허약으로 인한 잘못된 양태 등에 의하여 생긴 임신 중의 자궁출혈로 대개 유산의 징조이다.

태동 하루에 몇 번씩 태동을 느끼는 것은 태아가 건강하다는 증거이며, 일시적으로 난폭하다가 그 후 전혀 느낌이 없어진 경우는 태아의 사망 등 비정상의 경우도 있어서 진찰을 받아야 한다.

도 못하고 그만 유산이 되어버려 무척 마음이 아팠었다. 이후
에 유산 후 몸조리하는 처방을 내주면서 필자의 마음 또한 편
치 못했다. 그러나 아무 일도 하지 않고 무작정 기다리기보다
는 최소한의 노력이라도 하는 것이 더 옳다는 생각에는 변함이
없다. 임신기간의 질병 상태에 있어서 한약 복용 문제는 담당
주치 한의사와 상담하는 것이 가장 옳다 하겠다.

궁중에서의 출산을 보아하니

왕비의 임신이 확인되면 출산 예정 두세 달 전에 내의원에
산실청을 설치하였다. 산실청에는 남녀 의사인 어의와 의녀,
조정 대신, 산자리를 거둘 권초관 등이 배속되었는데, 특히 의
녀는 왕비 옆에서 주야로 대기하면서 왕비의 몸 상태를 진찰하
였고, 이상이 발견되면 즉시 산실청의 어의에게 보고하여 조치
하였다고 한다. 지금 현재에 있어서 이렇게 임신기간 내내 24
시간 동안 관리를 받을 수는 물론 없다. 그러나 가능한 미리
주치 의사를 정하고 지속적으로 상담과 진료를 병행하여 빈틈
없는 건강관리를 할 수 있도록 해주는 것은 적극 권장할 만한
일이라 할 수 있겠다.

그러다가 출산 예정 한 달 전쯤에 왕비의 처소에 기리 산실
을 마련하고 준비물들을 설치했는데, 산실의 24방위에는 붉은
색으로 쓴 방위도를 붙이고, 길한 방향을 골라 차지부를 붙여

순산을 기원했다고 한다. 또한 북쪽의 벽에는 순산을 기원하는 부적인 최생부를 붙여 놓았으며, 아이를 낳을 장소에는 산자리를 깔았는데, 맨 아래에 볏짚을 깔고 그 위에 빈 가마니를 얹었으며, 다시 그 가마니 위에 풀로 엮은 돗자리를 깔고 다시 그 위에 양털 방석과 기름종이를 차례로 놓았다고 한다. 마지막으로 그 기름종이 위에 다시 백마가죽을 깔고 고운 볏짚을 깔았다. 그런 후에 백마 가죽의 머리 아래쪽에는 비단을, 머리 위쪽에는 날다람쥐 가죽을 두었는데, 날다람쥐는 아들을 많이 낳게 해달라는 의미였다고 한다.

사극 드라마를 보면 알 수 있듯이 왕비에게 있어서 다음 왕위를 계승할 원자를 생산하는 일은 무척이나 중요한 일이었다. 어떤 경우에는 목숨을 좌지우지하는 일이기도 하였다. 불행하게도 우리나라는 남아선호사상이 뿌리깊게 박혀 내려오고 있다. 지금은 그래도 많이 좋아졌다고는 하지만 아직도 그 피해는 곳곳에서 관찰된다. 실제로 임상에서 보면 아들을 얻기 위해서 반복적으로 임신 중절수술과 재임신을 시도하면서 온 몸이 만신창이가 되어 버린 여성들을 어렵지 않게 만날 수 있다. 그로 인한 육체적 손상뿐만 아니라 정신적인 고통도 아주 심각한 정도이다.

또한 드물게는 여아를 선호하여 딸을 낳는 방법을 문의해 오는 분들도 있다. 남녀를 감별하여 출산하는 것은 윤리적으로도 맞지 않을 뿐더러 신체적으로도 무척 해로운 결과를 가져온다. 그러나 꼭 필요한 경우라고 한다면 몸에 해로움을 주지 않는 선에서 처음 임신과정에서 시도해 볼만한 방법 중에서 의미성이 있는 것들은 제법 있는 편이다. 차라리 그러한 방법을 시도해보는 것이 좋을 것이다.

산자리를 다 깔고 나면 어의가 차지부의 주문을 세 번 읽었다. 주문이 끝난 뒤에는 산모가 힘을 줄 때 잡기 위해 말고삐를 매달았다. 천장에 방울도 매달았는데, 급한 일이 있을 때 산모가 이 방울을 올려 사람을 불렀다. 마지막으로 출산 후에 산자리를 걷어서 걸어 놓기 위해 산실문 밖에 세 치 길이의 큰 못 세 개를 박아 놓았다. 산자리는 달이 바뀔 때마다 길한 방향으로 바꾸어 놓았다. 여러 가지 부적과 주문을 외우는 것은 지금의 의학 상식으로는 매우 비과학적이고 옳지 않은 일로 여겨질 만한 일이다. 그러나 다시 한번 생각해보면 이 또한 의미가 아주 없다고는 할 수 없다.

근래에 들어서 유행하는 분만 과정을 보면, 가족이 함께 분만 과정을 겪으면서 산모에게 평안함과 안정감 및 가족의 사랑을 느끼게 만들어 분만 과정에 도움을 주는 분만법이 많이 늘어나고 있음을 볼 수 있다. 출산예정의 왕비에게 있어서 이렇게 치밀하고 정성이 깃들인 분만준비과정은 순산을 위한 하나의 장치로 작용하였음에 틀림없다.

왕비는 해산하기 위해 산자리에 올라 앉은 후, 벽에 붙였던 최생부를 떼어서 촛불에 태운 다음 따뜻한 물에 타서 마셨으며, 진통이 오기 시작하면 손에 해마와 석연이라는 해산 촉진제를 쥐었다고 한다. 해산 후에는 얼른 해마와 석연을 놓았는데 조금이라도 늦으면 좋지 않다는 속설이 있었다. 해산할 때 산모 옆에서 출산을 도와 아이를 받아내고 탯줄을 자르는 일은

의녀가 담당하였는데, 아마도 이 의녀는 분만을 도와주는 능력
이 당대에 있어 가장 으뜸인 산파가 그 역할을 담당하였으리라
고 본다.

지금처럼 수술이 쉽게 행해질 수 있는 여건이 아니었기 때
문에 오로지 자연분만을 시도하여야 하였을 것이고, 그러한 경
우에는 분만을 보조해주는 조산사의 능력이 무엇보다도 절대
적이기 때문이다. 실제로 분만 과정은 자연스러운 하나의 생리
적 과정임에 비해 근래에는 오히려 질병을 앓는 환자처럼 취급
하는 경향이 많다. 분만이란 과정은 산모가 자신의 능력으로
자연스럽게 헤쳐나가야 하는 과정이며, 도우미들은 말 그대로
도우미일 뿐인 것이다. 실제로 언제부터인가 아주 자연스럽게
시행되어 온 분만시 회음절개술에 대한 비판이 부쩍 늘어나게
된 것은 바로 이러한 자각에서 비롯된 것으로 보인다. 회음절
개술은 엄마와 아가에게 필요치 않은 과정이다. 단지 능숙하지
못한 분만 도우미가 자신의 편의와 안전을 위해서 행해질 뿐인
것이다.

이러한 사고가 늘어나게 되면서 정상적인 자연분만은 엄마
와 아기에게 선택이 아니라 필수과정으로 다시금 제자리를 찾
아가고 있다. 한때 제왕절개출산이 선풍적으로 인기를 끈 때가
있었다. 불행하게도 산부인과의 경제적인 이유와 방어 진료의
측면에서 제왕절개출산이 조직적으로 권고되었고, 많은 엄마
와 아가들이 그 때문에 심각한 몸의 손상을 입었다. 제왕절개
출산은 산모와 태아에게 무척 해롭다.

한의원에서 진료를 받다가 영국에서 출산을 한 여성분이 있

었다. 20시간의 진통 끝에 자연분만을 하였는데, 의사들이 '제
왕절개출산'이라는 말은 입도 벙긋하지 않았다고 한다. 또 다
른 여성의 경우도 있다. 첫 아가를 우리나라에서 제왕절개출산
후 프랑스에서 둘째 아가를 출산하게 되었는데, 그러한 사정을
얘기하고 둘째 또한 제왕절개로 출산해야 할 것 같다고 얘기했
더니 펄쩍 뛰더란다. 어떻게 그런 말도 안 되는 생각을 하느냐
고…. 이분 역시 자연분만을 하였다. 실제 외국에서는 제왕절
개출산은 사고로 인한 수술의 개념이다. 정상적인 분만을 할
수 없는 최악의 경우에 한해 어쩔 수 없이 선택하는 방법이 수
술인 것이다.

우리나라의 산부인과 제왕절개출산율을 살펴보면 가관이
다. 80퍼센트대인 병원이 있는가 하면 20퍼센트대인 병원이 있
으며 심지어 0퍼센트인 조산원도 있다. 지금은 차츰 그 수위가
낮아지고는 있지만 한때는 우리나라 국내 제왕절개출산율이
43퍼센트까지 갔었다고 하니, 물론 그 각각의 경우에 있어서
처한 환경과 상황이 다르겠지만, 이러한 조사결과는 매우 의미
심장한 일이 아닐 수 없다.

정상분만의 경우에 있어서 출산 후에 산모의 몸은 자연스럽
게 그 기능을 회복하는 과정을 밟게 된다. 그러나 제왕절개수
술을 받은 경우에는 인위적으로 그 모든 일을 해주어야 하기
때문에 제대로 회복이 안 될 뿐만 아니라, 모든 수술에서와 같
이 수술 전후에 투여되는 다량의 약물들과 조치들이 몸에 안
좋은 영향을 끼치게 된다. 특히 이러한 손상은 대부분 어느 정
도 시간이 흐른 뒤에 나타나게 되는데, 대표적인 표현이 "엉치

뼈 아래로 밑이 빠지는 듯이 허리가 아프다"거나 "무릎으로 바람이 들어온다"는 등의 증상 호소인 것이다.

한편 이러한 제왕절개출산은 엄마의 몸뿐만 아니라 태아의 건강에도 심각한 영향을 미치게 되는데, 태어나는 아이의 경우에 있어서는 정상 분만시 거치게 되는 제일 마지막 과정이 생략됨으로써 마치 도자기를 구워낼 때 마지막으로 유약을 표면에 고루고루 바르게 되는 마지막 과정을 생략한 것과 같아서, 태아의 타고난 외부방어능력 즉 선천적 저항력이 매우 약하게 된다. 따라서 감기를 달고 산다거나 태열이나 알레르기성 질환을 앓게 되는 확률이 매우 높아지게 되는 것이다.

몰지각한 산모의 경우 자신의 미용관리나 출산통에 대한 회피, 또는 말도 안 되는 출생일 맞추기 등의 목적으로 일부러 제왕절개수술을 선택하는 경우가 있는데, 자신뿐 아니라 태어날 아기에게도 심각한 죄를 짓는다는 것을 알아야 할 것이다.

다행히 근래에 들어서는 많은 정보의 공유와 홍보로 인해, 제왕절개출산보다 자연분만이 백 배는 건강에 이롭다는 사실을 인지하게 되면서, 산모 스스로는 수술로 출산하기보다는 자연분만을 선호하게 되었다. 그러나 이제는 오히려 출산과정에 있어서 산모의 기력이 모자라는 관계로 몇 시간 진통을 겪다가 급기야 자연분만을 포기하고 수술을 하게 되는 경우들이 많이 나타나고 있다. 이에 분만 즈음에 이르러서의 산모관리도 매우 중요한 일이 되었다. 출산을 도와주는 방법을 썼을 경우 초산이 아닌 경우에는 거의 무통분만에 가깝게 되는 경우도 있을 정도이니 응용해 볼만하다.

대체로 난산難産하는 경우는 부귀富貴하고 안일安逸한 여자가 많고 빈천貧賤하고 고생을 많이 한 여자는 거의 없는 것인데, 이는 몸을 활달하게 움직이고 적당한 운동을 해주는 것이 분만에 도움이 되는 일임을 알려주는 증거이다. 실제 힘들다고 해서 운동을 하지 않고 체중만 계속 불린 산모의 경우에는 난산을 하는 경우가 많다. 또한 평소에 체력이나 기운이 달려 난산을 하는 경우도 많이 있으니, 이는 임신기간 동안의 몸관리를 제대로 하지 않은 경우라 하겠다.

바야흐로 월수가 다 차면 복통腹痛을 느끼게 되는데, 함부로 경동輕動하여서 조산早産하려고 서둘지 말고 두려워하지 말아야 한다. 그러므로 두려움을 막기 위해 남편이나 가족이 같이 분만 과정에 참여할 수 있는 가족분만은 무척이나 바람직하다고 하겠다. 또한 해산解産할 때에 너무 시끄럽게 하지 말고 천천히 죽粥이나 밥을 먹고 사람에 의지하여 서서히 걸을 것이며 진통陣痛이 심해지고 출산의 징후가 정확하게 나타나면 자리를 잡고 출산을 도와주는 약을 먹은 뒤에 곧 태아胎兒가 산문産門에 핍박逼迫한 것을 기다려서 힘을 주면 자연히 순산하는 법이라고 하였는데, 《동의보감》에서는 이처럼 기혈이 허약하여 제대로 분만을 하지 못할 경우이거나 또는 너무 게으르고 나태한 생활로 인해 지나치게 비만해지고 기혈이 응체되어 몸이 둔해진 경우에는 태를 여위게 하여 분만을 도와주는 처방들을 제시하고 있다. 뿐만 아니라 자궁을 이완시키고 교골交骨*을 열어서 분만을 돕게 해주는 처방 또한 나와 있어 정상적인 분만을 유도해내고 있음을 볼 수 있다. 미리 주치 한의사와 상의를 해놓

교골 음부陰部의 좌우에 있는 뼈를 말한다.

는 것이 좋다고 할 수 있다.

또한 많은 산모들의 공통된 관심사 중의 하나는 분만시 진통을 줄이거나 없애주는 방법이 없느냐는 것인데,《동의보감》에서는 산전産前의 살을 연하게 하는 방법으로 오매, 생강, 감초를 각 등분하여 썰어서 달여서 먹는 방법을 이야기하였으며, 그와 같이 하면 과골胯骨*이 연하여져서 순산하고 아프지 않다고 하였다. 임상적으로는 녹용을 죽으로 만들어 복용하기도 하고, 당귀와 천궁을 주 약재로 하는 '불수산'과 같은 처방을 쓰기도 하는데, 이런 방법들은 필히 주치 한의사와 상담하고 처방을 받아 사용하는 것이 좋다.

과골 사타구니와 엉덩이를 이루는 뼈를 말한다.

__ 왕비의 산후조리는 어떠했을까

인조의 왕비 인렬왕후 한씨는 산후병으로 죽어 파주부 북쪽 20리 거리인 운천리에 장사지내진 것으로 기록되어 있다. 이렇게 죽음으로까지 이를 수도 있는 산후의 병증은 다양하게 나타나는데, 주로 '산후풍'이라고 하여 팔다리, 관절이 쑤시며 아프거나 허리나 무릎으로 바람이 들어오는 것처럼 시렵다는 증상이 제일 많으며, 그밖에 출혈이 멎지 않거나 그로 인해 어지러움증이나 빈혈이 오기도 하며 열이 오르내리거나 모유에 문제가 생기기도 한다. 또한 대변과 소변장애가 지속되거나 가운데의 기운이 떨어져 탈장이나 치질 등의 병이 수반되기도 하며붓기가 빠지지 않아 고생하기도 한다.

각각의 증상에 맞추어 질병치료 차원에서 적절한 관리를 해주어야 하는데, 보통 여성들에게 있어서 가장 몸을 많이 상하는 때가 바로 이 '출산 후' 시기이다. 이때 산후조리를 제대로 해주지 않으면 이후 평생의 몸이 정상을 잃게 되어 결국에는 소위 '골병'으로까지 진행되는 경우가 너무나 많은 것이 우리나라의 안타까운 현실이다. 더욱 개탄스러운 사실은 예전에는 산후조리를 하고 싶어도 어쩔 수 없는 상황 때문에 조리를 하지 못하고 몸을 상하는 경우가 많았는데, 지금은 잘못된 의학상식 때문에 몸을 상하는 경우가 많다는 사실이다.

서양에서는 산후조리라는 개념이 없다. 출산 후에 바로 찬물로 목욕도 하고 심지어는 조깅까지 한다고 한다. 그러나 그것은 그 나라 사람에 한한 일일뿐이다. 동양인 특히 예로부터 문명이 발달한 한국사람에 있어서는 그러한 행동은 무척이나 무모한 일이다. 비교적 야만생활을 벗어난 지 오래된 우리 한민족의 경우에는 특별히 산후조리를 해주지 못하면 몸에 병이 들게 되어 있는 것이다.

실지로 출산 후에 찬바람을 맞거나 찬물로 머리라도 감아보면, 바로 몸에 이상이 생기는 것을 알 수가 있다. 우리와는 체질적으로 틀린 서양사람에게 맞추어져 있는 서양의학상식을 억지로 우리 몸에 맞추게 되면 탈이 나는 것은 당연한 일인 것이다. 이렇게 출산이후는 평생동안의 건강을 결정짓는 중요한 때이다. 요새 현명한 새내기 주부들 사이에서는, 옛날처럼 자식 먼저 남편 먼저 챙기고 나서 나중에 골병든 이후에 아무도 알아주지 않는다고 한숨만 푹푹 쉬지 않고, 필요한 때 바로바로 자신의 몸을 다스리는 반가운 경향이 늘어나고 있다. 그래

서 심지어는 외국으로 시집갔다가 산후조리하기 위해서 일부
러 귀국하는 새내기 주부들도 있는 현실이다. 그런데 문제는
역시 잘못된 의학 상식이다. '아기 낳느라고 고생했다고 무조
건 지어오는 보약', 이런 행위는 정말로 심각한 문제를 일으키
고 있다.

진정한 산후조리의 개념은 여성의 몸을 출산 전으로 돌려
놓는 것이다. 따라서 오로惡露*나 '아랫배 뱃살'과 같은 노폐물
을 제대로 다 빼내주지 않은 상황에서 무턱대고 보약을 복용하
게 되면 자칫 노폐물이 그대로 몸 안에 머물러 버리게 되는 경
우가 있는 것이다. "아기 낳고 나서 불었던 살이 안 빠졌어요"
라고 호소하는 사람들은 결국 엉터리로 산후조리를 했다는 뜻
이다. 임신 초기에 위장과 가슴과 배 등지의 기운이 막혀서 음
식물을 먹으면 곧 토하거나 메스껍고 눈앞이 어찔하거나 어지
러우며 음식 냄새를 싫어 하고 특이한 맛을 즐기거나 나른하고
권태하며 눕기를 좋아 하고 피곤한 것을 이기지 못하는 증상을
오조惡阻라고 하며, 이에 비해 해산한 뒤에 자궁 속의 남은 노
폐물이 어혈이 되어서 신체에 남아 있는 증상을 오로라고 한
다. 여기서 오惡라는 것은 좋지 못하다는 뜻이고 조阻라는 것은
막는다는 뜻이며, 로露라는 것은 이슬처럼 흘러내린다라는 뜻
이니, 오로는 마땅히 속히 쫓아버려야 함을 알 수 있다.

이러한 부분은 《동의보감》에도 분명히 지적하고 있는 중요
한 사실이다. 따라서 산후조리를 하는 한약을 복용한다고 하더
라도 마땅히 한의사의 정확한 진찰을 받고 약을 써야만 하는
것이다. 출산 전에 미리 다니던 한의원에서 진찰을 받아 놓으

오로 산욕(아이를 낳은 후 생식기
가 정상으로 회복되기까지의 기간)
중 자궁과 질에서 배출되는 분비물
을 말한다.

시거나 퇴원시 한의원에 들러 진찰을 받으시는 것이 현실적이라 하겠다. 산후조리원 등에서 무차별적으로 투약하는 약을 복용하거나 기타 진맥없이 함부로 아무 약이나 복용하면 평생을 두고두고 후회할 수 있는 것이다. 진정한 산후조리란 출산 후의 몸 상태를 임신 전으로 되돌려 놓는 것을 의미한다.

왕비의 출산 이후에 의녀는 산모와 아이의 몸 상태를 확인하여 하루에 서너 차례씩 산실청에 보고하여 이를 왕에게 알렸다고 한다. 의녀의 보고 내용은 주로 잠을 잘 잤는지, 음식을 잘 먹는지, 용변을 잘 보는지에 관한 것이었는데, 실제로 임상에서 필자가 주목하는 부분은 앞서 말한 바와 같은 그 증상들 이외에 첨가해서 산후오로가 잘 빠지고 있는지와 체중이 감소되고 있는지의 여부이다. 따라서 출산 후의 산후조리약은 가능한 빨리 쓰는 것이 좋은 것이다. 단 반드시 한의사에게 정확한 진단과 처방을 받아야만 건강을 유지할 수 있는 것이다.

출산 후 3일째 되는 날 산모와 아이는 목욕을 하였다. 아이의 목욕물에는 복숭아뿌리, 매화뿌리, 오얏뿌리와 호두를 넣고 끓인 후에 돼지쓸개를 넣었는데, 산모의 목욕물은 묵은 쑥을 넣어 끓인 쑥탕이었다고 한다. 여기서 약쑥은 보통 황해쑥이라고 부르거나 참쑥이라고 부르는데, 한약재명으로는 애엽艾葉이라는 이름으로 불린다. 그 약성은 따뜻하며 맵고 쓴 맛이 있어 추위를 없애고 통증을 막으며 경락을 따뜻하게 하고 출혈을 지혈시키는 작용을 가지고 있다. 주로 여성에게 많이 쓰이는데, 세균의 발육을 억제하며 여성의 생리통이나 생리불순, 냉대하증에 좋은 효과가 있으며, 습진과 피부가려움증에 약물을 달인

물로 환부를 세척해도 좋은 효과를 본다.

강화쑥이 가장 좋은 것으로 알려져 있는데, 또한 뜸에 쓰이는 쑥도 바로 이 참쑥이다. 그런데 한가지 주의할 점이 있는데, 한약재로 쓰이는 쑥 중에서 '인진'이라는 약명을 가지고 있는 '사철쑥'은 이 애엽艾葉과는 전혀 다른 성질과 효능을 가지고 있으므로 주의해야 한다. 인진은 성질이 차고 주로 간질환이나 황달에 많이 사용하는데 반해, 애엽은 성질이 따뜻하고 통증을 억제하는 효능이 있어서 하복부가 차거나 생리가 고르지 못한 경우에 쓰고, 또 지혈효과가 있어서 코피나 토혈, 자궁출혈 등에 쓰이는 것이 큰 차이점이다. 그러므로 함부로 아무 쑥이나 쓰다가는 오히려 몸을 상하게 될 수도 있는 것이다.

출산 시에 사용되었던 산자리는 출산 당일에 걷어서 붉은색 줄로 묶어 산실문 밖의 위쪽에 매달아 놓았는데, 이때 문 위에 매달려 있게 되는 산자리는 바로 민간에서의 금줄과 같은 역할을 하는 것으로 순산을 알리는 구실을 하였다. 이때 붉은 색은 나쁜 악귀들을 물리치는 의미를 가지고 있는데, 이를 현대적으로 풀어서 생각해보면 큰 의미를 지닌다. 옛날에는 현대의학적인 위생개념이 당연히 부족할 수밖에 없었는데 이 줄은 외부인이 자기도 모르게 묻혀 들어올 수도 있는 나쁜 병균이나 오염물질들을 사전에 차단하는 훌륭한 방어막으로 작용하였을 것이다. 출산 후 7일째가 되면 산실문 밖에서 신생아의 만복을 비는 권초제를 지내고 나서 산자리를 걷는 의식인 권초례를 거행했다. 또한 7일이 지나면 길일을 골라 안태사가 태항아리를 옮겨 태실에 안장을 함으로써, 해산후 7일이 지나면 산모와 신

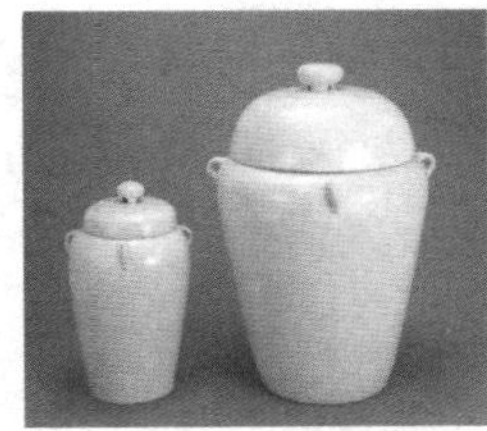

백자 태항아리 아기의 태를 담는 항아리이다. 보물 제1055호. 호림 미술관 소장.

생아의 목욕, 권초 등의 중요한 행사가 모두 끝나고 산실청을 해체하였다. 산후 7일 동안 산모와 신생아에게 큰 탈이 없으면 일단 안심할 수 있었으므로 일단락을 지은 것이다.

그러나 물론 이 일주일만으로 모든 산후조리가 끝난 것은 결코 아니었다. 왕비가 해산을 하면 미역국을 여러 동이 진상한 기록도 있는 것을 보면, 산후의 섭생에도 무척 신경을 썼으리라고 추측해볼 수 있는데, 기본적으로 3×7=21일 동안은 절대 안정기간으로 옛날에는 햇빛조차 피할 정도로 철저히 관리를 하여 외인과의 접촉이나 외부환경과의 차단을 철저히 하였다고 한다.

그리고 권장 산후조리기간은 100일을 잡았으며, 아가가 100일을 맞이함과 동시에 산모도 100일을 맞이하여 경상적인 삶을 살 수 있도록 하였다고 한다. 《동의보감》에서는 산후에 달이 차지 아니한데 과도한 스트레스를 받거나 무리한 육체적 일을 한다든지 함부로 침 치료를 받거나 차갑고 해로운 음식을 마음대로 먹어서 몸을 상하거나 또는 차가운 바람을 쐬게 되면 그 당시에는 깨닫지 못한다 하더라도 크게 건강을 해친다고 되어 있다. 또한 산후 100일이 지난 후에야 부부의 교합을 하여야 된다고 하였으니 특히 유념하여야 할 것이다.

_ 유산 후 조리는 필수이다

유산이나 중절수술을 하게 되면 몸에 해롭다는 사실은 누구나 알고 있다. 그러면 과연 어느 정도나 해로운 것열까? 여성에게 있어서 결정적으로 몸에 큰 손상을 입는 경우는 임신과 출산의 과정일 때가 대부분인데, 그 중에서도 특히 이러한 정상적이지 못한 출산의 경우에 있어서는 몸에 미치는 악영향이 매우 크다고 할 수 있다. 《동의보감》에서는 이러한 경우를 반산半産이라고 하여, 마치 덜 익은 밤송이를 강제로 벌려서 밤알을 꺼내는 것과 같게 보아서 몸이 손상받는 정도가 매우 큼을 얘기하였다. 특히 반산 이후에는 정상분만보다 10배 이상 조치를 취해 줘야 한다고 하여 그 몸의 손상 정도가 10배 이상임을 알려주고 있는데, 일전에 우연히 잠깐 시청한 모 드라마에서도 왕비가 유산을 하게 되자, 담당인 내의원 소속의 한의사가 이러한 언급을 하는 것을 보았다. 중전마마가 앞으로 원자를 생산하시려면 반드시 10배 이상의 조치를 취해야 한다고 말하는 장면이었는데 필자는 그 장면을 보면서, 이 드라마가 대사 처리에 상당히 신중한 자문을 구했다는 느낌을 받았었는데, 이와 같이 궁중에서는 여성의 유산이 건강에 해로움을 끼치는 정도를 매우 심각하게 보았다. 하지만 사회적인 여건을 볼 때 차라리 정상분만을 한 경우에는 그래도 몸조리를 하는 편인데, 이러한 반산인 경우에는 거의 조리를 못하고 있는 것이 현실이다. 미혼인 경우에는 주위의 눈을 의식하여 수술이 끝난 다음날로 바로 출근하거나 학교에 가서 티를 전혀 내지 않으려고 노력하며, 기혼인 경우에도 마치 무슨 죄를 지은 것처럼 당당하게 유산 후 조리를 하지 못하고 몸을 상하게 되고 있는 것이다. 이러한 경우, 훗날 기력이 떨어진 뒤에 몸 이곳 저곳에 문제를 일으키는 것뿐만 아니라 당장 생리나 임신에도 큰 문제를 일으켜서 이후 불임의 원인이 될 수도 있다는 사실을 명심하여야 한다. 따라서 반산 이후의 산후조리는 선택사항이 아니라 필수적이라 할 수 있다.

《동의보감》에서는 본문流産의 원인을 크게 두 가지로 보았는데, 첫번째가 혈기가 허손虛損하여 태胎를 영양하지 못하여서 마치 나뭇가지가 마르면 그 열매가 저절로 떨어지는 것과 같은 경우이며, 두 번째는 노역이나 분노로 인하여 정情을 상하고 내화內火가 움직여서 유산하는 것으로 마치 바람이 나무를 흔들고 사람이 가지를 꺾는 것과 같은 경우로 보았다. 실제로 임상에서 보면 평소에 건강관리를 제대로 하지 않고 있다가 아무 준비 없이 덜컥 임신하고 난 뒤에 수태된 아가를 제대로 성장시키지 못해 성장 정지로 인한 계류유산이 되거나, 임신 중임에도 불구하고 무리한 일을 하거나 정서적으로 과도한 스트레스를 받아 유산을 겪게 되는 경우를 숱하게 본다.

참으로 안타까운 일이 아닐 수 없다. 더군다나 여러가지 개인적 또는 환경적 이유로 인해 의도적으로 임신을 포기하는 경우도 부쩍 많아진 바, 스스로의 건강을 시궁창에 내팽개쳐버리는 것과 다름없다 하겠다. 《동의보감》을 조금 더 자세히 들여다보면, 시정市井과 촌락村落의 사람들이 자기 마음대로 행동하고 위생을 바로 하지 못하면서 자녀의 양육을 괴롭게 여겨 왕왕 독한 초약草藥으로 태아를 놀라게 하여서 패혈敗血*이 내리지 않고 위로 심장을 찔러서 번란煩亂하고 숨가쁜 증상과 땀나는 증상이 교대로 발하여 죽는 수가 많으니 여기에 해독하고 행혈行血*하는 약을 기록하여 구원의 방법을 알린다' 라고 되어

패혈　惡血이라고도 하는데, 기혈순환에 장애가 생겨 발생한 瘀血 등을 일컫는다.

행혈　기혈순환을 촉진시키는 한의학적인 치법을 말한다.

있어 그 당시에도 피치 못할 사정으로 인한 인위적인 유산 때문에 많은 사람들이 건강을 해치고 심지어는 목숨까지 잃는 일이 많았었음을 알 수 있다.

마지막으로 《동의보감》에서는 '반산을 하고 나면, 뒤의 수태受胎에도 또한 영향을 미쳐 그 기간에 다시 반산이 되는 법이니 기혈을 보하는 약과 태원을 견고히 하는 약을 많이 먹어서 그 허虛를 보하고 다음 수태시에는 수태한 지 2개월 반 전에 먼저 청열淸熱*하고 안태安胎*할 약을 먹어서 3월의 유산을 예방하고 또 6개월 반에 이르러서 다시 약을 먹어서 7월의 유산을 예방하여 9개월까지 이르면 거의 우려가 없는 것이다' 라고 하여 다음 임신을 위하여 지극 정성으로 몸관리를 해야만 정상적인 임신과 출산이 가능함을 지적하고 있다. 흔히들 '습관성 유산' 이라고 하여 계속해서 임신과 유산을 반복하는 경우가 있는데, 이는 유산 후의 산후조리를 제대로 하지 못한 채 무리하게 계속 임신을 시도함으로써 비롯되는 것이라 할 수 있겠다. 유산이 일어나게 된 원인을 밝혀 치료하고 몸을 튼튼하게 하여 다시는 일어나지 않게끔 예방을 하기는커녕 계속적으로 더욱 심각하게 몸을 손상시키기만 하니 습관적 유산을 하게 될 수밖에 없지 않겠는가.

이렇게 잘못된 산후조리나 유산 등은 임신 자체에도 문제를 일으키지만, 출산 이후의 여성에게 있어서 평생동안 업보처럼 짊어지고 살게 되는 여러 가지 질병들을 유발시키기도 한다. 가장 대표적인 것이 밑이 빠지는 것처럼 아프며 무릎과 다리로 찬바람이 솔솔 들어온다는 표현을 하게 되는 증상인데, 진료실

청열 몸 속의 쓸모없는 열을 식혀주고 시원하게 해주는 한의학적인 치법을 말한다.

안태 임신한 여성의 태동 불안 등의 증상을 안정시켜, 임신상태를 편안하게 유지시켜 주는 한의학적인 치법을 말한다.

에 있으면 무척 많은 어머니들이 이러한 증상을 호소하면서 찾아온다. 정형외과나 여러 통증클리닉을 다녀도 뾰즉한 방법을 못 찾아내고 한의원에 오게 되는데, 근래에는 그 연령층이 점점 낮아지고 있는 것도 큰 문제이다. 이밖에 요실금이나 치질과 같은 증상을 호소하기도 하며, 이후 골다공증이나 갱년기증후군에까지 영향을 미치게 된다.

기침이나 재채기를 할 때나 또는 크게 웃거나 들넘기를 할 때, 심하면 걸을 때도 소변을 참지 못하고 찔끔찔끔 나오는 증상을 요실금尿失禁이라 하는데, 성인 여성의 40~50퍼센트에서 나타난다고 보고되어 있다. 주로 중년 이후의 여성에게 흔히 나타나는데, 요실금에서 가장 흔한 형태인 긴장성(복압성) 요실금은 대부분 반복되는 출산과 분만후 산후조리를 잘하지 못하거나 자궁적출술과 같은 수술 또는 폐경기 이후 여성호르몬의 결핍과 비만 등이 주요 원인으로 꼽힌다.

따라서 부인과 질환의 치료에 있어서 가능한 수술요법은 피하는 것이 좋으며, 규칙적인 운동으로 적정한 체중을 유지해야 한다. 요실금이 기능성 이상이라면 한방치료 효과가 좋다. 한방에서는 신장과 방광 기능의 허실을 분류해 치료하는데, 신장과 방광을 따뜻하게 하면서 보해주고, 하초下焦의 기운을 북돋우는 처방을 많이 쓴다. 복분자라 부르는 산딸기는 산에 자생하는 나무딸기의 열매를 일컫는데, 복분자란 명칭은 산딸기를 먹은 노인이 소변을 시원하게 보자 요강이 엎어졌다는 데서 유래된 것으로, 산딸기를 먹을 경우 소변줄기로 요강을 뒤엎을 만큼 힘이 강해지게 된다는 뜻의 엎을 복覆 자와 동이 분盆 자를 써서 복분자란 이름이 붙었다는 것이다. 따라서 신장의 기능을 강화하며 요실금을 치료하는 효과가 있다.

요실금 못지 않게 많이 호소하는 질환이 바로 치질이다. 치루痔漏와 치열痔裂과 치핵痔核 등으로 나뉘어지지만 총칭해서 치질이라고 하는데, 여성에게 있어서 이 질환은 거의 대부분 산후조리가 제대로 안 되었거나 다산多産 또는 유산 등으로 인하여 배에 힘이 빠지고 중기中氣가 하함下陷되어서 나타나는 증상으로 본다. 우리가 보통 '배에 힘주라' 는 말을 많이 하기도 하고 또 듣기도 한다. 사람의 몸에는 항상 일정 수준 정도의 긴장력이 작용되어 뱃속의 장기들이 아래로 처지지 않게 해주는데, 그 중기가 약해지면 치질이나 탈장 자궁하수 등의 병이 생기게 되는 것이다. 또한 배에 힘이 없으면 허리도 굽어지기 쉽다고 보는데, 허리가 일찌감치 굽어버린 할머니들의 경우에는 출산이나 유산을 많이 겪으신 경우가 많다.

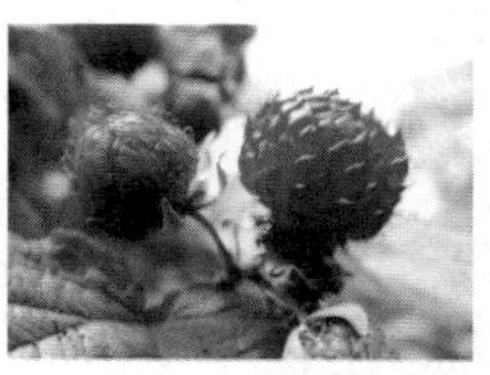

복분지 산딸기 장미과에 속하는 낙엽관목으로 주로 우리나라의 남부지방에 많이 야생한다.

궁중에서 겪는 왕비의 화병

일반적으로 왕비의 생활공간은 궁궐 안쪽에 제한되었다고 한다. 조선시대에는 궁궐을 비롯하여 양반의 가옥 구조도 남녀유별에 따라 구분되어 안채에는 여성들이 살고 남성들은 바깥 사랑채에 기거하였는데, 왕비도 궁궐의 안쪽 공간, 즉 내전에 살았던 것이다. 왕비는 내정의 중심에 자리하여 궁중의 기강을 잡았기에, 왕비가 거처하는 내전은 중전이라고도 불렀다. 이밖의 후궁과 궁녀들의 생활공간은 내전 주변에 위치하였다. 그래도 후궁은 별도의 독립 건물에서 거처하였지만, 궁녀들은 내전을 둘러싼 행랑의 방에서 살았다.

궁녀들은 왕비뿐만 아니라 후궁과 대비 등 독립 건물에 사는 사람들에게도 배속되었는데, 이들 역시 독립 주의 행랑에서 살았다고 한다. 이처럼 철저하게 여성의 공간든 제한되어 있었으며, 여성이 정사에 관여하는 것을 매우 좋지 않은 현상으로 보았다. 물론 조선 중기 이후로는 왕의 어머니인 대비가 어린 왕을 대신해서 섭정을 하는 경우가 늘어났지만, 이를 좋게 여기지는 않았다. 단종의 숙부인 세조가 어린 왕을 몰아내고 대신 왕위에 오르게 되었던 역사적 사실 때문에 왕위를 절대 넘보지 않을 위치에 있는 왕의 어머니에게 정사를 맡겼을 따름이었다. 이처럼 평생을 자신의 처소에서 벗어나지 못한 채 외롭고 쓸쓸하게 갇혀 지내야 했던 왕비를 위해서 특별히 왕비의 침소인 경복궁 교태전 뒤에는 보물 제 811호인 '아미산'이라는 공간이 마련되기도 하였다. 나름대로 왕비의 갑갑함과 괴로움을 덜어주고자 한 방편이 아니었나 싶다.

현대 여성에게 있어서 이러한 부분은 많이 개선도어졌다고 할 수 있으나, 화병의 원인이 되는 스트레스의 양과 질은 더욱 더 폭넓고 깊숙해졌다고 볼 수 있다. 여성의 사회 진출이 많아졌지만, 근본적으로 남녀평등이 아직 완전히 이루어지지 않은 상태에서 여성이 겪게 되는 업무 내외의 스트레스는 남성보다 더 심하다고 할 수 있으며, 전업 주부의 경우라 하더라도 사정은 크게 다르지 않다. 보통 여성의 몸을 가장 상하게 되는 임신과 출산 즈음부터 시작하여 자신의 몸을 관리하기보다는 항상 남편과 자식의 건강부터 우선적으로 생각하고 관리하게 마련인 것이 한국 어머니들의 마음이다.

그런데 정작 폐경기 때에 이르고 나면, 몸 여기저기에 그 동안 억눌려 왔던 여러 증상들이 한꺼번에 나타나기 시작하는데, 문제는 겉으로는 크게 증상이 드러나지 않는다는 사실이다. 무심한 남편과 자식들은 왜 병원가지 않냐고 짜증만 내기 쉽상이고, 이때 어머니들은 마음을 크게 상한다. 가뜩이나 그 동안 마음 속에 차곡차곡 쌓아온 스트레스가 울화로 바뀌어 있는데, 여기다가 서러운 마음까지 더해지니 그 증상이 확연히 심해질 수밖에 없다. 진료실에서 증상을 이야기하다 한숨과 함께 눈물 짓는 어머니들이 너무도 많다는 사실을 남자들은 잘 모른다.

이러한 증상들은 보통 여성의 생리가 그치는 45~55세 전후의 갱년기에 많이 나타나지만, 요즘은 30대 후반부터 갱년기증상을 호소하는 여성들이 많다. 흔히 나타나는 갱년기증후군의 증상으로는 얼굴에 열이 화끈 달아오르거나 붉어지고 식은땀이 나면서 가슴이 두근두근 뛴다. 열이 났다 식기를 반복하면서 머리가 아프고 어지럽고 어깨죽지가 결리고 혈압이 오르락내리락 한다. 또 월경장애와 더불어 대하의 증가, 골다공증, 자궁출혈, 요통, 전신 권태감과 속이 더부룩하면서 식욕이 없고 대변이 시원치 않으며 소변을 자주 보게 되고, 보고 난 후에도 시원치 않은 느낌이 들며 배뇨통이 발생하기도 한다. 그 밖에 입이 잘 마르고 기미나 주근깨가 끼면서 간지러움증과 함께 마비감이 나타나기도 하고 갑자기 살이 찌거나 반대로 수척하기도 한다. 정서적으로도 초조함과 더불어 걸핏하면 화를 잘 내면서 우울해지고 눈물을 쉽게 흘린다.

또한 여성호르몬의 감소로 인해 골다공증이 나타나기도 하는데, 골다공증이란 뼈를 형성하는 성분인 골기질과 무기질이 지속적으로 감소하여, 골량이 전반적으로 적어지는 질환으로 골밀도검사를 하면 마치 구멍이 뻥뻥 뚫린 듯하다 하여 골다공증이란 병명이 붙은 질환이다. 쉽게 말해 뼈가 약해졌다고 볼 수 있으므로, 임상적으로는 통증이 발생되거나 가벼운 기침만으로도 뼈가 부서져 내리는 압박골절이나 뼈의 구즈변형 등이 잘 발생한다.

서양의학적 개념으로 볼 때, 이러한 질환은 여성호르몬의 부족으로 인해 발생되어지는 것이기 때문에 호르몬을 몸 속으로 투여하여 치료를 한다. 실제로 상당히 효과가 있어서 마치 마술을 부리는 것 같다. 하지만 효과가 좋다고 해서 함부로 약을 복용할 수는 없는 일이다. 다들 아다시피 마약의 일종인 몰핀은 그 진통효과가 매우 탁월해서 말기 암환자에게 투약되고 있으나 마약의 부작용 때문에 일반적인 통증의 경우에는 쓰이지 않고 있다. 효과가 좋은 약이 무조건 몸에 좋은 것은 아닌 것이다.

마찬가지로 호르몬제제의 부작용은 양방의학계 내에서도 아직 그 부작용이 확실히 밝혀지지 않아 논란이 많은 약물이다. 그것은 부신피질 호르몬인 스테로이드제제도 마찬가지인데, 그 약효가 무척이나 뛰어나기 때문에 일부 몰지각한 약사들이 한약에 몰래 섞어서 투약하였다가 적발된 사례도 있었다.

또한 실제로 호르몬제제의 장기투약이 범인으로 지목되는 질병도 많이 있으며, 외국에서는 이미 그 부작용으로 인해 사용이 많이 제한되고 있는 실정이다. 2002년도에 미국국립보건원(NIH)에서는 1만 6,600명의 임상실험환자들에게 더 이상 호르몬제를 복용치 말라는 서한을 보내어 호르몬대체요법의 위험성을 경고하였다. 한의학적으로도 인체의 자연스런 생리를 역행하는 치료법에 대하여 많은 우려를 표하고 있는데, 일례로 폐경을 맞이한 여성에게 있어서 에스트론제제를 투약하여 끊겼던 월경이 다시 나오게 되는 것은 자연스러운 인체생리 현상에 역행하는 것으로 본다.

물론 복합요법으로 생리를 안 하게 하는 방법도 있지만 이 또한 몸에 좋을 리는 없다고 본다. 불행히도 여러 가지 이유에 있어서 골다공증 클리닉이나 산부인과에서 예방 및 치료 차원으로 호르몬 제제를 권장하고 있다. 또한 일부 몰지각한 사람들에게서는 피부미용을 위해서 좋다거나 젊어진다는 이유로 마치 보약처럼 생각하고 그 약물을 복용하는 경우가 있는데, 사람의 몸에서 어떤 성분이 모자라게 된다면 다 그만한 이유가 있는 것이다. 그 근본적인 이유를 무시한 채 외부에서 무조건 그 성분만을 공급하려는 발상에도 문제가 있을 뿐더러, 그 약물의 위해성이 아직 제대로 검증되지도 않았는데 함부로 남용을 한다는 것은 정말 위험한 생각이 아닐 수 없는 것이다. 또한 일단 호르몬요법을 시작하게 되면, 그 중단이 매우 힘들다는 것도 생각해 볼 일인데, 실제로 호르몬요법을 중단하려고 하다가 처음의 상태보다 더욱 힘들게 악화되어 약물 복용을 끊지 못한다는 것은 널리 알려진 사실이다. 따라서 호르몬요법은 수술요법의 경우와 마찬가지로 더 이상 선택의 여지가 없을 정도로 막다른 지경에 이르렀을 때에 어쩔 수 없이 택해야 하는 마지막 치료법이라 할 수 있겠다.

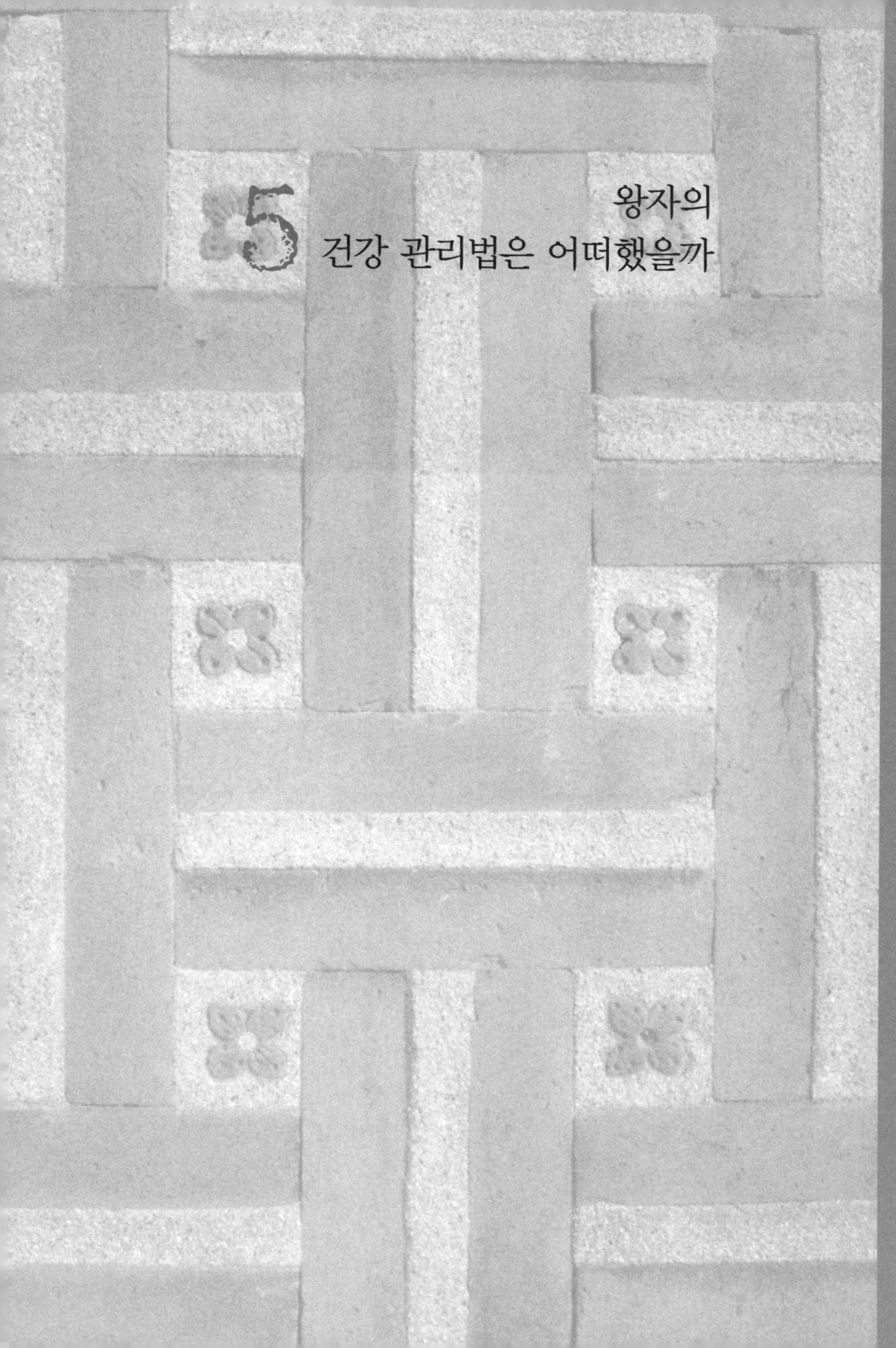
5
왕자의
건강 관리법은 어떠했을까

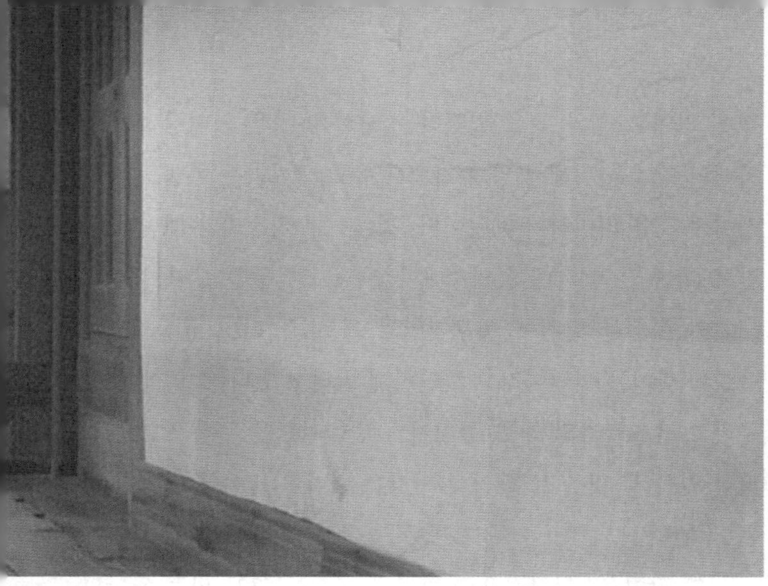

　왕정국가인 조선에서 왕자의 출생과 건강은 매우 큰 의미를 가진다. 바로 다음 대에 왕위를 계승할 귀중한 존재이기 때문이다. 따라서 왕에 못지 않은 건강관리 시스템이 도입되었을 것이다. 조선 전기에는 왕비가 아들을 출산했을 때 사흘 동안 소격전에서 복을 기원하는 절차가 있었다고 한다. 이 소격전이란 곳은 왕실에서 도교의 재초齋醮*를 거행하기 위하여 설치한 관서로서, 유교를 국가의 통치이념으로 삼고 있는 조선시대에서 항상 논란거리가 되다가 결국 중종 때 조광조를 비롯한 신진 사류들의 집요한 요청에 의해 선조 이후로 아주 폐지된 곳이다.

　도교는 세상을 속이고 어지럽히는 좌도左道인 이단異端으로 인식되었기에 왕비나 왕이 직접 소격전에 가서 태상노군에게

재초　재앙을 물리치고 복을 기원하는 일을 당사자를 대신하여 도사가 여러 신에게 빌어주는 도교 제례 의식을 말한다.

절을 하며 아들의 복을 빌었다는 사실은 매우 의미심장하다. 자식의 앞날을 위해서 왕의 지체나 유교 국가라는 현실도 잠시 접어둔 것을 의미하기 때문이다. 정치하는 위정자가 배움의 근간으로 손꼽았던 《대학》의 '대학장구서' 서문을 보면 불교와 도교의 사상을 일컬어 허무적멸의 가르침이라고 규정지으며 유교에 반하는 이단이라고 확연하게 밝히고 있다. 그럼에도 불구하고 유교국가의 최고 통치자가 반대여론을 무릅쓰고도 그러한 일을 한 것을 보면 자식 사랑은 예나 지금이나 변함이 없는 것 같다.

이와 같이 온 국가적으로 관심과 애정을 쏟게 되는 왕자의 건강관리 시스템은 현대에 있어서도 매우 의미하는 바가 크다. 근래에 들어서는 자녀를 많이 낳지 않아 한 가정에 하나 정도밖에 없는 경우가 많다. 그래서 애지중지하고 온갖 정성을 기울여 키움으로 인해 오히려 뜻밖에 건강을 해치기도 하는데, 조선시대에 있어서 귀하디 귀한 존재인 왕자의 건강관리법을 익혀 현재의 어린아이들에게 적용시킨다면, 장차 나라를 짊어지고 나갈 훌륭한 사람으로 키울 수 있을 것이다.

태어나서 돌까지는 기본이다

왕비가 출산을 하게 되면, 의녀는 산모의 몸 상태를 확인하여 하루에 서너 차례씩 산실청에 보고하여 왕에게 알렸다. 의녀의 보고 내용은 주로 잠을 잘 잤는지, 음식을 잘 먹는지, 용변을 잘 보는지에 관한 것이었는데, 이는 갓 출생한 아가에 관한 사항도 마찬가지였다. 또한 출산 후 3일째 되는 날에 하는 아가의 목욕물에는 복숭아뿌리, 매화뿌리, 오얏뿌리와 호두를 넣고 끓인 후에 돼지쓸개를 넣었다고 하는데, 《동의보감》에도 아기가 태어난 지 3일 만에 목욕을 시키되 반드시 호랑이의 두개골과 복숭아나무가지와 돼지쓸개 등을 금이나 은그릇에 넣고 달인 물로 씻어 주라고 되어 있다.

여기서 호랑이의 뼈는 소염과 진통작용이 있어서 관절염에 많이 쓰이는데 근육과 뼈를 튼튼하고 굳세게 하는 효과가 있기 때문에 사용되어진 것 같다. 또한 하룻밤에 1천 리를 왕래하며 산의 모든 짐승을 다스리는 산군山君의 기상을 이어받고자 하는 뜻도 있었을 것이다. 복숭아가지는 액땜을 하기 위한 것으로 사용되지 않았나 생각이 들며, 돼지쓸개의 경우에는 평상시에 목욕시킬 때도 더운물에 풀어 씻어 주면 피부병에 좋다고 되어 있는데, 조선시대 왕들의 고질적인 피부병을 예방하고자 한 뜻으로 보인다. 돼지쓸개는 맛이 쓰고 성질이 차가 와서 열을 내리는 작용이 있으므로 양호한 효과를 거둘 수 있었을 것이다. 또한 산자리는 출산 당일에 걸어서 붉은색 줄로 묶어 산실문 밖의 위쪽에 매달아 놓았다. 문 위에 매달려 있는 산자리는 민간의 금줄을 대신하는 것으로 순산順産을 알리는 역할을 하였으며, 아가와 엄마를 위해 외인外人을 막는 역할도 하였다.

실제 옛날에는 아가가 있는 방의 창문도 다 가려서 갓 태어난 아가에게 햇볕이나 불빛이 닿지 않도록 힘썼는데, 이는 엄마 뱃속의 어둠 속에서 열 달 동안 적응되어 있던 아가가 갑작스레 밝은 빛에 노출됨으로 인해 정신적·육체적인 충격이 심하게 있을까 걱정하여 행한 조치였다. 이 또한 일리 있는 말이 아닐 수 없으니, 이를 적용시켜 본다고 한다면 아가의 출생 시점에 있어서 조명은 최대한 어둡게 하고, 그 이후로 점차 조금씩 밝게 조명을 높여 아가가 빛에 적응할 수 있게 도와주는 것이 옳다 하겠다.

7일째가 되면 산자리를 걷는 의식인 권초례를 거행하였는데, 왕비가 출산할 때 권초례를 행하는 관리는 건강하면서 후손도 많고 관직 생활도 평탄하게 잘 지낸 사람 중에서 선발하여 왕자의 다복多福을 기원했다고 한다. 하지만 후궁은 호산청의 관리가 그대로 권초례를 행하였다고 하여 차별을 두었음을 알 수 있다.

이러한 권초례 전에는 산실문 밖에서 커다란 솥에 쌀, 실, 비단, 은을 올려 놓고 신생아의 만복을 비는 권초제를 지냈다고 한다. 이때 사용하는 쌀을 명미命米, 실을 명사命絲, 비단을 명주命紬, 은을 명은命銀이라고 하였는데, 운명 또는 목숨과 관련된다고 하여 명命 자를 붙였으니, 그 뜻이 매우 의미심장하다. 이윽고 권초관은 산자리를 걷어서 함에 넣었으며, 권초제가 끝나면 산자리를 모시자루에 넣은 후 붉은 보자기로 쌌고 겉에 권초관의 관직 성명을 기록한 후에, 의장을 갖추어 권초각으로 옮겨 보관하였다고 한다.

한편 7일째에는 태를 정결한 물과 향기로운 술로 씻는 세태라는 의식을 거행하였다고 한다. 출산 때 받아두었던 태는 백자항아리에 넣어 보관하는데, 이렇게 씻은 태는 다시 동전 하나를 넣은 백자항아리에 담았으며, 태를 넣고 나면 입구를 밀봉하고 세태洗胎한 날짜와 책임자 및 태 주인공의 이름을 적어서 붙여두었다. 그리고 길일을 골라 안태사安胎事가 태항아리를 옮겨 태실胎室에 안장을 하는데, 태를 넣은 이중의 항아리를 둥그런 동상자에 넣고, 태의 주인공과 안태한 날짜를 쓴 지석을 석실에 같이 넣어 안장하였다고 한다. 이때 석실 위에는 석물을 설치하였고, 주위에 난간을 두르고 앞에는 비석을 세웠는데, 만약 태가 왕의 것이라면, 석물과 난간을 더욱 웅장하게 만들어 다른 것과 구별되도록 하였고, 태실 주변에는 사찰과 수호군들을 두었다고 한다. 조선시대에 전국에 걸쳐 있던 대부분의 왕실 원당(명복을 비는 절)은 태실과 관련이 있으니, 왕실에서는 사람의 일생이 태와 관련이 있다고 생각하여 명당을 골라 안장하였다고 한다. 명당으로는 충청도는 물론 멀리 경상도 지역까지 조선 팔도의 명산이 선정되었다.

이렇게 해산解産한 지 7일이 지나면 산모와 신생아의 목욕, 권초 등의 중요한 행사가 모두 끝나고, 산실청을 해체하였다. 이로써 산실청은 해체되었으나 왕자의 건강관리는 이때부터 시작이라고 볼 수 있다.

우선 생후 처음 3일간은 아무 것도 먹이지 않는다고 하였다. 아기는 태어나면서 3일 정도 견딜 수 있는 영양분을 뱃속에 저장하고 나오기 때문에, 특별히 무언가를 먹일 필요는 없다고 하였다. 산모도 3일 정도 되어야 젖이 불기 시작하니 매우 이치가 합당하다고 할 수 있다. 또한 생후 4일째에는 반드시 초유를 먹여야 하니, 초유의 중요성은 현대의학적으로도 많이 연구가 되고 있다. 이후의 면역상태와 영양상태에 필수적이라 하니 반드시 먹이도록 한다. 또한 이후 가능한 모유를 먹여야 함은 이제는 새삼스레 강조하지 않아도 될 사항이라고 본다. 특히 산모의 건강회복을 위해서도 모유를 먹이는 것이 좋으므로 특히 유념하여야 하며, 만약 모유 분비가 원활치 않으면 즉시 담당 한의사와 상의하여야 한다. 보통 임상적으로는 유즙 분비 통로가 막힌 경우와 영양부족으로 모유 생산 자체가 잘 안 되는 경우의 두 가지로 나누어 치료한다.

두 번째로 생후 100일간은 눕혀서 키운다. 이 시기는 몸의 기본 틀이 형성되는 기간이므로, 모든 형태와 기관이 자리를 잡아 완성될 때까지 눕혀서 키워야 한다. 따라서 100일까지는 집 안에서 기르는 것이 옳다. 원래 100일 잔치도 가족들만 모여서 간략하게 치르는 것이 이에 해당하며, 이 시기 이후로 산모도 산후조리에서 벗어나 정상적인 생활을 영위할 수 있다.

세 번째로 생후 200일까지는 업어서 키우는 시기이다. 만약 이때 아기를 안아서 키우면 엄마의 가슴과 아기의 가슴이 서로 만나게 되어 상호 뜨거워지기 때문에 아기의 기관지가 나빠지게 된다고 한다. 따라서 업어서 키워야 차가운 등의 기운으로 인해 아기의 더운 가슴 열이 조정되고, 척추가 바르게 펴지고 힘이 주어지며 목운동이 자유로워져서 목뼈가 제대로 형성된다. 이 시기를 제대로 보내지 못하면 척추 구조에 이상이 오게 된다.

네 번째로 생후 300일까지는 기어다니게도 하고 앉히기도 한다. 이 시기는 이미 형성된 척추가 바야흐로 단단해지는 시기인데, 기어다니면서 허리뼈의 굴곡이 완성된다. 만약 너무 빠른 시기에 아기를 앉히거나 걷게 하면 척추가 휘거나 주저앉을 수 있으니 주의해야 한다. 따라서 돌 전후에 걸음마를 시작하는 것이 좋다고 말할 수 있겠다. 마지막으로 생후 11, 12개월째부터는 밥을 씹어서 먹이도록 한다. 생후 10개월이 경과되기 전에 함부로 밥을 먹여서는 안 되는데, 이 시기에는 위胃의 형태는 있으나 소화기능이 완전하지 않으므로 소화되기 쉬운 죽이나 우유 같은 음식을 주도록 한다. 돌이 지나면 밥알을 소화시킬 수 있는 능력이 생기므로 밥을 먹이는데, 옛날에는 엄마가 밥을 씹어서 먹였었다. 이렇게 먹이게 되면 엄마의 소화액으로 아기의 소화기능이 튼튼해지며, 아기가 쉽게 밥과 친해지게 된다.

이밖에 젖먹인 뒤에 밥을 먹이지 말고 밥 먹인 뒤에 역시 젖을 먹이지 않도록 한다. 밥과 젖이 섞이면 소화가 어렵고, 복통과 여러 가지 병을 유발할 수 있기 때문이며, 너무 두꺼운 옷을 입히지 말고, 날씨가 따뜻하면 바람과 햇빛을 받게 해야 한다. 너무 아기를 보호해서 키우면 뼈와 근육이 약해져 병에 걸리기 쉽기 때문이다. 조선시대 왕실의 왕세자 교육방법 중에는 인두사신 수련법이라고 하는 것이 있었다고 한다. 큰소리로 소리내어 방대한 책을 읽고 외워 사람으로서의 두뇌를 연마할 뿐만 아니라, 몸과 팔다리는 야수와 같이 강건하게 단련시키기 위해 새벽 4시에 일어나 건식과 습식의 피부마찰을 하였다고 한다. 추운 겨울에는 눈으로 온몸을 비볐으며, 영하의 혹한에도 솜을 넣지 않은 홑저고리 바지를 입고 견뎌야 했다고 하니, 정말 극기훈련을 방불케 한다. 신체를 단련하여 갖가지 잡병이 범접하지 못하게 하기 위해 홑저고리와 홑바지를 입고 야간훈 련까지 했다고 하니, 진정으로 건강을 위하고 몸과 마음을 단 련시키는 방법이 무엇일지 잘 생각해 보아야 할 것이다.

아파도 어지간하면 그냥 지켜보아라

《동의보감》에서는 아기를 기르는 열 가지 방법으로, '첫번 째 등을 따뜻하게 하고, 두 번째 배를 따뜻하게 하며, 세 번째 발을 따뜻하게 하고, 네 번째 비위脾胃를 따뜻하게 하며, 다섯 번째 머리를 서늘하게 하고, 여섯 번째 가슴을 서늘하게 하며, 일곱 번째 이상한 물건으로 놀라게 하지 말고, 여덟 번째 울음 을 그치기 전에 우유를 주지 말며, 아홉 번째 함부로 약을 주 지 말고, 열 번째 목욕을 적게 시킨다' 라고 말하였다. 등과 배 와 발과 위장계통을 따뜻하게 해줌으로써 소화를 촉진시켜 성 장을 도와주고, 머리와 가슴을 시원하게 해주어 열이나 화가 맺히지 않게 해주며, 아기들에게 가장 흔한 질병인 경기와 젖 먹다 토하는 증상을 막으려고 하였음을 볼 수 있는데, 특히 주 목할 부분은 함부로 약을 쓰지 말라고 한 부분이다.

옛말에 '남자 열 사람의 병을 치료하기보다 부인 한 사람의 병을 치료하기 어렵고 부인 열 사람의 병을 치료하기보다 어린

아기를 잘 기르고 보호하는 법

《동의보감》에는 조호가(調護歌)라고 하여 아기를 잘 기르고 보호하는 법에 관한 노래가 있다. 내용을 살펴보면 너무 아기가 하자는 대로 오냐오냐 하고 받아주게 되면 오히려 아기에게 해로움을 지적하였으며, 너무 많이 먹여도 소화불량이 올 수 있음을 지적하였고, 너무 두껍게 입거나 너무 따뜻하게만 입히면 오히려 저항력이나 면역성이 떨어져 아기가 질병에 시달릴 수 있음을 경고하였다. 요즘 젊은 부모들이 자식에 대한 사랑이 너무 지나쳐서 그로 인해 오히려 아기가 정서발달이 잘못되거나 비만이 되거나 잔병치레를 달고 사는 일들이 비일비재하고 있는 상황에서 깊이 가슴에 새겨두어야 할 노래라고 본다.

어린아이 기르는데 조리보호 필요하고
알뜰하게 보살피되 뜻만받아 주지말세
젖을과히 먹고나면 소화작용 잘못하여
먹은것이 체하여서 구토설사 하기쉽고
덥게입혀 좋지않고 얇은옷이 적당하네
바람아니 불거들랑 햇빛자주 보여주고
차게하고 덥게함은 시절따라 맞게하리

이 한 사람의 병을 치료하기가 어렵다'고 하였는데, 이것은 어린이에게는 증상을 묻기 어렵고 맥을 진찰하기 어려워서 치료하기가 더욱 힘들기도 하거니와, 5장 6부가 든든하지 못하고 피부와 뼈가 연약하며 혈기가 왕성하지 못하고 또 경락經絡이 가는 실과 같으며 맥박과 호흡이 약해서 금새 병의 상태가 바뀌기 때문에 소아질병의 치료를 어려운 것으로 여겼기 때문에 나온 말이라고 할 수 있다. 그러나 단지 그것 때문만으로 약을 함부로 쓰지 말라고 말한 것은 아니었다.

어린이들은 한창 성장기에 있기 때문에 성장 발육하는 기운이 무척 강하며, 질병의 자체회복능력 또한 대단히 강하다. 따라서 심각하게 위급한 병이 아닌 경우에는 거의 대부분 자기 스스로 병을 회복하는 경우가 많다. 예를 들어 아가가 설사를 한다고 하자. 필자는 2~3일간은 그냥 설사하도록 내버려두라고 한다. 물론 탈수현상을 일으킬 만큼 위급한 상황을 방치해서는 안 되겠지만, 대부분의 장염이라고 일컫는 소화불량의 경우에는 위장胃腸 스스로가 자신에게 독소가 되는 물질들을 빨리빨리 무정차 통과시키고 난 다음에는 알아서 정상적으로 회복되는 경우가 많다.

열이 있다고 해서 무조건 해열제를 먹여서도 안 된다. 필자는 열이 있으면 체온계를 보지 말고 항상 귀를 만지라고 얘기해준다. 귀를 만져보아 차가우면 설사 몸에 열이 있다고 하더라도 자신 스스로 제어하고 통제하는 열이기 때문에 해열제를 쓸 필요가 없다고 한다. 만약 귀마저 뜨거우면 빨리 해열제를 쓰라고 한다. 이는 열과 싸우던 마지막 보루가 무너진 셈이기

때문이다. 우리가 뜨거운 물체에 손을 데면 무의식적으로 바로
귀에 손을 가져가는 이유도 다 여기에 있다고 본다.

한의학에는 변증열變蒸熱이라는 개념이 있다. 아기가 태어난
후 32일만에 한 번씩 변하는데, 이때 열이 나면서, 기침과 콧물
이 있고, 토하기도 하고, 설사를 하기도 하며, 뭔가에 놀란 거
같기도 한 것이 흡사 감기와 유사한 증상을 나타나게 된다. 이
것은 아이의 몸과 정신이 커 가는 정상적인 과정으로서, 용광
로를 거쳐야 쇠가 단단해지듯이 적당한 열이 필요한 것으로 보
는 것이다. 이때의 구분점이 바로 귀와 엉덩이가 찬 것이다.
치료하지 않아도 저절로 낫기도 하므로 함부로 약을 먹일 필요
가 없는 것이다.

물론 시급히 약을 써야 되는 경우도 있다. 스스로 회복하라
고 놓아두었을 때 오히려 질병에 눌려서 상태가 악화되어 생명
을 위협하게 되는 경우도 있다. 또는 인체의 이상으로 인해 정
상적인 성장에 방해가 되어 발육에 문제가 생길 수도 있다. 이
런 판단은 의사에게 일임하는 것이 좋으며, 의사가 치료를 권
하는 경우에 한해 치료를 하는 것이 좋다. 아래에 언급하는 몇
가지 병증은 내버려두기보다는 빨리 치료를 하는 것이 좋다.

경기를 일으킬 때는 이렇게 하라

어린이병에서 가장 위급한 것은 경풍驚風증이다. 한의학에
서는 경풍증을 급경풍急驚風, 만경풍慢驚風, 만비풍慢脾風 등의 3
가지 경우로 나누어 치료한다. 문헌의 기록을 보면 발작이 3번

이상이 되면 간질로 전변이 될 수 있다고도 보았으며, 실제 옛날에는 목숨을 잃는 경우도 많았기 때문에 비교적 귀급한 병으로 보았다. 경驚이란 말 그대로 놀라는 것이다. 보통 아기가 허약해서 근심하고 무서워하면서 가슴이 두근거리고 기가 질리며 정신이 산만해지다가 담연痰涎*이 왔다갔다해서 생기는데 설사는 반드시 푸른 것을 누며 점차 풍風을 일으킨다고 되어 있다. 심한 경우 간질처럼 발작을 일으키기도 하며, '잠경기'라고 하여 깊숙이 잠이 들어 깨워도 일어나지 않은 채 잠만 계속 자서 부모 마음을 애타게 하기도 한다.

보통 한의원에 가보면 대부분 구급약으로 우황포룡환牛黃抱龍丸을 비치해두고 있다. 《동의보감》에 급경풍과 간경풍으로 담이 있는 기침을 하며 일정한 시간에 경련이 이는 것을 치료하며, 경풍을 진정시키고 정신을 안정시킨다고 되어 있으니, 상비약으로 두는 것도 나쁘지는 않겠다. 3살 난 어린이에게는 한 번에 1알씩, 5살 난 어린이에게는 2알씩, 10살 는 어린이에게는 한 번에 3~5알씩을 먹인다고 되어 있다.

__ 도한이 날 때는 이렇게 하라

도한盜汗은 잠잘 때는 땀이 나다가 잠에서 깨어나던 곧 땀이 멎는 병증으로 일명 침한寢汗이라고 하는데, 잠을 잘 때 도둑과 같이 몰래 나는 땀이라는 의미에서 나온 말이다. 식은 땀의 일종으로서 땀을 흘린 후에 불쾌감과 피로감과 허약감을 느낀다. 활동할 때에 분비되는 땀의 경우에는 체열을 발산시키고 노폐물을 제거시키는 작용을 하기 때문에 그나마 좋은 것으로 보지만, 이렇게 잠잘 때에 흘리는 땀은 새는 것으로 본다.

대부분의 아이들에 있어서 조금씩은 나는 것이 정상이지만 옷이 젖거나 베개가 젖을 정도라면 주치 한의사와 상담하는 것이 좋다. 어른들의 경우에는 특히 폐결핵과 같은 만성 소모성 질환 환자에게 많이 나타나는 증상이다. 체내의 음기와 양기의 균형이 어그러져 있거나 진액이 부족해져 있을 확률이 높으므로 치료를 서두르는 것이 좋겠다.

__ 야뇨가 있을 때는 이렇게 하라

미국 정신의학회에서는 의학적으로 소변을 가릴 수 있는 나이인 만 5세가 넘은 어린이가 이불이나 옷에 소변을 지리는데, 일주일에 2회 이상 3개월 연속하여 소변을 가리지 못하거나, 이 일로 인해서 본인이 대단히 큰 스트레스를 받고 사회적 혹은 학업에 지장을 주는 질환으로 야뇨夜尿를 정의하고 있다. 평균적으로 낮에 소변을 가리는 시기는 21.4개월이며, 밤에 가리는 시기는 27.3개월이지만 본인과 주변에서 밤에 오줌을 싸는 문제로 괴로워한다면 빨리 치료를 해주어야 할 것이다.

특히 필자의 경우에는 잠을 자다 일어나서 오줌을 누는 것 또한 정상적인 비뇨생식기의 발육성장에 문제가 있는 것으로 보아 치료를 권유한다. 보통 두 가지의 경우로 나누어 치료하는데, 태어나서 한 번도 오줌을 가리지 못하는 선천적인 경우와 특별한 사건을 겪은 후에 잘 가리던 소변을 다시 가리지 못하게 되어 버린 후천적인 경우로 나누어 치료한다. 후자의 후천적인 경우에는 보통 동생이 생긴 경우에 많이 나타나는데, 심인성 치료도 같이 고려해 주어야 한다. 필자의 경험상 아무래도 후천적인 경우가 더 쉽게 잘 낫는다.

__ 알레르기성 비염과 아토피성 피부염

조선의 18대 왕인 현종은 여러 차례 학질을 앓기도 했지만, 눈병과 피부병으로 고생했다고 한다. 병 치료를 위해 온천에 행차하여 한 달 정도 목욕을 하고 나서야 증세가 호전되기도 했는데, 여기에 재미를 붙인 현종은 기회만 닿으면 온천에 가려고 갖은 핑계거리를 찾고는 했다. 한편 피부병 이외에 눈병으로도 무척 고생하여 서촉西蜀에 있다는 눈병 치료게 매우 신통한 약을 구하고자 노력하는 모습이 실록에 보인다.

현종은 인사 낙점을 못할 정도로 안질이 매우 심했다고 한다. 우리는 여기서 현종이 조선왕 중에서 유일하게 남의 나라 땅인 청나라에서 태어났다는 점과 평생을 눈병과 피부병으로 고생했다는 점을 주목해볼 필요가 있다.

알레르기 질환은 체질 질환으로 알려져 평생 고생하는 경우가 많으며, 환경의 변화에 무척 민감한 반응을 보인다. 그 기전을 보면 알러젠(Allergen)이라는 원인물질에 대해 보통 사람은 멀쩡한데, 유독 이 알레르기 체질인 사람만 그 항원에 반응하여 호들갑을 떨게 되는 질환으로서 주로 환경과 접촉하는 부위인 피부와 호흡기와 눈으로 그 증상이 나타난다.

필자는 현종이 알레르기 질환으로 눈병과 피부병을 앓았으리라 추측한다. 근래 미국시민권을 얻기 위해 원정출산을 하는 몰지각한 이들이 있어 국제적 망신을 사고 있는데, 참으로 한심하다는 생각밖에 들지 않는다. 보통 그 기전은 태어날 때 태열을 심하게 앓는 것으로 시작하여 아토피성 피부염과 알레르기성 비염 및 천식 등으로 발전한다. 부모가 적극적으로 잘 관리하여 환경적응능력을 키워주게 되면 성장하면서 자기 힘으로 극복하는 경우들이 많은데, 경우에 따라서는 성인이 되고 난 후에도 회복하지 못하고 고생을 하는 경우도 종종 있다.

필자가 치료한 환자의 경우, 내원 당시에 28세였는데 두 살 때부터 아토피성 피부염 증세가 나타난 이후로 여러 곳에서 치료를 받아 왔으나, 치료를 받을 때만 잠시 호전되었을 뿐 증상이 계속 반복되어 나타나기 때문에 결국은 사회생활을 포기하고 집 안에서만 갇혀 지내다가 필자의 한의원에 찾아 왔었다. 처음 본 한의원에 찾아 왔을 때 환자의 상태는 마치 설인雪人을 연상시킬 정도로 온몸과 얼굴에 붉은 딱정이와 하얀 비늘이 뒤덮여 있었으며 얼굴은 새빨갛게 달아올라 있었다. 기본 3개월 간의 치료로 온 몸에 덮여 있던 딱정이와 비늘은 대부분 사라지고 얼굴에만 증상이 남아 있었으며, 이후 3개월을 더 치료한 후에는 얼굴에 덮여 있던 것들마저 사라지게 되었다. 그러나 너무나 오랜 세월 동안 병을 앓아 왔기 때문에 얼굴 피부가 많이 손상되어 있었고 또한 다시 재발되지 않도록 완치를 시키기 위해, 처음 필자가 제시했던 1년의 치료기간을 마저 다 치료받으라고 얘기하였다. 이 환자의 경우 주위환경에 적응하는 능력이 떨어져 있을 뿐만 아니라, 몸 속에 쓸모 없는 속열이 잔뜩 쌓여 있어서 그러한 열熱들이 수시로 피부를 뚫고 탈출되어 나오기 때문에 피부증상이 계속 반복되는 것이었는데, 환경적응능력을 강화시키고 속열을 내려주는 치료를 함으로써 좋은 효과를 낼 수 있었다.

한의학적인 치료의 장점은 근본적인 환경적응능력을 배양시켜 치료하기 때문에, 완치가 되고 나면 재발이 없다는 게 특징이라 할 수 있다. 실제 병이 악화될 수 있는 조건을 몸에 해줘도 증상은 더 이상 나타나지 않게 된다. 따라서 나이 먹으면서 저절로 낫기를 기다리기보다는 빨리 치료를 서두르는 것이 좋겠다. 특히 알레르기성 비염이나 아토피성 피부염의 경우에는 성장을 방해할 뿐만 아니라 학교공부에 집중하지 못하게 막아서 두뇌발달이나 성적향상에도 지장을 주기 때문에 반드시 치료를 해주어야 한다. 가족력이 있거나 제왕절개로 출산한 경우에는 지금 현재 증상이 나타나지 않더라도 잔재해 있다고 보는 것이 옳으므로, 건강을 악화시키지 않도록 노력하여야 한다. 몸 상태가 나빠지면 숨어 있던 증상이 나타나기 시작하니 말이다.

우리 아이 더 똑똑하게 더 크게

사람은 누구나 태어날 때 이미 자신의 체질과 체형의 경향성을 가지고 태어난다. 정신두뇌 활동이 좀 더 발달하는 사람이 있는가 하면 운동감각이나 뼈와 근육의 성장이 더 두드러지는 사람이 있다. 키가 잘 크는 사람이 있는가 하면 살이 잘 찌는 사람이 있다. 그러나 그러한 선천적인 경향성도 후천적인 노력으로 보완하거나 극복해낼 수도 있다고 본다. 마냥 손놓고만 있을 수는 없지 않겠는가.

__ 수험생과 총명탕

요즈음의 우리 학생들의 생활을 보고 있으면, 사실 마음이 많이 안타까워 좋지 않다. 비단 수험생뿐만 아니라 고등학생, 중학생, 심지어는 초등학생까지 학교수업말고도 학원 두어 개씩은 다니느라 피곤이 몸에 배어 있다. 실제 갓 초등학교에 입학한 어린아이들이 입버릇처럼 피곤하다고 칭얼대는 장면을 수시로 접하게 되는 것이 작금의 현실이다. 그러니 수험생의 피로 누적에 대해서는 말할 필요도 없다. 공부에 지치다보면 갖은 증상들이 나타나게 되는데, 실제 이러한 피로누적은 학습능력에도 장애를 초래하기 때문에 성적부진으로도 이어진다.

흔히들 머리가 똑똑해지는 것으로 잘못 알고 있는 '총명탕'은 머리를 맑게 해주는 백복신, 석창포, 원지 등의 약재들로 구성되어 두뇌집중을 도와주는 처방이다. 체질과 증상에 맞춰

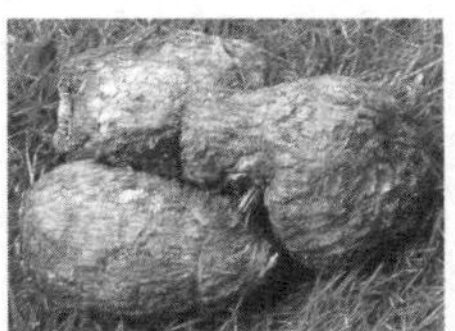

백복신 **구멍장이 버섯과의 버섯인 복령을 약재로 이르는 말이다.**

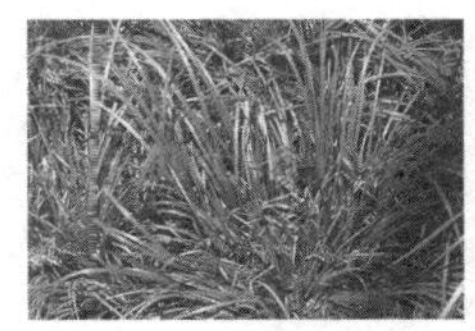

석창포 **산지나 들판의 냇가에서 자란다. 한방에서는 뿌리줄기를 진통제·진정제·건위제로 사용하고, 민간에서는 목욕물에 넣기도 한다.**

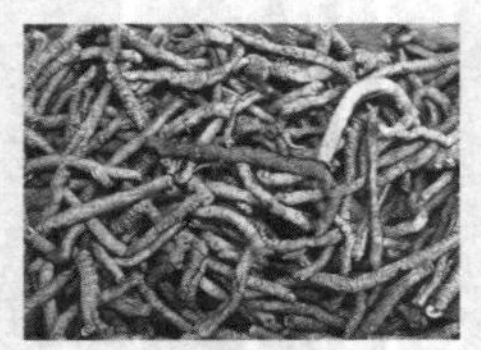

원지 맛은 맵고 쓰며, 성질이 따뜻하다. 잘 놀라면서 가슴이 뛸 때, 가래 섞인 기침을 할 때, 건망증 등에 쓰인다. 진정작용, 최면작용, 강심작용, 가래삭임작용, 용혈작용 등의 효능이 있다.

복용하게 되면, 장기간의 공부로 인해 발생된 스트레스를 어느 정도 감소시켜주며 머리를 맑고 시원하게 해주어 공부를 더 열심히 잘 할 수 있게 도와줄 수 있다.

이처럼 수험생이나 공부하는 학생들의 처방 역시 증상과 체질에 알맞게 투약해 주어야 한다. 몸에 속열이 많아서 한자리에 가만히 앉아 있지 못하고 자꾸 엉덩이를 들썩들썩거리는 경우에는 속열을 식혀주고 진액을 보충해주어야 한다. 건망증이 심하고 불안 초조하여 잠을 잘 못 잘 때에는 심기를 보충해줌으로써 마음이 편안해져서 잠도 잘 자게 되고 머리가 맑아지면서 기억력도 좋아진다. 또한 소화가 잘 안 되며 손발이 차고 잘 체하는 경우는 뱃속을 따뜻하게 해주어 음식을 잘 먹게 해주어야 하며, 시험지만 받으면 긴장하여 머릿속이 하얗게 변하고 화장실만 들락거리는 경우라든지, 아침에 피곤해서 못 일어나거나 계속해서 꾸벅거리며 존다든지 하는 경우 등에 있어서 각각의 증상과 체질에 맞추어 처방을 응용하면 많은 효과를 볼 수 있다.

물론 알레르기성 비염이나 아토피성 피부염과 같은 만성질환을 앓고 있을 때에는 그 병 자체를 치료해 주어야 하니, 무작정 아무 방법이나 함부로 쓸 것이 아니라 반드시 주치 한의사와 상담해 보는 것이 좋겠다. 실제 필자의 경우에도 보면, 인근 학교의 상위권에 드는 학생들은 스스로가 부모를 졸라서 한의원에 찾아오는 경우가 많다.

_ 성장의 비밀은 있을까

진료실에 있다 보면, 사람들의 희망사항이 참 다양하다는 것을 깨닫게 된다. 어떤 학생은 키를 더 크게 해달라고 하고 어떤 학생은 그만 크게 해달라고 찾아온다. 살을 빼달라고 오는 사람이 있는가 하면 살을 좀 찌게 해달라고 오는 사람도 많다. 그 중에서도 요새는 키가 큰 외모를 선호하는 경향이 있어서인지 키를 크게 해달라고 오는 경우가 많은 편이다. 물론 키를 무한대로 크게 할 수는 없겠지만, 분명히 한약을 복용시켜 성장을 촉진시킬 수는 있다.

필자는 크게 두 가지의 경우로 나누어 치료를 하는데, 첫번째로 본 바탕은 크게 클 수 있는데 특정한 이유로 성장에 장애를 받고 있는 경우라고 한다면, 그 장애요인을 없애줌으로써 자신이 원래 클 수 있는 정도까지 쉽게 클 수 있다. 한약을 먹자마자 크지는 않지만 몇 개월 후나 일 년 후에 다시 한의원에 왔을 때는 눈에 띄게 달라진 걸 볼 수 있다. 두 번째로 원래 클 수 없는 아이라고 한다면 첫번째 경우보다는 더욱 많이 노력하여야 할 것이다. 자신이 원래 클 수 있는 정도보다 더 크기를 원하는 경우도 이에 해당한다고 볼 수 있겠다. 하지만 체중감량과 마찬가지로 유독 키만 지나치게 크게 하는 것은 건강상에 문제를 초래할 수도 있다. 역시 정확한 진단과 함께 치료 차원에서 약을 써야 할 것이다.

계절적으로는 만물이 움트고 성장 발육하는 봄·여름에 복용하는 것이 효과적인데, 한의학적으로 봄철은 모든 기운이 올라가는 때이며, 여름은 그 정도가 극에 달하는 때이다. 따라서 이러한 하늘과 땅의 승발하는 기운에 편승하여 약 기운까지 보강되면 더욱 큰 효과를 볼 수 있다. 만약 겨우내 저장해둔 인체의 기운만 홀로 부족하게 되면 상대적으로 그 사람의 기운만 더욱 딸리게 되어 춘곤증이라는 말이 생기게 되는 것이다.

또한 시기적으로는 2차 성징(남자아이의 몽정 또는 여자아이의 월경)이 나타나기 전에 치료하는 것이 확실히 더 효과적이다. 그러나 그 시기에 늦었다고 해서 불가능한 것은 아니다. 실제 필자의 경우를 보아도 초등학교 졸업할 때까지만 해도 키가 같은 반 여학생의 어깨 정도밖에 되지 않았으며, 본격적으로 키가 큰 시기는 고등학교에 진학한 이후부터였으니, 한의학적으로 인체에는 절대 불가능이란 없다. 그러나 역시 2차 성징이 나타나기 전에 치료를 하는 것이 더 효과적이라고 할 수 있겠다.

보통 키가 크게 하기 위해서는 천연호르몬을 함유하고 있는 녹용을 많이 쓰는데, 녹용 중에서도 성장점이 있는 맨 꼭대기 부분인 분골 부위를 사용하는 것이 더 좋다. 분골 부위란 일반적으로 녹용의 부위를 상·중·하로 나눈 상태 중에서도 제일 꼭대기라고 생각하면 되겠다. 매년 봄·여름으로 꾸준히 녹용을 복용시키면 성장에 많은 도움이 될 것이다.

_ 녹용은 1년 내내 먹어도 좋다

녹용鹿茸은 숫사슴의 뿔인데, 아직 뼈 성분이 형성되지 않고 내부 조직이 유연한 것을 채취하여 건조시킨 것이다. 이에 비

해 녹각鹿角은 사슴의 뿔이 나온 지 60~70일이 지나 각질화角質
化되어 몸에서 저절로 떨어지거나 서로 싸움하다 떨어진 것으
로 녹용보다 딱딱하다. 성질은 따뜻하고 독이 없으며, 맛은 달
면서 짜다고 되어 있는데, 고려인삼과 더불어 한약재 중에서
몸을 보하는 것으로 으뜸으로 치고 있다. 때문에 현대의학적으
로도 그 효능에 대한 연구가 많이 진행되고 있으며, 현재까지
밝혀진 녹용의 약리작용으로는 발육 성장의 촉진작용과 조혈
기능의 촉진 및 강심작용이 있는 것으로 알려졌으며, 최근에는
면역 기능 항진 작용이 있는 것으로 나타났다. 흔히 감기를 달
고 살거나 밥을 잘 안 먹고 성장발육이 뒤쳐지던 아이들에게
녹용을 나이에 맞추어 복용시키면 그 이후에 별다른 잔병치레
없이 부쩍 부쩍 크기 때문에 해마다 한의원으로 찾아오는 경우
가 많다.

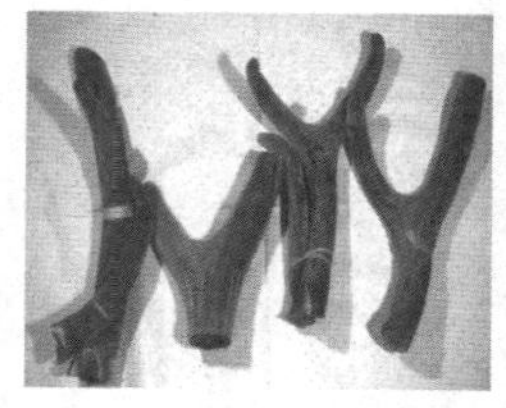

녹용 숫사슴의 뿔로 내부조직이
유연한 것을 채취하여 건조시킨다.

실제 한의학적으로 소아의 발육 불량이나 근육이나 골격 및
운동 능력의 발달 불량과 유아의 보행 지연 및 치아 발육의 불
량과 신체 허약 등의 증상에 무척 많이 쓰이고 있다. 심지어
《동의보감》에는 언어발달 장애에 1년간 녹용을 먹인 치험례도
실려 있으며, 필자도 그러한 경험을 가지고 있다. 보통 녹용을
많이 쓰는 데에 대한 불안감들을 가지고 있기 때문에 그냥 아
이의 만 나이에 맞추어 복용시키는 것이 일반적이기는 하지만,
필요한 경우에는 당연히 병이 나을 때까지 아끼지 않고 써야
옳은 것이다.

필자는 특별히 건강에 이상이 없는 어른들에게는 굳이 한약
을 권하지는 않지만, 아이들에게는 특별한 이상이 없더라도 매

년 한 번씩은 약을 먹이도록 권고하고 있다. 비용 대 효과의 원칙 면에서 볼 때, 어릴 때 녹용을 먹으면 엄청나게 효율이 좋다고 할 수 있겠다. 이밖에 성인들에게 있어서도 갱년기 장애나 저혈압, 재생불량성 빈혈, 어지러움, 귀울림耳鳴 등의 허약증상이나 큰 병이나 오래된 질병을 앓아서 몸이 허약한 경우, 각종 운동선수나 수험생의 육체적, 정신적 피로 등과 같은 모든 허로성 질환에 녹용은 뛰어난 효과를 나타내고 있다. 단 부위와 상태에 따라 그 효능이 크게 달라지므로 반드시 주치 한의사와 상담하도록 한다.

아래의 이야기는 우리에게도 잘 알려진 〈여우와 신 포도〉라는 이솝우화다. 난데없이 웬 이솝우화냐 할 수 있겠지만 조금만 생각해보면 녹용에 관한 그릇된 정보에 대해 너무도 잘 설명해주고 있음을 알 수 있다. 실제 녹용을 많이 복용하면 바보가 된다거나 살이 쪄서 비만아가 된다는 식의 과학적 근거가 전혀 없는 유언비어에 현혹되어 아이에게 먹이고 싶은데도 먹이지 못하는 경우가 주위를 둘러보면 종종 있는 것이 현실이다. 실제 녹용의 부작용에 대한 어떠한 검증 자료도 없음에도 불구하고 이러한 잘못된 소문이 광범위하게 퍼져 있는 현실에 대해서는 연구논문까지 나와 있을 정도이니 참으로 기가 막힌 일이 아닐 수 없다.

아래에서 보듯이 비록 잘 익은 포도이지만 자기 능력으로는 따먹을 수가 없었던 여우가 결국은 '저 포도는 신 포도'일 거라며 먹기를 포기했던 것처럼, 예전에는 실로 너무나 귀해 아무나 구할 수가 없었던 녹용인지라, 효과가 좋다는 것은 알지

만 먹이고 싶어도 먹일 수가 없었던 사람들이 더 많았을 것이
며, 바로 이러한 다수의 사람들에게서 자기 위안을 삼기 위해
이러한 유언비어가 나왔으리라는 것이 학계의 보고이다.

실제 임상에서는 1년 내내 녹용을 쓰기도 하며, 앞서 말한대
로 《동의보감》에도 1년간 녹용을 투약한 기록이 나온다. 참고
로 필자의 경우에도 그렇게 치료한 경우가 있었으나 언급한 부
작용은 전혀 없었으며, 아이들은 여전히 빼빼 말라 있고 학교
잘 다니고 있다.

"배고픈 여우 한 마리가 포도송이를 따려고 했다. 그러나 잘
익은 포도는 나무 끝자락 높은 곳에 달려 있었다. 여우는 이 포도
를 따려고 오랫동안 노력해 보았으나 뜻을 이루지 못했다. 결국
여우는 잘 익은 포도 따기를 포기하고 그 자리를 떠나면서 중얼
거렸다. "나무 끝자락에 걸려 있는 저 포도는 아직 익지 않은 매
우 신 포도일 꺼야!"

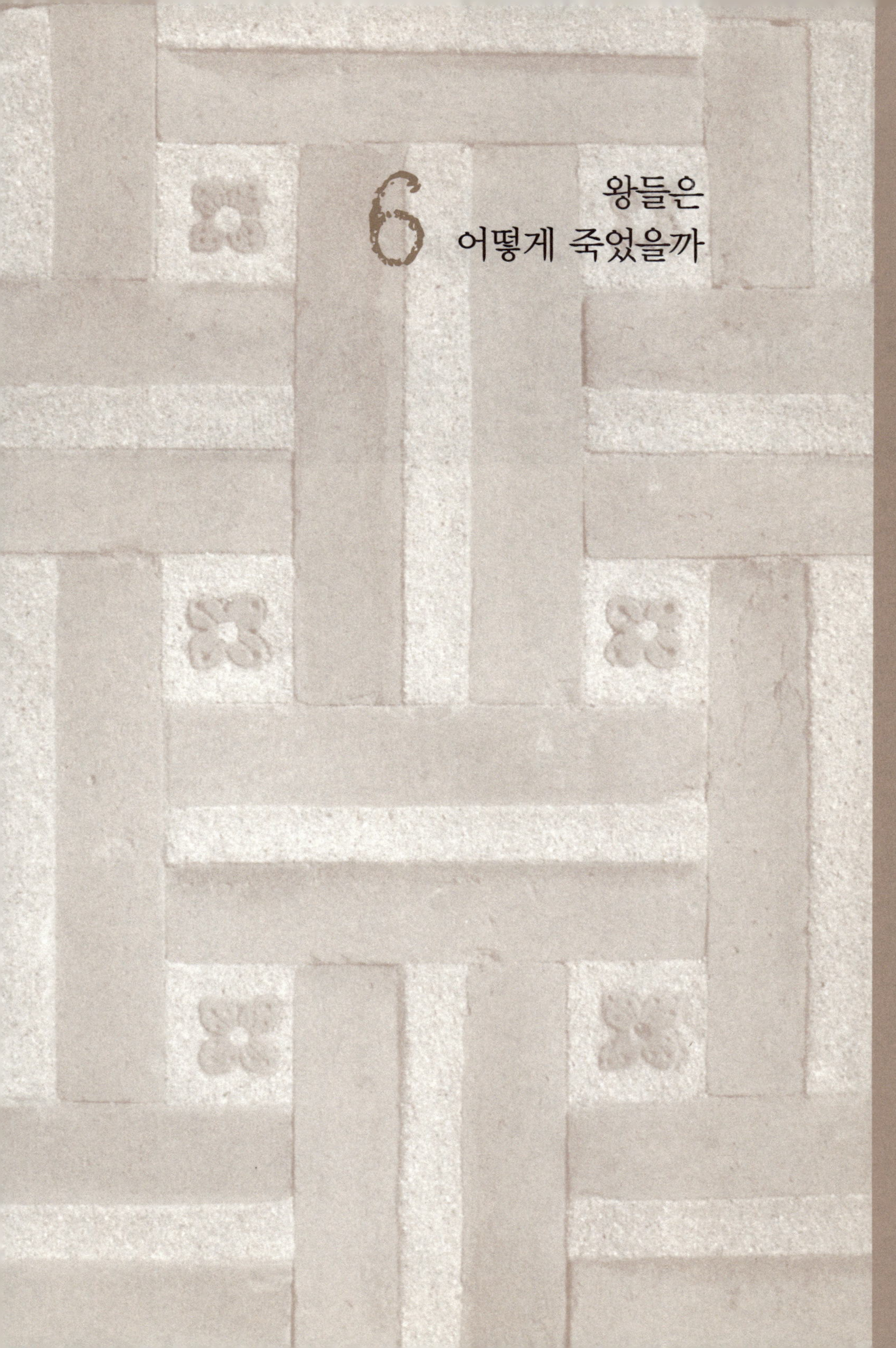

6
왕들은
어떻게 죽었을까

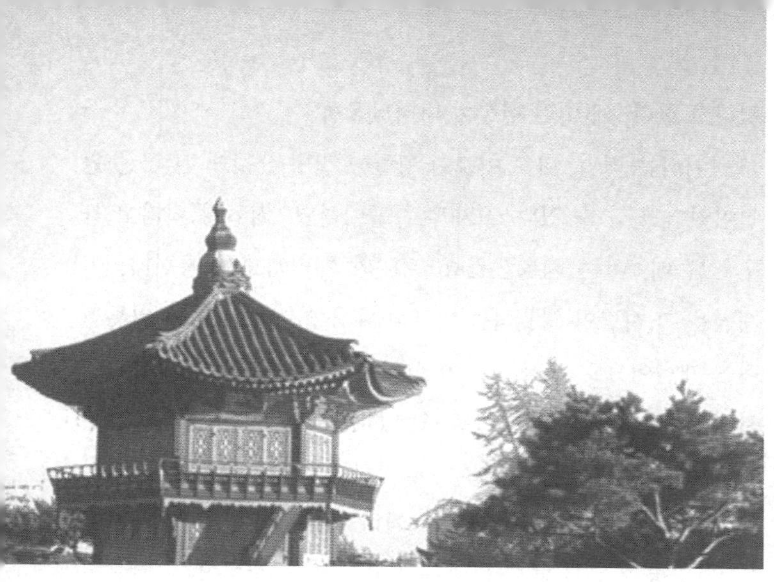

조선의 왕은 모든 것을 갖추고 있었다. 절대 권력으로 인해 화려한 옷, 진수성찬, 장엄한 궁궐과 같은 최고의 환경과 최고의 의료 시설 등의 모든 것이 왕의 소유였다. 혈통도 어느 누구 못지 않게 좋았으니, 태조 이성계는 무예에 탁월한 군인으로 용맹을 떨치던 장군이었고, 그의 조상들 역시 함경도를 누비던 사람들이었다. 그러나 태조 이후 왕들은 육체적으로나 정신적으로 건강하지는 못했다. 최고의 의식주 환경과 최고의 건광 관리를 받으며, 건강한 혈통임에도 불구하고 육체적인 질병과 정신 질환에서 벗어나지 못했으니, 눈병과 종기는 제3대 왕인 태종부터 걸리기 시작하여 유전병처럼 대물림되었다. 태종은 젊은 시절에는 병을 모르던 건강 체질이었는데, 왕이 된 지 1년이 되면서 눈병에 걸리고 2년부터는 종기에 시달리기 시작했다고 한다. 왜 이런 현상이 나타났을까?

왕이라는 직업, 바로 이것이 왕들이 질병을 갖게 된 근본 원인이었다고 볼 수 있다. 요새말로 풀이하면 '직업병'이라고 볼 수 있는데, 이는 생활습관병(L.S.D)의 개념과도 상통한다. 이 개념은 그 사람이 생활하는 자세와 내용에서 모든 병이 비롯된다는 개념이므로 우리는 왕이 살았던 매일 매일의 생활습관에서 바로 병의 원인을 찾아낼 수 있다. 가장 큰 원인은 운동부족으로 생각된다. 왕의 업무는 철저하게 정신노동이었다. 왕은 앉은 자세에서 신료들을 접견하거나 공문서를 읽고 결재하였고, 자리를 이동할 때도 가마를 이용하였다. 심지어는 밥을 먹거나 세수를 하는 경우에도 궁녀들이 대신해 줄 정도이니 스스로의 몸을 움직이며 운동할 기회란 거의 없었다.

그나마 조선전기에 있던 격구나 사냥 등의 여가생활마저 사라진 경우에는 그 정도가 더욱 심했으리라 짐작된다. 과다한 영양 섭취에 비해 운동이 부족한 왕들은 대부분 종기, 눈병, 비만, 당뇨, 고혈압 등의 질병으로 고생했다. 이 질병들은 혈액 순환이 잘 되지 않아 생기는 병으로서, 태종대 어의 양홍달의 소견대로 기운이 막혀서 생기는 병이라고 볼 수 있다. 특히 혈액 순환이 원활하지 않은 상태에서 무리하게 문서를 읽으면 자연히 눈이 나빠졌고, 피부에 부스럼이라도 생기면 좀처럼 치료되지 않았다. 눈병과 종기는 왕에게는 벗어나기 힘든 직업병이었던 것이다.

두 번째로 큰 원인은 과도한 스트레스가 아니었나 싶다. 한의학에서는 질병을 일으키는 큰 원인 중의 하나를 칠정七情으로 꼽는다. 희노우사비공경喜怒憂思悲恐驚 등의 일곱 가지 심리적 불균형 상태로 인해 질병이 발생된다고 보았으니, 고도의 정신 노동인 왕의 업무는 스트레스가 매우 심했으리라 본다. 특히 여기에 정치적 스트레스도 한몫 했을 것이며, 조선중기 이후 왕의 모든 행동은 유교적 정치 이념으로 제약을 받았을 것이기에 그 스트레스의 양은 감당하기 어려울 정도였을 것이다. 종기가 생겨 온천을 가려고 해도 왕의 어가 행렬이 민폐를 끼친다고 신하들이 만류하면 갈 수 없었으며, 가뭄·홍수 등 인력으로는 어찌할 수 없는 천재지변조차 왕의 부덕으로 귀결되던 시대였으니, 왕도 무척 고달팠을 것이다. 과도한 스트레스에다 운동 부족이 겹쳤으니 혈액 순환이 더욱 좋지 않았을 수밖에 없었을 것이다.

마지막으로 무절제한 주색酒色에서 기인된 것이 아닌가 한다. 후궁의 수나 태어난 자식의 수에서 충분히 짐작할 수 있을 것이다. 왕의 건강을 해치게 되는 사유의 대부분이 과도한 술과 성관계가 연관되어 있음은 여러 기록에서 볼 수 있다. 특히 서양의학에서는 1회의 성관계를 400미터 달리기를 한 정도의 체력소모로밖에 취급하지 않지만, 실제 사람 몸에 있어서의 육체적·정신적 소모량은 엄청나다고 할 수 있다.

이러한 왕들의 질병과 사망원인을 제대로 알면 천수를 누리는 방법이 보인다. 과학문명이 고도로 발달한 현대 문명사회에서 현대인들의 상황은 마치 옛날 조선시대 왕들의 상황과 비슷하다. 우선 의료의 혜택 부분에 있어서 조선시대 왕들이 누렸던 시스템 이상의 도움을 받을 수 있게 되었다. 오히려 몇몇

부분에 있어서는 왕들도 누리지 못했던 혜택들을 누리고 있을 정도이다. 오히려 너무나 많은 의학정보로 인해 혼란을 느낄 경우도 많다. 그래서 잘못된 의학 상식으로 오히려 건강을 해치기도 한다.

조선시대의 몇몇 왕들의 질병과 죽음에서도 그러한 모습을 찾아볼 수 있다. 두 번째로 현대인이 365일 내내 시달리고 있는 과도한 업무에서부터 비롯하여, 편리한 교통으로 인해 발생된 절대 운동량의 부족과 복잡한 인간관계로 인한 스트레스의 양은 결코 조선시대 왕들의 정신적·육체적 피로와 다르지 않다고 볼 수 있다. 게다가 그 스트레스 해소의 미명 아래 수없이 이루어지는 음주와 성관계 등의 기호생활은 거의 조선시대의 왕이 겪는 어려움을 다 나타내고 있다고 해도 과언이 아닐 것이다.

다시 말해 지금 시대의 질병들은 헐벗고 굶주려서 생기는 병이 아니라 과도하게 편중된 음식섭취와 과중한 스트레스 그리고 절대운동량 부족 등으로 일어나는데, 이 모든 조건은 조선시대 왕들의 조건과 흡사하다고 할 수 있는 것이다. 따라서 왕들에게 일어났던 질병들과 사망의 원인과 치료법을 살펴보면, 현대를 살아가는 우리에게 좋은 본보기가 될 것이다. 여기서는 각종 이유로 인해 조선시대 왕들이 주로 앓았던 대표적인 질병과 사망의 원인과 종류에 대하여 알아보고, 이를 현대에 응용시켜 피할 수 있는 방법들에 대하여 생각해 보겠다. 특히 각 왕들마다 현대에 적용시킬 수 있는 건강지식을 연결시켰으니 참고할 수 있으면 좋겠다.

왕들은 어떤 질병을 앓았을까

1대 태조   우황청심원은 아무 때나 먹어도 좋다? 중풍이 일어날 조짐은?

2대 정종   피곤한데 잠 못 자면 위험 신호이다.

3대 태종   감기와 사스의 바이러스는 내가 약할 때 쳐들어온다.

4대 세종   당뇨병은 합병증이 무섭다.

5대 문종   종기도 잘못 치료하면 죽는다.

6대 단종   부자는 사약도 되고 보약도 된다.

7대 세조   목에 뭐가 걸려서 뱉어도 안 나오고 삼켜도 안 넘어간다(매핵기).

8대 예종   만취하여 입방하면 죽음이 눈앞에 있다.

9대 성종   여름감기는 개도 안 걸릴까?

10대 연산군   고기만 편식하면 성질이 포악해진다?

11대 중종   스트레스로 어깨가 뭉친다.

12대 인종   질병에는 가려야 하는 음식이 있다.

13대 명종   감기에도 종류가 있으니 치료법은 달라진다.

14대 선조   급체로 죽을 수도 있다.

15대 광해군   의사를 믿어야 병이 낫는다, 침치료가 불가능한 때도 있다.

16대 인조   울화병이 사람도 죽인다.

17대 효종   침 맞다가 죽을 수도 있다.

18대 현종   계절에 맞는 몸관리를 잘못하면 다음 계절에 병이 생긴다.

19대 숙종   왕들의 임질은 성병이 아니다(요로결석).

20대 경종   의사의 경고를 무시하지 말라.

21대 영조   강박신경증은 아들까지 죽일 수 있다.

22대 정조   사소한 잘못으로도 사람은 죽을 수 있다.

23대 순조   성병은 사회적인 병이다.

24대 헌종   폐결핵을 막기 위해서는 성교육이 필요하다.

25대 철종   허약과 피로가 심해지면 피를 토한다.

26대 고종   뇌출혈과 뇌경색을 중풍이라 한다.

27대 순종   식체는 풀어야 하지만 체내림은 눈속임이다.

한편 이러한 질병들로 시달렸던 조선의 왕들의 사망원인을 살펴보면, 대개 연로하거나 병으로 운명하는 게 대부분이었지만, 단종처럼 강제로 죽음을 당하거나 연산군과 광해군처럼 유배지에서 쓸쓸한 말년 끝에 죽음을 맞이하는 경우도 있었으며, 자연사가 아닌 독살설과 같은 의문사의 의심을 받는 왕들도 있었다. 제8대 예종, 제12대 인종, 제14대 선조, 제17대 효종, 제18대 현종, 제20대 경종, 제22대 정조, 제26대 고종이 바로 그들이지만 안타깝게도 증명할 방법은 없다.

왕들의 죽음에는 이유가 있었다

__ 1대 태조

태조는 자신의 나이 64세부터 병에 시달렸다는 기록이 나오는데, 《조선왕조실록》을 찾아보면 태조가 항상 목마른 구갈증에 시달리다가 포도를 먹고 병이 회복되었다는 기록이 나온다. 포도는 마음의 번거로움이나 속열을 제거하고 갈증을 해소시키는 작용이 있기 때문에 아마도 태조는 소갈병을 앓지 않았나 싶다. 74세가 되던 해 태조는 풍질을 얻었고, 그로부터 넉 달 후에 임종을 맞이하였는데, 《조선왕조실록》에서 묘사하고 있는 조선의 개국 영웅인 태조 이성계의 임종 모습을 보면, '태상왕이 별전에서 승하하였다. 임금이 항상 광연루 아래에서 자면서 친히 진선進膳의 다소와 복약服藥에 있어서 선후의 함을

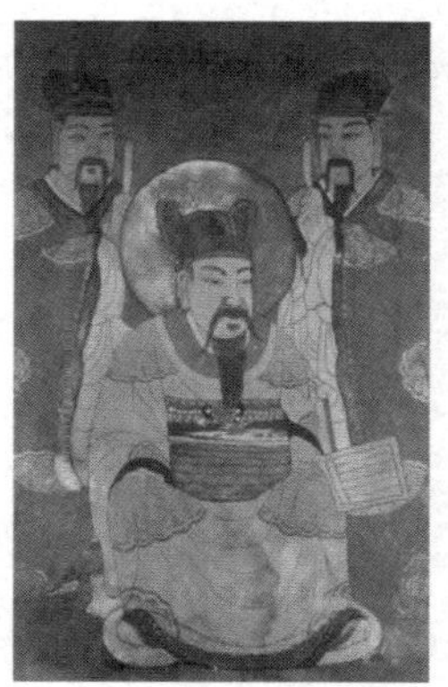

태조대왕신 **목마른 구갈증에 시달리다가 포도로 치료하였다** 한다. 조선의 1대 왕.

마땅함을 보살폈는데, 이날 새벽에 이르러 파루罷漏*가 되자, 태상왕께서 담이 성하여 부축해 일어나 앉아서 소합향원蘇合香元을 자시었다. 병이 급하매 임금이 도보로 빨리 달려와 청심원을 드렸으나, 태상이 삼키지 못하고 눈을 들어 두 번 쳐다보고 승하하였다. 상왕이 단기單騎로 빨리 달려오니, 딕금이 땅을 치고 발을 구르며 울부짖는 소리가 밖에까지 들ㄹ었다'라고 되어 있다.

여기서 태상왕은 태조 이성계를 말함이며, 상왕은 2대 임금 정종을 말함이고, 임금은 3대인 태종을 말함이다.

태조의 죽음에 이르러 급하게 처방된 약이 두 ㅏ지였으니 하나는 '소합향원'이고 또 하나는 '청심원'이다. 이 두 처방은 공히 중풍에 쓰는 약이나 약간의 차이가 있다. 청순원은 뇌질환과 중풍성 질환과 심장성 질환 및 신경성 질환에 쓰이는 약으로, 조선 초기까지는 궁궐에서만 사용되고, 중국에 선물로 주는 친교약으로까지 사용됐던 명약이라고 한다. 그러나 우황청심원의 구성 약재로서 우리나라 것은 우황·사향 서각·대두황권을 비롯하여 30종류이나, 중국산 등은 10여 종에 불과하고 약효도 우리 것과 다르며, 처방의 구성과 임상 약효가 확연히 틀리므로 함부로 중국산 처방을 써서는 안 되겠다.

불행히도 청심원은 일반 소화제만큼이나 사람들에게 흔히 알려져 있는 처방이다. 대입시험 당일날 긴장하지 말라고 먹는가 하면, 몸이 피곤하다고 피로회복제 대용으로 복용하기도 한다. 그러나 원래 청심원은 그렇게 가볍게 쓰이면 위험한 약이라고 할 수 없으니, 청심원의 적응증은 중풍이라고 할 수 있기 때문에 함부로 써서는 안 되는 약이다. 우리가 일상적으로 약국에서 한의사의 처방이 없이 가볍게 구입할 수 있는 청심원은 사실 인체에 치명적인 해를 입힐 수도 있는 약재는 빠져 있어 원방이 아니라고 볼 수 있는데, 만약 정식으로 한의원에서 청심원을 처방받았다면 반드시 중풍인 경우에만 써야 할 것이다. 또한 한의원에서 정식으로 처방받은 청심원이라 하더라도 만약 환자가 의식을 잃었다면 강제로 청심원을 복용시켜서는 안 된다. 실제로 중풍 때문이 아니라 억지로 먹인 청심원 때문에 기도가 막혀 큰 불상사가 나기도 하기 때문이다.

중풍을 일으키게 되는 기전은 참으로 다양하다. 현대의학에서는 뇌혈관이 터져서 생기는 뇌출혈과 뇌혈관이 막혀서 생기는 뇌경색증을 아울러서 뇌졸중이라고 부르는데, 이를 중풍의 범주에서 생각해 볼 수 있다. 임상적으로는 순환장애와 열화의 두 가지 조건이 맞아 떨어져 나타나는 경우가 많다. 인체의 기혈순환이 제대로 되지 않아 몸 속에 노폐물이 자꾸 쌓이게 되고, 이러한 노폐물은 역시 인체의 안과 밖으로 소통하는 통로들을 막게 되어 다시 순환을 방해하게 된다.

이러한 상황에서 체질적으로 몸에 열이 많든지 스트레스가 쌓여 울화가 되든지 술을 많이 마시든지 해서 체내의 속열이 발생하게 되면, 이러한 화나 열이 제대로 방출이 안 되어 몸 속에 쌓이게 되고 급기야는 위로 상승하여 머리 속에서 폭발하게 되는 것이다. 중풍환자들의 응급치료에 있어서 손가락, 발가락을 따서 피를 낸다든지, 중풍이 일어나는 도중에 코피를 흘리면 예후가 좋다든지 하는 말들은 다 여기서 비롯된다고 할 수 있다. 마치 강물이 뚝방을 범람할 때 어느 한 곳에서 미리 터져 주면 다른 부분이 피해를 입지 않게 되는 것과 같은 경우라 하겠다.

　몇 년 전에 특이한 환자 한 분이 진료실에 온 적이 있었다. 이 분은 평소에 코피를 자주 흘리던 환자분이셨는데, 자신의 집 가까운 종합병원에서 신경외과 과장님에게 계속 진료를 받아왔다고 한다. 그러던 어느 날 친구 집에 놀러갔다가 다시 코피가 터졌고 멈추지 않자 친구 집 근처에 있는 모 대학병원 응급실로 찾아 갔었다고 한다. 마침 응급실에 있던 담당 레지던트는 지혈이 잘 되지 않자 별 생각 없이 아예 레이저로 코를 지져버렸다고 한다. 그러면서 다시는 코피가 터지지 않을 거라면서 으쓱했다고 한다. 그러나 그 환자가 원래 다니던 종합병원의 신경외과 과장님에게 그 얘기를 하고 난 후에 무척 혼이 났다고 한다. 그 신경외과 과장선생님은 환자가 뇌혈관이 터져 중풍이 일어날 위험에 처해 있었지만 다행히 계속 뇌의 아래인 코에서 미리 코피가 터져 줘서 중풍이 일어나지 않은 거였는데, 코를 지져 놓으면 어떡하느냐고 혀를 찼다고 한다. 이 분은 결국 그 다음에 실제 중풍으로 쓰러졌고, 병원에서 응급치료를 받고 난 후 필자의 진료실로 찾아왔었다.

　사실 원칙적으로 말하면 서양의학의 해부학적 개념으로는 전혀 말이 되지 않는 이야기이다. 이는 오히려 한의학적인 개념인 것인데, 그 신경외과 과장님은 수십 년간의 진료 끝에 체험적으로 그 연관성을 알고 계셨던 것이다. 물론 더 원칙적으로 말하면, 중풍이 나기 전에 코피를 자주 흘렸을 때 그 근본

원인을 치료했으면 중풍을 일으키는 극한 상황까지는 안 갈 수
도 있었다고 하는 것이 옳겠다. 만약 손발이 저리거나 어지러
움 등의 순환장애 증상이 있으면서 소위 열熱이 올라오는 상태
가 느껴진다면 빨리 가까운 한의원으로 찾아가시는 것이 옳다
고 본다.

__ 2대 정종

《조선왕조실록》정종 1년의 기록을 보면, '과인은 본래 병이
있어서 왕위에 오르기 전부터 밤이면 마음 속으로 번민하여 자
지 못하고, 새벽에야 잠이 들어 항상 늦게 일어났다. 그래서
여러 숙부와 형제들이 게으르다고 하였다. 즉위한 이후로 경계
하고 삼가는 마음을 품어서 병이 있는 것을 알지 못하였는데,
근일에 다시 병이 생겨서 마음과 기운이 어둡고 나른하며, 피
부가 날로 여위어진다' 라고 기록되어 있어 정종이 어릴 때부
터 가지고 있던 지병을 볼 수가 있다.

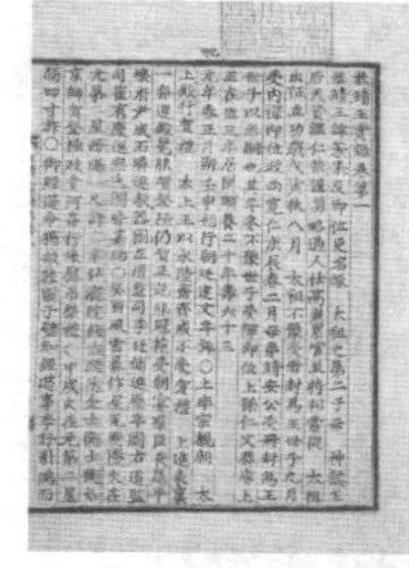

〈정종대왕실록〉 조선 제2대
왕. 정종 재위 기간 (1399년
1월~1400년 12월)의 역사
를 기록한 6권 1책.

옛날 초등학교 시절, 다음날 소풍이나 여행을 가는 날이면
으레 잠을 이루지 못했던 기억이 있을 것이다. 행여나 비가 오
면 어떡하나 하는 생각부터 온갖 생각이 꼬리에 꼬리를 물고
일어나서 밤을 꼬박 새우는 적도 있었다. 물론 이렇게 즐거운
일로 잠 못 드는 경우에는 그나마 상황이 좋지만, 정종처럼 마
음 속으로 우울한 일이 있거나 고민 또는 통증 등으로 인해 잠
을 자고 싶은데도 이루지 못하면 몸과 마음이 무척이나 고통스
러울 뿐더러, 이로 인해 제대로 숙면을 취하지 못하기 때문에

피로가 누적이 되어 2차적으로 몸의 기력이 떨어지기가 쉽다.

보통 밤에 좀처럼 잠을 이루지 못하거나, 밤중에 잠에서 깨어나 그 뒤에는 잠을 못 자거나, 또는 아침 일찍 눈을 뜨게 되는 증상을 불면증이라 하는데, 우리나라 성인의 30퍼센트 가량이 일시적인 불면증을 경험했고, 10퍼센트는 만성 불면증 환자인 것으로 학계에 보고되어 있다. 일반적으로 불면증이 심한 경우에는 의사와 상의하여 신경안정제나 수면제를 사용하기도 하는데, 이러한 약재는 습관성이 되기 쉬울 뿐더러 점점 내성이 생겨 효과가 없어지기 때문에 오래 사용하면 위험하다. 증상이 아주 심할 때 보조 수단으로 잠시만 사용하여야만 한다.

두뇌활동을 진정해주는 작용을 가진 것으로 알려진 세로토닌이라는 물질이 풍부하게 함유되어 있는 식품인 두유도 불면증에는 이상적인 음료라고 할 수 있다. 이밖에 대추차나 솔잎차 등은 마음을 편안케 해주는 한방차이므로 수시로 마시고, 산조인이나 용안육, 원지*, 백자인* 등의 약초들을 구해서 차처럼 끓여 마시는 것도 좋은 방법이라 할 수 있겠다. 대부분의 사람들이 호소하는 일시적인 불면증은 원인을 치료 제거하게 되면 정상적인 수면을 취할 수 있게 된다. 그러나 습관적으로 불면증이 반복되어 만성 불면증이 되게 되면, 적극적으로 치료를 해야만 하는 경우도 많다. 특히 피로가 너무 가중되어 피로 회복 기능 자체가 마비되어 생겨난 불면증의 경우에는 기력을 회복시켜 피로를 덜어주어야만 해결이 되는 경우도 있다. 졸리고 피곤하긴 한데 정작 잠은 오지 않는 경우에는 가까운 한의원을 찾아가 한의사와 상담해보는 것이 좋다.

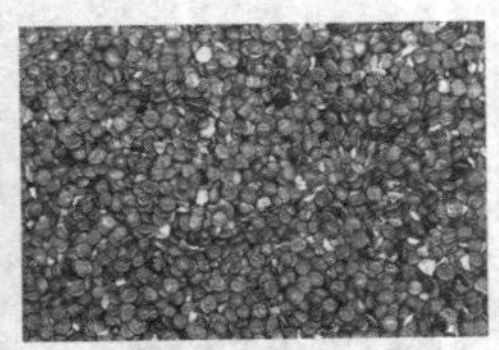

산조인 멧대추나무의 여문 씨를 약용한 것으로 맛은 달고 성질은 평하다. 관절통, 고혈압, 신경쇠약 등에 사용하며, 진통작용, 진정작용, 혈압강하작용 등의 효과가 있다.

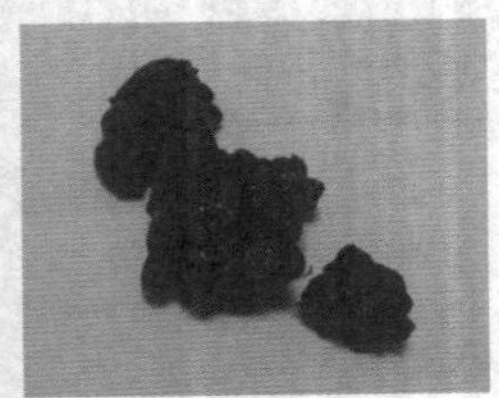

용안육 용안 열매의 살을 약재로 이르는 말로 맛이 달고 자양분이 많아 날로 먹기도 하는데, 말려서 강장제·진정제로 쓴다.

원지 맛은 맵고 쓰며, 성질이 따뜻하다. 잘 놀라면서 가슴이 뛸 때, 가래 섞인 기침을 할 때, 건망증 등에 쓰인다. 진정작용, 최면작용, 강심작용, 가래삭임작용, 용혈작용 등의 효능이 있다.

백자인 측백나무 열매의 씨를 약재로 이르는 말로 허한虛汗이나 어린이의 경간驚癇 등에 쓴다.

《조선왕조실록》에 나타나는 태종의 질병 기록을 보면, 종기, 풍질, 안질, 이질, 견비통, 상지냉통, 역절풍, 항강증 등의 증상이 나타나고 있음을 볼 수 있다. 그러나 태종도 정종과 마찬가지로 직접적인 사망의 원인이 되는 질환이 정확하게 명시되어 있지는 않다. 다만 태종이 56세인 어느 날 세종과 며칠 간 사냥 갔다 오던 날 밤에 열이 몹시 올라 혼수상태에 빠졌으며, 8일 후에 아들 세종에게 "이 세상의 악업惡業은 전부 내가 지고 갈테니, 주상은 성군聖君의 이름을 남기도록 하세요" 하며 마지막 말을 마치며 힘없이 고개를 떨구었다고 하는 기록으로 그 상황을 대강 추측을 해볼 뿐이다.

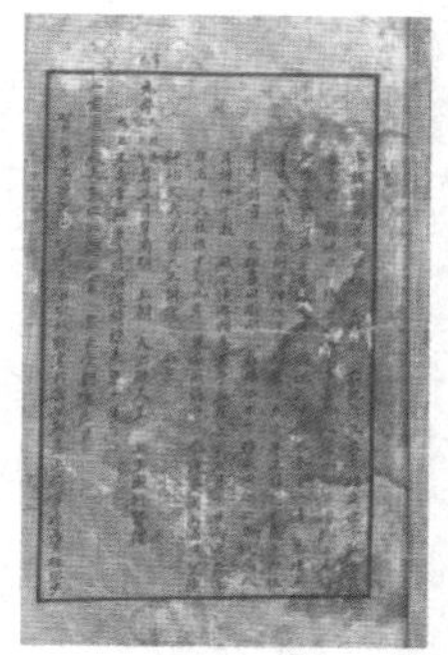

《태종실록》 조선 제3대 왕인 태종 재위 기간의 역사를 기록한 책으로 국보 제151호이다. 규장각도서.

평소에 중풍 기운은 조금 있었다고는 하나 사냥을 할 정도이니 장애가 심하지는 않았으리라 보이며, 아마도 급성 감염성 열병이 아니었을까 싶다. 급성편도염과 같은 상기도 감염이나 인플루엔자나 기타 바이러스 감염으로도 그러한 고열을 동반한 열병을 나타낼 수 있으므로 그러한 급성질환을 생각해볼 수 있겠다. 물론 몸의 저항능력이나 면역성이 강했다면 자신의 힘으로 충분히 이겨낼 수도 있었겠지만, 당시의 태종의 몸 상태로는 이러한 열병을 이겨내지 못하고 결국 사망에 이르게 된 것으로 보인다.

이와 같은 외감성 감염 질환은 무엇보다 예방이 중요하다. 모든 병이 그렇듯이 발병 후 치료하는 것보다는 미리 예방하는 것이 최선의 방법인 것인데, 특히 감기라는 질환은 인류가 앓아온 가장 흔한 질환 중의 하나이면서도 눈부시게 발전한 현대의학으로서도 치료방법이 없기 때문에 더욱 예방이 중요하다. 시판 중인 모든 감기약은 해열제, 진통제, 소염제를 적당하게 혼합하여 제제한 약에 불과하며, 아직은 감기 바이러스 자체를 없애는 약은 존재하지 않는다는 것이 현대의학의 현실인 것이다. 따라서 감기가 유행할 때는 충분한 휴식을 취하고 균형 있는 영양식을 섭취하여 전신 건강상태를 높이는 것이 감기에의 저항력을 높여줌으로써 감기를 예방할 수 있는 좋은 방법이라고 할 수 있다. 한의학에서는 이러한 몸의 면역성과 저항능력을 높여줌으로써 치료뿐만 아니라 그 예방까지도 가능하다고 본다.

감기를 예방할 수 있는 음식이나 약물로는 생강, 도라지, 감초, 마늘 등을 들고 있는데, 그 중 생강은 유행성 독감이나 감기, 두통, 기침, 구역질 혹은 토하는데 많이 쓰인다. 특히 목이 칼칼하고 감기기운이 있을 때 뜨겁게 마시면 효과적인데, 대추와 같이 끓여 마시면 더욱 좋다. 칡을 깨끗하게 씻어 탕관에 칡과 물을 붓고 끓인 후에 칡이 우러나면 찻잔에 따르고 설탕이나 꿀을 타서 마시는데, 감기치료와 예방에 좋으며 특히 중년기 이후에 오는 견비통에도 효과적이다. 또한 계피와 묵은 대추와 생강을 넣어서 끓여 마시는 것도 좋은 방법이다. 이밖에 무를 1센티미터 정도 얇게 썰어 용기에 넣고 잠길 때까지 꿀을 붓고, 약 3일 후 무 수분이 빠져나오면 꿀과 섞이게 되고 절여진 무즙이 약효를 내는데, 무는 장내 이상발효를 막고 혈액을 깨끗이 하며 목 통증을 없애주며 특히 껍질에는 칼슘과 비타민B가 풍부해서 혈관강화와 혈압을 조절한다고 한다.

2003년 한 해 동안 전 세계 32개국에서 8천 명 이상이 감염되어 900명 이상이 목숨을 잃은 것으로 집계된 사스라는 질병에 인류가 속수무책이었던 이유는 사스의 원인인 변종 코로나 바이러스에 대항할 마땅한 치료약이 없었기 때문이었다. 그러나 사스 환자 중에서 비교적 기력이 강한 10~20대에서는 사망률이 10퍼센트 미만이었으며 기력이 약한 60대 이상에서는 사망률이 50퍼센트 이상이었다는 사실은, 인체의 면역성과 저항능력의 강화가 바이러스에 대항하는 최대의 무기임을 알게 해주는 좋은 예라 할 수 있겠다.

__ 4대 세종

세종대왕으로까지 칭송을 받고 있는 세종은 그 성군으로서의 업적만큼이나 질병도 많이 가지고 있었는데, 세종이 앓았던 질병은 종기(등창), 소갈(당뇨병), 안질, 임질(소변장애), 하지부종, 설사, 두통 등 한두 가지가 아니었으며, 이러한 잦은 질병은 과도한 업무량으로 인해 더욱 악화되었고, 결국 건강상의 이유로 세자에게 섭정을 하도록 할 정도에 이르게 된다. 세종은 그 이후에도 병치례를 계속하다 결국 54세의 나이로 세상을 달리한다.

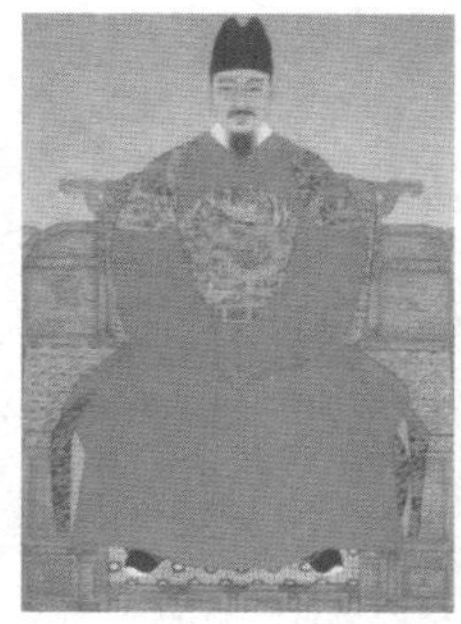

세종대왕 어진 **성군으로 업적이 많았던 만큼 질병도 많이 가지고 있었다.**

《조선왕조실록》의 기록을 보건대 온갖 질병을 앓았던 세종이 그래도 가장 힘들어 했던 고통은 역시 안질眼疾이라고 할 수 있다. 실제 기록을 보면, '또 소갈증이 생긴 지 열 서너 해가 되었다. 지난 봄 무술 훈련을 한 뒤에는 왼쪽 눈이 아파 안막

을 가리는데 이르고, 오른쪽 눈도 어두워서 한 걸음 사이에서
도 사람이 있는 것만 알겠고 정확히 누구인지를 모르겠다. 한
가지 병이 나으면 또 다른 병이 생기니 나의 노쇠함이 심하구
나' 라고 한탄하는 기록이 나오는데, 이는 세종의 나이 42세 때
의 병력이다. 실제 세종은 세자 시절일 때부터 너무 책에만 열
중하여 태종이 건강을 해칠까 매우 우려하여 책을 다 치워버렸
다는 얘기까지 있을 정도로 글을 많이 읽었기에 눈이 나빠질
수밖에 없었다고 한다.

　보통 왕의 업무 중 대부분은 공문서와 상소문, 탄원서를 읽
는 것이어서 문서를 한정없이 읽다 보면 눈에 무리가 가는 것
은 당연했다. 이런 점들은 조선시대의 국왕이라는 직업의 특성
이라 할 수 있는데, 여기에다 세종23년의 《조선왕조실록》 기록
을 보면 세종이 모든 일에 부지런하고 서적을 밤낮으로 놓지
않고 탐닉하다 드디어 안질을 얻게 되었다고 사관이 말하는 것
을 볼 수 있어서, 유독 세종이 더욱더 안질로 괴로워한 이유를
알 수 있다. 보통 우리가 사물을 오랫동안 응시하면 눈에 피로
가 금방 오게 되는 것을 알 수 있는데, 서류나 컴퓨터를 많이
다루는 사람 또는 수험생과 같이 책을 많이 보는 사람은 눈에
문제가 생기기 쉽다.

　실제로 《동의보감》에서는 독서로 눈이 모손耗損된 경우에 대
하여 언급을 하여 놓았는데, 사람의 눈이 혈血을 얻어서 능히
보이나 오래 보아서 혈을 상하게 되면 눈도 따라서 도손된다고
하였다. 또한 혈이 간肝을 주장主張하는 고로 글을 과도히 읽으
면 간을 상하고 간이 상하면 풍열風熱이 나고 열기가 상승하여

눈을 혼암昏暗하게 한다고 하였다. 또한 눈에 염증이 생겼을 뿐만 아니라 시력까지 저하되었음을 알 수 있는데, 실제로 피로와 가장 연관성이 깊은 곳은 바로 눈이라 할 수 있으므로, 피로를 재는 척도라고도 할 수 있겠다. 또한 탈정奪精이라는 개념이 있는데, 이는 눈물을 너무 많이 흘려서 진액이 마르게 되면 눈동자가 충분히 매끄럽지 못하게 되어 사물이 제대로 보이지 않게 된다는 개념으로서, 원활한 눈의 건강을 위해서는 항상 진액이 촉촉히 나와 젖어 있어줘야 함을 말하였다.

현대인들이 흔히 안구건조증眼球乾燥症에 대하여 이야기하고 불편함을 호소하는 경우가 많은데, 이 또한 진액 부족의 문제로 보아야 할 것이다. 매일매일 그때그때 임시방편으로 안약을 넣기보다는 진액부족을 초래하게 된 원인을 찾고 그 근본치료를 하는 것이 좋을 것이다.

팽진인彭眞人이 안질을 다스리는 데 주야晝夜를 불구하고 눈을 동그랗게 떠서 주시하다가 다시 감고 조금 뒤에 또 행하여 적공積功하니 마침내 추호秋毫의 가느다란 끝을 볼 수 있는 경지에 이르렀고, 서진인徐眞人이 또 안질을 앓아서 암실에 정좌하여 동자瞳子를 구르고 돌리기를 81회씩 하고 눈을 감고 정신精神을 모아서 다시 앞의 방법대로 행하니 수년이 안 되어서 신광神光이 나타나고 금륜金輪과 같이 빛이 나며 영원히 두 눈의 혼암昏暗을 제거하였다고 한다. 또한 시진인施眞人의 노래에 동자瞳子를 운전運轉하여 눈의 어두움을 제거한다는 말이 나오니, 다 눈을 기르는 법이라고 할 수 있는데, 주로 눈동자의 회전운동을 통해 눈의 힘을 기르려는 방법이었다.

《동의보감》에서는 손바닥을 열이 나도록 마찰한 뒤에 두 눈을 문지르기를 매양 14회씩 하면 눈의 장예障翳가 저절로 없어지고 거풍祛風하는 것이 이보다 나은 것이 없다고 하였으며, 또 다른 방법으로는 자신의 두 손으로 양쪽 눈썹 뒷부분의 조금 꺼진 곳을 27회 문지르고 또 손바닥과 손가락으로서 두 눈 밑과 양쪽 광대뼈의 위를 문지르며, 손으로 귀를 40번 이끌어 올리고 마찰해서 약간 열이 날 정도로 한 뒤에, 그 손으로 이마를 27회 문지른 다음 눈시울로부터 위로 올라가 눈썹에 이르고 입으로는 침을 무수히 합해서 삼키면 눈이 맑게 밝아지고 이렇게 1년 만이면 가히 밤에도 책을 읽을 수 있을 정도로 눈이 좋아진다고 하였다. 또한 매일 희게 삶은 질 좋은 돼지고기로 밥을 먹고 혹은 산약山藥과 나복蘿葍과 채과菜果류를 먹는 법이 좋다고 하였으며, 주색酒色과 칠정(스트레스), 닭고기, 생선, 면 종류, 찹쌀 및 짜고 맵고 기름기 있는 제반 독물毒物을 기忌한다고 하였으니, 눈은 일신一身의 주인主人인데 음식을 가리지 못하면 약藥을 써도 또한 효과가 없고 일신一身을 스스로 망치는 법을 이야기 한 것이다.

앞서의 기록을 보면 세종은 소갈증과 더불어 안질을 앓은 것으로 나타나는데, 소갈증이란 현대적 의미로 해석해보면 당뇨병이라 할 수 있겠다. 즉 당뇨병이 심해져서 그 합병증으로 안과 질환이 생겼다는 것을 알 수 있는 대목인 것이다. 세종은 육식을 좋아하고 몸이 비중肥重했으니, 태종은 세종이 고기가 아니면 식사를 들지 못하는 것을 염려하여 자신이 죽은 뒤에 비록 상중이라 하더라도 세종에게는 고기를 먹게 하라고 했을

정도였다고 한다. 육식을 좋아하며 가만히 앉아 책읽기를 좋아
하였으니, 세종의 피는 혼탁했으리라고 본다. 혈액이 맑고 깨
끗하지 못하면 순환에 장애를 일으키게 되어 있다.

　세종은 30세 전후에 소갈이 닥쳐 평생을 그 합병증으로 고
생했다. 나이 43세인 세종21년의 《조선왕조실록》을 보면, 하루
에 마시는 물의 양이 한 동이 이상임을 말하여 젊은 시절부터
앓아온 소갈병이 고질병으로 자리잡았음을 볼 수 있다. 한의학
에서 말하는 소갈병은 소消와 갈渴을 주증으로 하는 병증으로
당뇨병과 같은 뜻이다.

　소消란 마치 눈송이가 불에 닿자마자 녹아 없어지듯이 몸 속
내부에 형성된 열에 의해 체액이 마르고, 음식물도 먹자마자
곧 소화되어 먹어도 먹어도 자꾸 먹고자 하는 다식多食 증상을
보이며, 그렇게 먹어도 오히려 몸이 야윈다는 뜻이다. 그래서
이 병증을 만성 소모성 질환이라고도 한다. 갈渴이란 목이 몹
시 말라 물을 마셔도 자꾸 마시려 하는 다음多飮 증상이 있다는
뜻이다. 그토록 갈증이 나는 이유는 장부에 형성된 열에 의해
체액이 고갈된 까닭도 있고, 소변을 너무 많이 보는 다뇨多尿
증상에 의하여 체액의 결핍 상태가 이루어져 이를 보충하고자
물을 자꾸 마시는 경우도 있다. 따라서 소갈의 병증은 다음ㆍ
다식ㆍ다뇨의 삼다三多를 주 증상으로 하며, 이 세 가지를 당뇨
병의 대표적 증상이라 일컫는다. 《동의보감》에서는 이 소갈병
을 상중하의 3가지로 나누어 치료하였는데, 상소上消란 것은 혓
바닥이 붉고 벌어지며 크게 갈증이 나서 물을 자꾸 마시게 되
는 증상을 말하며, 중소中消란 것은 많이 먹으면서도 몸이 여위

고 식은땀이 나며 대변이 건조해지고 소변이 잦은 증상을 말하고, 하소下消란 것은 가슴이 답답하며 두근거리고 둘을 많이 마시며 귓바퀴가 검게 마르고 소변이 기름같고 다리와 무릎이 마르고 가늘게 되는 증상을 말함이니, 세 가지의 소갈병이 모두 진액이 마르고 속열이 생기며 기혈이 허하여 더 이상 진액을 만들지 못하는 데 기인한다. 그래서 병이 오래되면 변해서 옹저癰疽를 발發하고 혹은 부종浮腫을 이루며 혹은 두 눈이 실명失明된다고 하였다. 이에 세종의 경우를 보면 하루에 한 동이 이상의 물을 마신다고 하니 그 증상이 매우 심함을 알 수 있고 자연히 부종과 안질이 생겨났었음을 알 수 있는 것이다. 또한 무릇 이 병은 부귀하고 살찐 사람의 고량膏粱*으로 인한 병이니 달고 기름진 음식을 많이 먹음으로 인하여 살이 쪄서 전변하여 소갈이 되는 것이라고 하였으니 비만과 소갈병의 관계가 매우 깊다 하겠다.

오늘날 대부분의 성인병이 비만에서부터 시작된다는 사실은 그야말로 상식적인 이야기이다. 사람이 비만증에 걸리면 제일 먼저 문제가 되는 것이 순환기 계통으로 기혈순환에 이상이 생기면 고혈압, 협심증, 당뇨병 등의 각종 성인병이 생기게 된다. 이러한 병들은 한번 걸리게 되면 서양의학으로는 완치가 거의 불가능하다. 또한 육식 위주의 식습관은 혈액을 탁하게 하고 혈액 순환을 어렵게 만들어 노폐물의 제거와 신진대사가 제대로 진행되지 못하기 때문에 병에 대한 저항력과 회복 능력이 현저하게 저하되어 인체를 구성하는 체세포들이 빨리 노화되어 결국엔 빨리 늙게 된다고 할 수 있겠다.

《동의보감》을 보면 보통 고기를 가리키어 몸을 보補하는 음식이라고 생각하나, 고기는 오직 양陽을 보補할 뿐이라서, 고기만 편중되게 먹어서는 안 된다고 하였다. 대체로 몸의 기력이 허손虛損한 것은 음과 양이 다 허해지거나, 음陰이 허해지는 것이므로 고기를 먹어 기력을 보충한다는 것은 산에서 물고기를 구하는 것과 같다고 하였다. 특히 주색을 과도하게 하여 몸이 축났을 경우에는 음이 허해지는 경우가 많으므로 고기를 많이 먹는 것은 좋지 못하다고 할 수 있겠다. 오히려 병에 대한 저항력이 약해지고 쉽게 피로하게 되며, 매사가 짜증스럽고 일상적인 업무조차 권태롭게 되어 일에 대한 의욕과 능률 또한 현저하게 떨어지게 되는 것이다. 세종은 가뜩이나 몸이 안 좋은 가운데 식생활습관까지도 육식을 좋아했으니 몸에서 질병이 떠날 날이 없었던 것이다.

_ 5대 문종

8세에 세자가 되어 29년 동안 세자 자리에 머물면서 아픈 아버지를 위해 병시중을 챙길 정도로 효자였던 문종은 워낙 몸이 쇠약하여 어린 세자 시절부터 안질과 치질로 고생했고, 온천 요양 중에는 허리를 다쳐 자주 통증을 호소하기도 했다. 드디어 그가 본격적으로 국정을 이끌 시기에는 이미 건강에 적신호가 울렸는데, 아픈 증세도 다양하고 종류도 많았다고 한다. 문종은 효성이 지극하여 상왕께 드릴 약을 직접 맛보고 수라상 보살피는 일을 반드시 몸소 친히 하였다고 《조선왕조실록》은

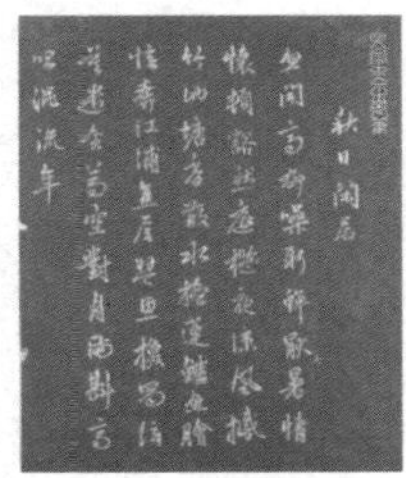

문종대왕 어필 조선 제5대 왕인 문종(1414~1452)의 글씨. 국립중앙도서관 소장.

전하고 있다. 자신이 병약함에도 불구하고 병중에 있는 아버지 세종의 식사와 복약을 몸소 챙기는 지극한 효성은 훗날 사가들의 칭송을 받게 되지만, 문종 자신의 건강은 갈수록 악화되었다. 부왕의 3년상喪 중에도 추운 겨울과 더운 여름일지라도 엄격하고 공손하게 예를 다하여 집상執喪*을 마쳤으며, 주위에서 쉬면서 정무를 보라고 청하여도 듣지 않으니 몸은 더욱 초췌하게 되었을 것이다.

세종을 여러 면에서 닮았던 문종은 병까지 닮아 세자 시절부터 종기로 몹시 고생했었는데, 《조선왕조실록》에 나오는 총 36회의 질병 기록의 대부분이 종기가 차지하고 있을 정도였다고 한다. 아버지인 세종을 닮아 몸이 비대하고 끈기와 뚝심이 있었으며, 얼굴은 잘 생기고 수염은 관운장 같았다고 하는데, 역시 운동과는 거리가 멀어 나가 놀기보다는 책읽기를 좋아했었기에, 어릴 때부터 몸이 쇠약하여 병치레를 많이 했었다고 전해진다.

《조선왕조실록》을 보면, '세자가 지난해 10월 12일 등에 종기가 났는데 길이가 한 자 가량 되고 넓이가 1.6치나 되는 것이 12월에 이르러서야 곪아터졌다. 그 뿌리의 크기가 엄지 손가락만한 것이 여섯 개나 나왔으며, 또 12월 19일 허리 사이에 종기가 났는데 그 형체가 둥글고 지름이 5~6치나 되니 아직 걷거나 손님을 접대하는 것은 생사에도 관계된다'라고 할 정도였으니 그 정도가 아주 심각했다고 할 수 있다. 종기로 계속 고생함에 따라 문종은 종기 치료를 위해 여러 가지 방법을 사용하는데, 고약과 거머리를 사용하여 일정 부분 효과가 있었다는 기록도 나온다. 그러나 결국 문종을 사망하게 한 결정적인 원인은 이 악성종기(등창)였다. 깔끔한 왕이라 중신들이 퇴청한 다음 업무가 끝난 후에야 전의를 불러 치료를 하게 할 만큼 공사公私를 분명히 했던 왕인데, 어의들이 하는 일은 대부분 병소病巢를 살펴서 농을 짜내는 일이었다고 한다.

그러나 문종이 사망하게 된 데에는 어의들의 오진誤診이 작용하지 않았나 싶다. 우승찬 허후許詡가 문종의 병증에 대하여 이야기하기를, 종기가 한냉한 음식을 많이 먹어서 기혈의 운행이 순조롭지 못해 발생된다고 인식하여 처방과 치료를 하였으며, 이후 내의 전순의全循義와 허후가 왕의 증상이 차도가 있다고 하며, 심지어는 문종에게 활쏘는 것을 구경하고 사신에게 연회를 베풀도록까지 하여 3~4일이면 병이 다 회복될 거라고까지 말하였으나 4일 후에 왕은 사망하고 말았다.

이때의 《조선왕조실록》에서 '수양대군이 외정外庭에서 통곡하면서 말하기를, "어째서 청심원을 올리지 않는가?" 하니, 전순의가 비로소 청심원을 올리려고 했으나 시기가 미치지 못하였다. 조금 후에 임금이 훙서*하였다. 이때 의정부의 대신들이 임금의 병환이 위급한 때를 당하여, 본부에 앉아서 사인을 시켜 안부만 물었을 뿐이고, 한 사람이라도 임금을 뵈옵고 병을 진찰하기를 청하지 않고서 범용한 의관에게만 맡겨 놓고 있었으니, 그때 사람들의 의논이 분개하고 한탄하였다' 라는 기록이 나오고, 왕의 사망 이후에 의관들의 관직을 모두 박탈하고 청지기나 아전으로 강등시킨 것을 보았을 때, 이는 필시 어의들의 오진으로 인한 상황으로 짐작해 볼 수 있다.

훙서 **임금이나 귀인의 죽음을 높혀서 부르는 말이다.**

아마도 한랭한 기운을 몰아내기 위하여 인삼이나 부자와 같이 열성이 있는 약물을 함부로 투약하여 일시적으로는 기운을 차렸으나, 몸 속의 나쁜 화열火熱에 기름을 부은 효과가 되어 죽음에까지 이르게 된 것이 아닌가 싶다. 이렇듯 한순간의 오진誤診은 일국의 왕을 사망에 이르기까지 할 수 있는 문제이기 때문에, 항시 의사는 재삼재사 숙고하여 올바른 진단을 내리고 처방을 하여야만 하는 것이다. 그렇지 아니하면 잠시 증세가 호전된다 하더라도 급기야는 질병을 심각하게 악화시키고 사람의 생명까지 잃게 할 수 있는 것이다. 질병을 치료받는 환자 또한 일시적 증세의 호전만 바라고 몸에 나쁜 치료법을 계속 고집하여서는 안 될 것이다.

_ 6대 단종

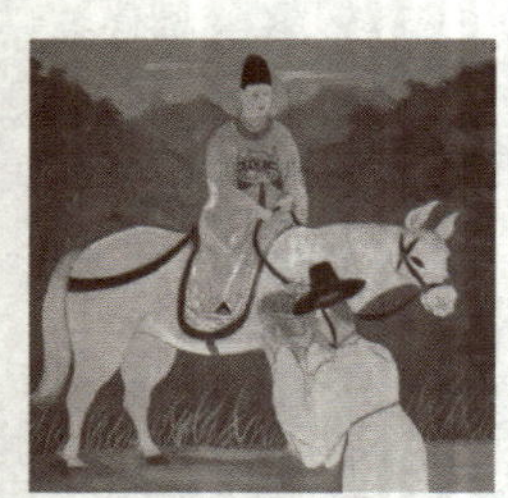

단종대왕신 조선의 제6대 임금으로 강원도 영월군 영월읍 보덕사 산신각에 있다.

《조선왕조실록》에는 단종이 구역질과 치근의 통증과 말을 할 때 약간 막히는 듯한 증상을 갖고 있었다고 기록되어 있다. 황보인 등의 대신들이 "성상께서 춘추가 아직 어리시고 혈기가 충실하지 못하시며 구역질하는 증세가 있으시니 청컨대 육즙을 조금 진어하소서"라고 했으나, 단종은 내가 본래 구역질하는 증세가 있으나 어찌 소식小食을 해서 그러하겠느냐며 받아들이지 않았다고 한다. 이 기록에서 단종이 평소 음식을 적게 먹고 고기는 별로 즐기지 않았음을 알 수 있는데, 이는 소화불량으로 인한 자기 조절이 아니었나 싶다. 또한 김종서 등이 임금의 병을 조리하기 위해 산보하거나 말을 타서 행기行氣

하도록 하는 아뢰는 부분이 나오며, 단종의 막히는 증상을 치료하기 위해 중국의 어의를 부를 계획까지 하였던 것을 미루어 보면, 단종은 상당히 울체鬱滯가 많이 되어 역상逆上이 많이 되었음을 알 수 있다.

《주례》에 이르기를 음악으로 먹는 것을 돕는다고 하였으니, 이는 소화를 담당하는 비위가 음악을 좋아하기 때문이라고 한다. 따라서 잔잔한 음악을 들으면서 음식을 먹으면 소화에 큰 도움이 될 것이다. 또한 항상 식사를 마친 뒤에 손으로 얼굴을 마찰하고 배를 수백 번 어루만지고 200~300보 정도 천천히 산책을 하면 더할 나위 없이 좋겠다. 포식하고 바로 누우면 식체하기 쉬우며, 늦은 밤에 포식해서도 안 된다. 눕고 앉고 일어서고 걷는 경우에 있어 항상 그때와 시기를 분별하여야 하니 이를 어기면 위장병이 생기는 것이다. 어쩌다 너무 포식한 경우에는 소화를 도와주는 차를 한두 잔 정도 마시는 것도 좋은 방법이다.

단종은 17세의 어린 나이에 숙부인 세조에 의해 죽음을 당한다. 조선시대에 있어 사약에 의한 사형 집행은 왕족 또는 양반에게 명예를 존중하여 특별한 배려를 베푸는 방식으로 왕이 내리는 극약을 마시게 하여 사망하게 하는 사형제도이다. 조선시대 형법에는 교수絞首와 참수斬首만을 사형 종류로 인정하고 있었으나 교살絞殺이나 참살斬殺시키는 대신 사약을 먹게 함으로써 신체를 보전케 한다는 배려의 의미가 담겨 있는 제도였다고 한다.

한약재는 보통 병을 치료하거나 몸을 보하는 약으로 쓰이지

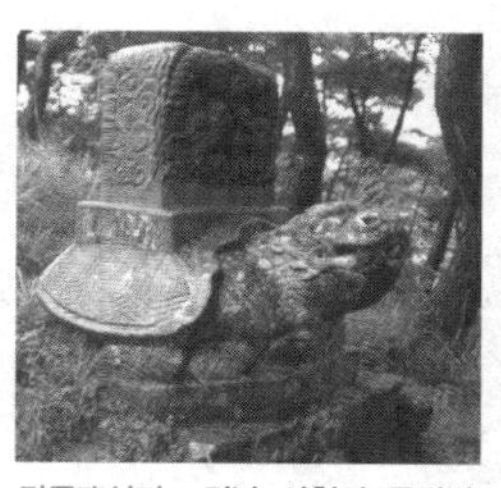

단종태실지　경남 사천시 곤명면 은사리에 위치한 조선 제6대 왕 단종의 쾌실지. 경상남도 기념물 제31호. 태실지에 건립된 태실비는 현재 원형은 알 수 없으나 돌거북, 비신의 윗부분, 비신 파편, 태실 장치 등 5점의 석재만이 남아 있다.

만, 옛날에는 이렇게 독성毒性이 강한 약재를 독을 줄이거나 제거하는 과정을 거치지 않은 채 그대로 사용하여 사람을 죽이는 데 이용하기도 했다. 보통 사약 재료로는 비석砒石을 태워 승화시켜서 만든 결정체의 독약인 비상砒霜을 사용하였으며, 정련하지 않고 캐낸 그대로의 황금인 생금生金이나 수은 등을 사용하여 위장에 구멍을 내서 죽이기도 하였다. 또는 불길을 뵈지 아니하고 떠낸 꿀인 생청生淸이나 부자附子, 게의 알蟹卵 등을 합하여 조제하였다는 설이 있다.

단종의 경우에는 사약을 받아 마신 후 온돌방에 들어가게 하고 문을 걸어 잠그고 아궁이에 불을 지폈다고 하니, 아마도 이런 경우의 사약 성분은 매우 뜨거운 성질을 지닌 부자附子였을 것이다. 강렬한 열성약과 뜨거운 외부 기운이 어우러져 매우 고통스러운 죽음이었을 것인데, 부자附子는 미나리아재비과에 속하는 다년생 식물인 바곳의 구근으로 맹렬한 독성을 지닌 다년생 풀로서 그 독성이 매우 강하여 이렇게 사약의 재료로 사용되는 것이다.

그러나 부자는 실제로 질병 치료에 많이 쓰이고 있는 약재이기도 하다. 그 뜨거운 성질로 인하여 주로 양기 부족이나 차가운 기운이 너무 심하게 쌓인 병증에 사용되는데, 맥이 느리고 힘이 없으며 약하거나 추위를 많이 타고 전신 기능 쇠약 증상을 동반하는 증상 등에 쓰인다. 또한 추울수록 심해지는 통증이나 냉한 증상을 수반하는 관절 통증과 복통, 설사 등에 사용하기도 한다.

실제 필자의 경우에는 부자에 대한 약간의 공포심이 있었

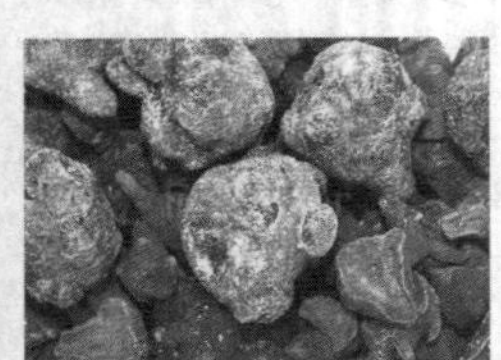

부자 맛은 맵고 달며, 성질은 따뜻하다. 독성이 있어 주의가 필요하다. 염증제거와 진통작용, 국소마취작용의 효과가 있다.

다. 필자의 외증조부께서 부자가 들어간 닭요리를 잘못 드시고 돌아가셨다는 얘기를 들었기 때문이었다. 지금 생각해 보면 그럴 만한 이유가 있었겠구나 하는 생각이 들지만, 그 당시에는 어지간해서는 감히 부자를 사용하겠다는 시도를 해보지 않았다. 그러다가 처음 부자가 들어가는 처방을 사용한 때가 아직 한의사 면허증을 따지 않은 학생 때였다. 평소에도 추위를 많이 타시는 아주머니셨는데, 자궁을 들어내는 수술을 받은 이후로는 한여름에도 내복을 입어야만 살 수 있는 정도가 되었다고 찾아오신 분이었다. 처음에는 몸을 따뜻하게 데워주고 기운을 돋아주는 인삼을 대량으로 포함시킨 처방을 써보았는데, 별 차도가 없었다. 그래서 부작용을 각오하고 부자가 포함된 처방을 사용하였는데, 효과는 만점이었다. 여태까지 온갖 약을 먹었어도 항상 느낌이 없었는데, 이번 약을 먹고는 몸에 따뜻한 기운이 돌고 기운이 나더라면서 이런 보약 처음 먹는다고 좋아하셨다. 꾸준히 같은 처방을 더 복용시켰고, 그 이후에는 추위가 말끔히 사라졌다고 한다. 그 이후로 필자는 진료실에서 한약 처방을 내릴 때에 필요한 경우에는 망설이지 않고 비교적 과감히 부자를 쓰는 편이다. 그러나 부자는 독이 있고 열이 많아 사용에 세심한 주의를 필요로 한다. 체질과 증상에 잘 맞추어 사용하여야 하며, 잘못 쓰면 사약이 될 수 있다는 사실을 명심하여야 할 것이다. 똑같은 약재라도 진단과 처방을 내리는 방법에 따라 보약이 될 수도 있고 사약이 될 수도 있는 것이다.

단종의 죽음에 대해서는 또 다른 설로, 잔심부름하던 화득이라는 자가 활줄에 길쭉한 노끈을 감아 올가미를 만들어 단종

의 목에 걸어 질식사시켰다는 얘기도 있는 바, 어찌되었든 자
신의 수명을 다 살지 못하고 비참하게 죽음을 당했다는 사실에
는 변함이 없을 것이다.

_ 7대 세조

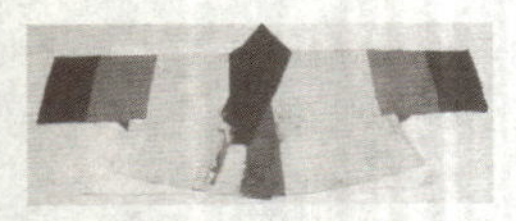

세조대의 백초 회장 저고리 조선
세조 때 후궁이 입었던 것으로 추
정되는 저고리로 중요민속자료 제
219호이다. 강원도 평창군 진부면
동산리 월정사 소장.

세조의 질병에 대한 기록이 《조선왕조실록》에 최초로 등장
하는 시기는 세조의 나이 42세 때로 단종을 폐위시키고 왕위에
오른 지 4년이 되는 세조 4년 때의 일이다. 세조 9년 때의 기록
을 보면, 세조는 젊었을 때까지는 매우 건강하였음을 알 수 있
는데, 42세의 나이인 이 시기부터 질병에 시달렸음을 알 수 있
다. 그러나 《조선왕조실록》에 나타나는 기록을 보건, 세조의
질병은 풍습병風濕病이나 정신적 과로로 인한 심복통心腹痛 등의
증상이 있을 뿐이며, 흔히들 얘기하는 문둥병과 같은 증상은
보이지 않는다. 야사에는 단종의 어머니 현덕왕후 권씨가 세조
의 꿈에 나타나 침을 뱉었는데 그 침방울이 튄 자리마다 종기
가 생겨 썩기 시작해서 등에 풀칠한 것처럼 돋아났고, 여름이
되면 더욱 심해 임금의 옥체에서 고름썩는 냄새가 나니, 문둥
병이라는 소문이 퍼졌다고 하는데, 전해진 바와 같은 피부병의
증상례는 보이지 않는다. 그러나 최근 들어 강원도 상원사에서
피고름이 묻은 속옷이 발견된 것 등으로 미루어 볼 때 아주 그
러한 피부증상이 없었던 것은 아닌 것 같다.

오히려 계유정난으로 권신들을 죽이고 조카인 단종의 왕위
를 빼앗고 죽음에까지 이르게 한 세조는 52세로 숨을 거두기

까지 잠을 제대로 자지 못하는 불면증과 우울증에 시달렸다고 한다. 금강산 진주담에서 피부병 치료 중 꿈에 문수보살을 만난 이후, 이를 근거로 세조는 고려시대에 창건된 홍복사興福寺 자리에 원각사圓覺寺라는 큰 절을 지었다고 하는데, 물론 유교적인 정당성을 가지지 못하는 정권이기에 불교의 정신을 힘입어 왕권의 정통성을 세우고자 하는 노력의 일환도 있었지만, 이러한 노력 또한 기울증에서 벗어나기 위한 몸부림이 아니었나 싶다.

세조 12년의 기록을 보면, 세조가 어느 날 꿈속에서 현호색玄胡索을 먹고서 병세가 덜어졌기에, 신하들에게 이를 애기하고 신하들이 '현호색은 흉복통을 치료하는 약이옵니다' 라고 고하여, 실제로 그 현호색이 들어가는 칠기탕七氣湯이라는 처방을 복용하고서 병이 나았다는 기록이 나온다. 현호색이라는 약재는 혈기를 활성화시키고 어혈을 제거하며 기운을 이롭게 하고 통증을 가라앉히는 효능을 가진 약재이며, 칠기탕은 신경정신과적 원인으로 생긴 가슴과 배의 통증을 치료하는 처방으로 기울증氣鬱症에 쓰인다. 이는 마치 학교에 가기 싫어하고 스트레스를 너무 많이 받는 아이를 억지로 학교에 보내려고 하면 자신도 모르게 배를 움켜쥐고 데굴데굴거리게 되는 증상과 마찬가지이다. 가슴이나 배의 위장에는 시리거나 아무런 이상이 없지만, 과도한 스트레스로 인하여 통증을 나타나게 되는 것이다.

여기서 칠기七氣는 희노우사비공경喜怒憂思悲恐驚을 말함인데, 어떤 이는 칠정七情이라고도 하니 역시 서로 통한다. 사람이 칠

정이 있는데 동시에 칠기가 있다. 기氣가 맺히면 담痰이 생기고 담이 성하면 기가 더욱 맺혀지는 고로 기를 다스릴 때에 반드시 먼저 담을 소활시켜 주어야 한다. 이 기와 담이 서로 막히면 매핵梅核과 같기도 한데 인후咽喉 사이에 막혀서 뱉아도 나오지 않고 삼켜도 넘어가지 않으니 이를 매핵기梅核氣라 한다.

이 매핵기 증상은 현대인에게 있어서는 굉장히 광범위하게 퍼져 있는 증상으로, 체질적으로 심성이 예민하거나 스트레스를 많이 받는 사람은 거의 예외 없이 이러한 증상을 나타내어 항상 '음, 음' 하면서 목을 갑갑해 한다. 역시 한의학적인 치료방법 외에는 치료방법이 없다. 물론 스트레스를 전혀 받지 않는 환경에 있을 수 있다면, 가장 완벽한 치료방법이라 할 수 있지만, 그러한 일은 속세를 떠나기 전에는 어림없는 일이라 하겠다.

_ 8대 예종

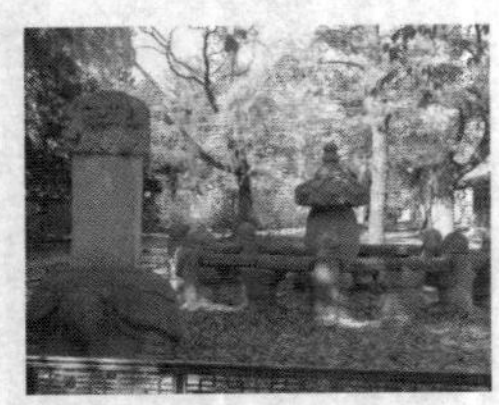

예종대왕태실 및 비　전북 전주시 완산구 풍남동 경기전에 있는 예종의 태실과 비. 1578년 전북 완주군 구이면 평촌리 태실마을 뒷산에 세웠던 것을 이곳으로 옮긴 것이다. 전라북도 민속자료 제26호로 태실의 총높이는 243센티미터이다.

예종은 세조의 맏아들이자 자신의 형인 의경세자가 20세의 젊은 나이로 요절하자 세자에 올랐고, 왕위에 오른 지 1년 2개월 만에 20세의 젊은 나이로 세상을 뜨게 된다. 사약을 받고 강제로 죽은 단종을 제외하고는 가장 젊은 나이에 죽음을 맞이한 임금이었다. 이러한 예종은 왕위에 오르자마자 술을 먹는 버릇에 큰 변화를 가져왔는데, 강력한 아버지 세조에 대한 두려움 때문에 부모님 앞에서는 몸 사리는 것이 지나칠 정도였다가 부왕이 죽은 후부터는 상황이 달라졌다고 한다.

왕이 된 다음, 일단 술을 먹기 시작하더니 문종의 외손으로 경혜공주의 아들인 정미수鄭眉壽를 자주 찾아 불러들여 대작하자곤 했다고 한다. 그러나 《동의보감》에서는 술을 밥 대신에 먹게 되면 수명이 짧아진다고 하였으며, 세종15년의 《조선왕조실록》에도 봉녕군奉寧君 및 신장申檣과 김고金顧 등의 사람들이 술을 즐기고 밥을 적게 먹어서 그 몸을 잃었다는 기록이 나오는 것으로 보아 예종의 몸에 무리가 갔으리라는 것은 충분히 짐작해볼 만한 일이다.

《조선왕조실록》에는 예종의 사망 원인이 확실하지 않다. 병이 있다고 기록된 지 2일만에 바로 예종은 사망하였으며, 왕이 너무 갑작스레 사망하였다는 기록만 여기저기에 나온다. 사람들이 예종의 죽음을 두고 단종의 생모인 현덕왕후 권씨의 저주 때문이라고 이야기하는 것도 무리가 아니었을 것 같다. 야사野史에 따르면 예종은 안순왕수 한씨와 정사를 즐기다가 갑자기 죽어서 복상사腹上死였다고 하는데, 이 역시 확인할 방법은 없다. 그러나 몸이 안 좋은 상태에서 술을 많이 마셨다는 기록으로 미루어 볼 때 음주를 과하게 한 후에 함부로 입방하여 몸을 상하게 되었고, 계속해서 몸을 돌보지 않고 주색酒色을 탐닉하다가 급작스레 사망에 이르게 된 것은 아닐까 하고 생각해 볼 수는 있겠다. 예로부터 한의학에서는 과음을 한 후에 부부관계에 들어가는 것을 매우 금기시하였다. 아마도 실제로 이러한 다급한 불상사가 일어나기 때문이 아니었을까 싶다. 이는 현대에도 자주 있는 일로 특히 심장질환이 있거나 혈액순환이 좋지 못한 사람은 절대적으로 주의를 기울여야 할 것이다.

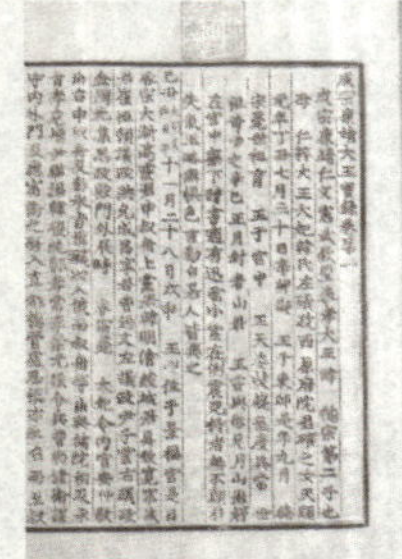

《성종실록》 중 제1권 첫부분
조선 제9대 왕 성종의 재위 기간의 역사를 기록한 책. 1469년 11월부터 1494년 12월까지 성종의 재위 25년 2개월간의 역사를 다루고 있다.

_ 9대 성종

성종은 온갖 질병에 시달리다 38세의 젊은 나이에 사망하는데,《조선왕조실록》에는 무려 질환에 관해 73차례나 언급이 되어 있을 정도로 온갖 질병에 시달렸다. 성종 25년의 기록을 보면 왕이 직접 13가지의 처방을 만들어 의관들에게 나누어주는 모습이 나올 정도이니 왕의 질병이 다양하고 많았음을 알 수 있다. 11세 무렵부터 앓은 서병暑病으로 말년까지 고생했으며, 13~14세에 심한 감기가 시작됐고 20세부터는 종기가 시작되었다. 20대에 치통이 있었고, 서병과 더불어 두통, 식상증, 이질을 운명할 때까지 달고 다녔다. 또한 심신 불안증이 나타난 20대 후반에는 요통으로 고생하기도 했다. 이밖에도 입술에 종기가 돋았고 콧속이 아프고 피가 났으며 해수병, 천식, 임질, 소갈, 부종, 수전증, 적취 등 많은 질병에 시달렸다.

그 중에서 역시 가장 성종을 괴롭힌 질병은 서병暑病이라 할 수 있다. 성종이 11세에 한명회의 집에서 자랄 때에 얻은 서병이 매년 여름철만 되면 재발하였으며, 심한 경우는 인사불성까지 갔었고 보통 두통과 감기와 설사 증상을 동반하는 경우가 많았다. 흔히 '더위 먹었다' 라고 얘기하면서 가볍게 여기는 질병이 이 서병인데, 서병은 중한 경우에는 생명을 잃을 수도 있는 질환이다. 예로부터 사시四時 중에 여름이 가장 조섭하기 어려우니, 서병은 몸에 열이 나며, 식은 땀이 흐르고 입이 마르며 얼굴에 때가 끼는 것을 그 특징으로 한다. 이러한 서병을 막기 위해서는 첫째 찬 음식을 즐겨 먹지 않도록 한다. 여름철에는 바깥의 더위를 이기기 위해 인체의 모든 양기가 피부로 몰려 나오거나 상부로 떠서 뱃속이 허해지고 냉해진다. 따라서 겉은 뜨겁고 속은 차가와진 상태에서 찬 것을 많이 먹으면 배탈이 나서 구토와 설사 및 복통이 일어나고 심지어는 머리가 아프기도 한다. 옛날부터 이열치열以熱治熱이라 하여 여름철에 삼계탕이나 황구육 등을 먹는 것도 다 이러한 이유에 따른 선조들의 지혜라 할 수 있다. 둘째로 여름감기를 조심해야 한다. 여름감기는 개도 안 걸린다는 속담도 있지만, 사실은 의외로 많이 앓는 질병이다. 여름철에는 땀구멍이 열려서 땀을 흘리게 되어 있는데, 이때 에어컨 등으로 부자연스럽게 기온을 낮추거나 땀구멍 조절을 잘못해주면 냉기가 몸 속으로 스며들어 감기와 유사한 증상이 나타나게 되는 것이다. 찬 기운에 노출되면 맑은 콧물과 재채기가 나고 머리가 아프게 되는데, 흔히들 알레르기(Allergy)라고 오해하기도 한다. 이러한 경우에는 피부호흡을 좋게 해주거나 보음補陰, 보기補氣시키면 증상이 사라지게 되는데, 만약 치료를 게을리 하면 기관지천식, 알레르기성 비염, 폐렴, 냉방병 등의 질환으로 발전하게 된다. 셋째로 여름에는 성생활을 절제해야 한다. 여름철은 잎이 무성하고 뿌리는 약해지는 시기이다. 또한 하늘의 기운이 화火가 극성하는 때이기 때문에 우리 몸에서 수水에 해당하는 하초下焦의 기능이 약해지게 된다. 따라서 여름에는 과도한 성생활을 자제해야 하며, 여름철에는 임신 또한 하지 않는 것이 원칙인 것이다. 우리 옛 선조들이 여름철에는 결혼날짜를 잡지 않던 이유가 바로 이러한 이유 때문이라고 볼 수 있다. 넷째로 장마철에는 몸에도 습기와 열기가 침입하므로 조심해야 한다. 우리 인체는 항상 외부환경에 반응하고 적응하도록 되어 있다. 장마철의 습기와 더운 열기는 우리 몸의 근육과 뼈를 약하게 만들기 때문에, 이 시기에 다리가 점점 가늘어지고 근육이 이완되어 다리를 질질 끌고 다니는 사람들이 종종 눈에 띄게 된다. 이러한 경우를 중풍으로 잘못 오인하고 치료하면 몸을 더욱 상하게 된다. 특히 얼굴에 번들번들 기름기가 흐르고 팔다리가 무거워지는 등의 중습中濕의 증상이 나타날 때에는 더욱 주의를 기울여야 하며, 좌골신경통이나 디스크 등이 여름에만 심해지는 경우에는 여름철 습열濕熱에 몸을 상하지는 않았는지 다시 한번 잘 생각해 보아야 한다. 다섯째로 자꾸 졸립고 집중이 되지 않는 것은 기氣를 상한 것이다. 더위와 열은 사람의 기를 상하게 한다. 여름이라는 계절은 이렇게 기를 상하는 낮이 길고 기를 재충전할 밤이 절대적으로 부족한 계절이다. 따라서 평소에 기가 부족하기 쉬운 수험생이나 노인들은 이 시기에 쉽게 기를 상하여서 만성피로와 식욕저하와 같은 증상을 나타나게 된다. 또한 기를 상하기 때문에 자꾸 졸립고 머리가 아프거나 맑지 못하게 되며 집중력과 의욕이 떨어져 공부나 일에 집중할 수가 없게 된다. 특히 평소에 손발이 차거나 피부가 하얀 사람들은 더욱 건강관리에 신경을 써야 하는 것이다. 이러한 경우 떨어진 기운을 북돋우어주면 상당히 양호한 효과를 거둘 수가 있다. 세간에는 여름철에는 땀으로 다 빠져나가기 때문에 약을 써봐야 효과가 없다고 하나, 이런 잘못된 말을 믿고 무작정 가을이 되기를 기다리다가는 가을이 되기 전에 심각한 손상을 입을 수도 있는 것이다.

성종은 폐비 윤씨를 죽이고, 세자인 연산군을 어떻게 처리할까 하는 고민 등으로 쌓인 스트레스를 풀기 위해 자연 술과 여자를 가까이 하게 되었을 것이다. 젊을 때는 술을 잘 못했지만, 시간이 갈수록 술이 점점 늘었는데, 한 내시가 왕의 건강을 염려해서 술을 약하게 희석시켜 바치려 했다가 징계를 당한 일도 있었다고 한다. 건강을 크게 해친 성종은 검붉은 피가 담痰에서 섞여 나오기 시작했다고 하는데, 《오산설림초고》를 보면, '조선 임금 중 제일 키가 컸으나, 술을 몹시 좋아했다. 흔히 가까운 궁인들이 모셨으며, 날마다 흰 병풍을 가져 오라 했는데, 하룻밤이 지나면 전부 새빨개졌으니, 피를 내뱉기 때문이다' 라고 기록되어 있는 것을 볼 수 있다. 성종의 몸이 몹시 여위었고, 맥이 들뜨면서 빨리 뛰고 입술이 건조하다고 얘기하는 의관들의 말로 미루어 볼 때, 성종의 몸은 망가질 대로 망가져서 진액이 바짝 마르고 신열이 올라오고, 이로 인해 기침과 각혈까지 일어나게 되었음을 알 수 있다. 성종은 이런 저런 약을 복용하였지만 식사도 제대로 하지 못할 정도로 건강이 악화된다. 성종 25년 12월 24일, 종기 치료에 정통한 전명춘이란 의관이 임금을 진찰한 후 배꼽 밑에 난 종기를 다스리는 약을 써야 한다고 했지만, 손도 쓰지 못하고 갑자기 숨을 거두게 되는데, 한창 나이인 38세였다.

성종은 사망하기 바로 전날 가슴이 답답하고 아픈 증상이 있다고 기록되어 있다. 예전 28세 때에 이 증상이 나타났을 때는 '주사안신환' 이라는 처방을 사용하였는데, 이로 미루어 보아 성종은 심신불안증으로 인한 흉통과 발열이 있었던 것으로 보여진다. 사망 전날에는 내의 송흠이 청심연자음清心蓮子飲과 오미자탕과 청심원 등의 약을 써서 갈증을 그치게 하려고 했으나 죽어가는 몸을 되돌려 놓기에는 이미 늦었던 것 같다. 과도한 성생활로 몸의 진액성분은 바짝 말라 들어가고 침화와 음주로 인해 몸에 열은 급속도로 올라가는 과정에서 사망하게 된 것 같다.

__ 10대 연산군

《동의보감》에 이르기를, 음식을 서로 접속해서 돈화溫和하도록 하려면 마땅히 곡식穀食을 많이 먹고 육식肉食을 적게 하여야 한다고 하였으며, 또한 일체의 고기는 다 무르녹게 끓여서 식혀서 먹고, 또한 고기를 먹은 뒤에 반드시 양치할 것이며 날고기를 먹어서 위胃를 상하게 하지 말아야 한다고 강조하였다. 그런데 《계축일기》를 보면 연산군은 날고기를 좋아해 하루에 소 7마리를 잡게 했다는 기록이 나온다. 고기를 많이 먹는 것도 좋지 못한 판에 날고기를 그렇게 많이 먹었다고 하니 건강을 해칠 수밖에 없다. 또한 육식을 좋아하는 사람은 대체로 성격이 포악하고 억세고 도전적으로 되기가 쉽다고 하는데, 영양학적으로 육식과 같은 단백질을 많이 섭취하면 체열이 많이 발생하기 때문에 이로 인해 성격이 억세지고 분별력이 따르지 못하기 때문에 불안하고 초조해지기 쉽기 때문이라고 한다. 아마도 왕위를 뺏기기까지에 이르게 되는 연산군의 포악성은 그렇게 날고기를 많이 먹던 식성도 하나의 원인으로 작용하지 않았

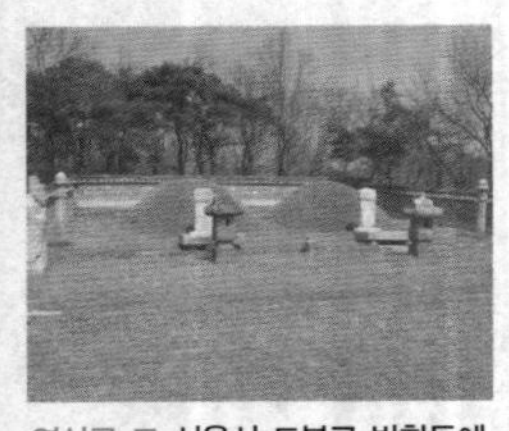

연산군 묘 **서울시 도봉구 방학동에 있는 조선 제10대 왕 연산군과 부인 신씨의 묘소. 사적 제362호.**

을까 추측해본다.

중종반정으로 왕위에서 쫓겨난 연산군은 강화의 작은 섬인 교동에 위리안치圍籬安置되었다고 한다. 행여나 폐출된 연산군이 도망이라도 칠까 걱정되어 높다랗게 가시 울타리가 둘러 쳐졌으며, 거기에 생필품들을 넣기 위한 작은 구멍만이 나 있을 뿐이었다고 하니, 왕위를 빼앗긴 분한 마음과 더불어 숨막히는 답답증에 견딜 수가 없었을 것이다.

더욱이 폐세자인 아들이 사약을 받고 죽었다는 소식을 들은 후부터는 아무것도 먹지 않고 식음을 전폐했었다고 하니, 한맺혀 응어리진 가슴의 울화병에 기름을 끼얹는 격이었을 것이다. 연산군은 폐출이 된 후 2개월의 유배 끝에 '역질疫疾로 몹시 괴로워하여 물도 마실 수 없을 뿐 아니라, 눈도 뜨지 못합니다'라고 《조선왕조실록》에 전한다. 역질은 전염병으로 피부염증이나 열병 등이 생긴 것을 총칭해서 일컫는다고 보면 되겠다. 정신적 고통과 함께 역질에 걸렸고, 저항력이 없는 상태에다 식음을 전폐했으니 돌이킬 방법이 없이 사망하였을 것이다.

_ 11대 중종

중종은 여러 질병을 앓았는데, 그 중에서도 견갑통肩胛痛과 종기가 제일 심했던 것 같다. 《조선왕조실록》을 보면 어깻죽지와 견갑골의 통증이 자주 있었으며 시큰거리면서 더러는 아팠다가 더러는 나았다가 한다는 기록이 보인다. 여러가지 치료를 해보아도 별 효과를 볼 수 없었으며, 이 때문에 업무를 쉬기도

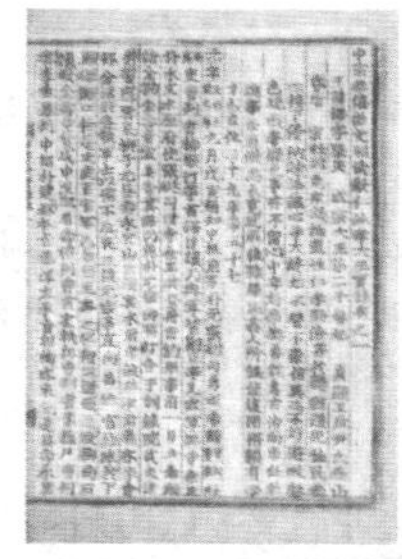

《중종실록》 조선 제11대 왕 중종의 재위기간인 1506년 10월부터 1544년 12월까지 38년 3개월간의 역사를 기록한 책. 국보 제151호. 규장각도서.

했음을 볼 수 있다. 이 어깨통증은 실제로 어깨의 근육과 뼈를 다쳐서 통증이 있는 것이 아니라 스트레스가 많이 쌓여서 그로 인한 정신적인 피로가 순환을 방해하고 또 어깨가 경직시켜서 나타나는 증상이었던 것으로 생각해 볼 수 있다.

이는《동의보감》에서 칠정七情*이 울결鬱結*하고 기운이 응체凝滯*되면 어깨와 팔과 등과 견갑골 등이 아픈데, 그 특징이 아팠다 안아팠다 하는 것이라는 조문과 연결시켜 생각해볼 수 있다. 실제로 모 대기업의 기획팀에 근무하는 필자의 친구는 특별히 어깨를 다치지 않음에도 불구하고 정기적으로 필자에게 어깨치료를 받으러 오는데, 바로 이 중종의 경우와 같다고 할 수 있을 것이다. 오히려 현대에 들어서는 육체적인 노동으로 어깨가 아파서 오는 사람보다는 오히려 과도한 정신적인 업무와 스트레스로 인하여 한의원을 찾아오는 사람이 더 많은 실정이다. 중종의 사망에 즈음하여 사신이《조선왕조실록》에 기록한 글을 보면, 중종의 정신적인 피로가 얼마나 심했으리라는 것을 짐작해볼 수 있다. '사신은 논한다. 상이 즉위한 이래 권간權奸*이 용사用事*하여 조정을 제멋대로 어지럽혀서 골육에까지 화가 미쳤으니 심려가 마침내 병이 된 것은 당연하다. 이미 밝은 예지叡智로 사물을 통촉하지 못하고 간흉奸凶에게 권력을 맡겼으며, 또 임금의 대권을 행사하지도 못하고 억지로 따르다가 이것이 쌓여서 고황膏肓*에 병이 들어 끝내 구제할 수 없는 슬픔에 이르게 되었으니 아! 슬프다'

견갑통 외에도 중종은 여러 가지 건강 이상으로 고생을 한다. 일년 내내 감기를 앓기도 하고 치통을 호소하기도 하였고,

---

아랫배가 아프기도 했으며 변을 볼 수 없는 지경이 되기도 하였다. 식욕이 없어 먹는 것이 시원치 않으니, 왕의 몸은 점점 쇠약해 갔다. 의관들은 병을 고치려고 야단들이었지만 별 차도가 없었다고 한다. 결정적으로 중종을 괴롭히는 질병은 조선시대 역대 왕들을 끊임없이 괴롭힌 '종기'였다. 종기 때문에 몇 개월 간 문밖출입을 못하고 누워지낸 경우도 허다하고, 세종의 경우에는 종기 때문에 자신은 물론이고 대리청정을 하던 세자마저 중국 사신을 영접하지 못해 외교적인 문제가 발생한 적도 있었다고 한다. 《조선왕조실록》에는 왕이 종기 때문에 온갖 고생을 하는 장면이 수백여 건이 나올 정도다. 중종의 경우에도 《조선왕조실록》에는 신하들이 옹의 종기를 고치기 위해 무던히도 애쓴 기록들이 나온다. 함경도에서 몸에 바르는 일종의 연고를 구해오기도 하며, 심지어는 거머리까지 잡아들여 상처에다 붙여 고름을 뽑아내곤 했는데 "여러 약을 먹어도 낫지 않고, 진물과 고름이 섞어 나오기에 거머리로 시험해보니 살이 단단하고 도독해진 곳과 고름이 삭아서 편안해졌다"고 어의에게 거머리의 효과를 털어놓는 장면도 기록되어 있다. 중종은 특히 1534년 종기 때문에 6개월 동안 정무를 보지 못한 채 방에서 누워만 지내기도 했을 정도로 그 정도가 심했다고 한다.

사극 드라마 〈대장금〉의 시대적 배경이 바로 이 중종 때인데, 드라마 중간에 중종의 질병을 일반감기로 오인하여, 부자 등의 약물이 포함되어 있는 상한론傷寒論 처방을 쓰다가 낭패를 보는 장면이 나온다. 열이 떨어지기는커녕 더욱 고열이 나서 혼수상태까지 이르게 되는 것을 보는데, 중종이 실제 종기로 고생을 심하게 하였다는《조선왕조실록》의 기록을 볼 때에 개연성이 있다. 체질적으로 몸 속에 쓸모 없는 적열積熱이 많은데에 잘못 약을 쓰니, 그 열 증상이 더 심해지지 않았나 하는 생각이 든다. 전문적인 한의학 지식과 제대로 된 체질과 병증의 진단 없이 함부로 약을 조제해서 복용하면 위험할 수도 있음을 증명하는 아주 좋은 사례라고 할 수 있겠다.

실제 일본에서는 메이지유신 이후 한의사 제도가 없어져서 한약을 일반 양방의사들이 대강 공부해서 나름대로 쓰고 있다. 그러다 보니 사고도 많이 생기는데, 소시호탕小柴胡湯이라는 처방이 간에 쓰이는 처방이라는 생각으로 함부로 잘못 써서 사망사고까지 생기기도 했다. 사람에 따라 간에 질병이 생겼다 하더라도 천차만별인데 무턱대고 처방을 쓰니 위험할 수밖에 없다. 그러므로 전문 한의사의 처방 없이 대강 짐작으로 약국에서 약을 조제해 먹으면 혹을 떼려다 혹을 붙이는 격이 될 수도 있는 것이다. 하다못해 가벼운 민간요법이라 하더라도 자신의 체질과 증상을 제대로 파악하고 있는 주치 한의사와 상담을 한 후에 하는 것이 좋겠다.

사극 드라마 〈대장금〉은 조선 중종시대의 실존인물인 의녀 장금이의 일생에 관하여 작가의 허구적 상상이 결합되어 완성된 작품이다.《조선왕조실록》에 실제 기록되어 있는 장금이의 기록은 아래와 같다. 장금에 대한 기록은 중종 10년에 한 번, 중종 19년에 한번, 28년에 한 번 나타나고, 그 다음에는 무려 11년 동안이나 보이지 않다가 중종이 숨을 거두는 1544년에 기록이 집중되어 나타난다. 그 동안 중종의 몸이 건강을 유지하였기에 이에 따라서 장금의 기록도 나타나지 않았을 것으로도 보이지만, 이렇게 띄엄띄엄 나타나는 기록 때문에 역사 속의 장금이 한 사람이 아니라 같은 이름을 쓰는 여러 의녀들이었다고 보는 견해도 있는 것이다.

1515년(중종 10년) 인종을 낳은 후 산독産毒으로 세상을 떠난 장경왕후 윤씨(중종의 제1계비)의 치료를 맡았던 의관들의 처벌을 놓고 논쟁이 일어나게 된다. 그러나 의녀인 장금은 호산(護産:왕실 비빈의 출산을 돌보는 일)하여 공이 있었으니 당연히 큰상을 받아야 할 것인데, 마침내는 대고大故가 있음으로 해서 아직 드러나게 상을 받지 못하였다. 상은 베풀지 못한다 하더라도 또한 형장을 가할 수는 없으므로 명하여 장형杖刑을 속바치게 하였으니, 이것은 그 양단兩端을 참작하여 죄를 정하는 뜻이다.

이로 미루어 보아 장금이 왕비의 죽음에 대한 책임에서 벗어날 수 있었던 것은 장금이 그 전에 의술로 공을 세우고 있었기 때문임을 알 수 있다. 장금은 천민 신분의 내의녀로서 왕실 인사의 죽음 때마다 벌어지는 책임 논쟁에서 벗어날 정도이니, 그 공이 매우 높았었음을 알 수 있다. (필자 주)

1524년(중종 19년) '의녀 대장금大長今의 의술이 그 무리 중에서 조금 나으므로 바야흐로 대내大內에 출입하며 간병看病하니, 이 전체아全遞兒를 대장금에게 주라'고 되어 있다.

*중종은 의녀들 중에서 대장금의 의술이 다른 사람보다 나은 것으로 파악하고 있음을 알 수 있다. 그리고 이 기록으로부터 '대

장금'이라는 호칭이 나타난다. 이는 내의녀 대장금디 의녀 중에서 최고의 위치에 오른 것으로 파악할 수 있다.

1533년(중종 28년) '내가 여러 달 병을 앓다가 이제야 거의 회복이 되었다. 약방 제조와 의원들에게 상을 주지 않을 수 없다(중략) 의녀醫女 대장금과 계금戒今에게는 쌀과 콩을 각각 15석씩, 관목면官木綿과 정포正布를 각기 10필씩 내리고'라고 되어 있다.

1544년(중종 39년) 1월 29일 '내가 저번에 감기가 들어 해수증(咳嗽症: 기침)을 얻어서 오래 시사視事하지 못하였다. 조금 나아서 경연(經筵: 군주에게 유교 경서와 역사를 가르치던 자리)을 열었더니, 그 날 마침 추워서 전의 증세가 다시 일어났다. '의원 박세거朴世擧와 홍침洪沈 및 내의녀內醫女 대장금과 은비銀非 등에게 약을 의논하라고 이미 하유下諭하였거니와, 이 뜻을 내의원 제조에게 이르라'

*중종이 대장금에게 자신이 먹을 약을 의논하라고 명을 내리는 것을 보면, 중종은 대장금을 많이 신뢰하고 있었음을 짐작해 볼 수 있다.

1544년(중종 39년) 2월 9일 '의녀 대장금에게는 쌀과 콩을 도합 5석石, 은비銀非에게는 쌀과 콩 3석을 하사하고'라는 기사가 이어진다.

*아마 감기가 걸려 고생하던 중종은 약 10일만에 감기가 나아서 그 공로로 장금에게 상을 내리지 않았을까 생각된다.

1544년(중종 39년) 10월 25일 '이날 의녀 장금이 나와서 말하기를 "어제 저녁에 상께서 삼경(三更, 저녁 11시~1시)에 잠이 들었고, 오경(새벽3시~5시)에 또 잠깐 잠이 들었다. 또 소변은 잠시 통했으나 대변이 불통한 지가 이미 3일이나 되었다"고 했다.

　*궁녀와 의녀들은 돌아가면서 숙직을 섰고, 왕이 잠을 자는 동안에도 왕의 건강을 살피고 시중을 들기 위해 24시간 대기하였다고 한다. 특히 수면상태와 대소변의 관리는 매우 중요한 부분이다. 그래서 장금은 중종이 소변과 대변을 누는 횟수와 시간까지 꼬박꼬박 기록했던 것이다. 필자의 지도교수님께서는 병원에서 입원환자 회진을 돌 때에 반드시 이 수면상태와 대소변 상태를 확인하셨으며, 이로써 병의 예후를 판단하셨다.

1544년(중종 39년) 10월 26일 '상에게 병환이 있었다. (중략) 전교하기를, "내 증세는 대체로 보아 조금 뜸한 듯하나 대변은 아직도 통하지 못하기 때문에 지금 약을 의논하고 있다." (중략) 전교하기를, "내 증세는 여의가 안다." 여의 장금의 말이 "지난밤에 오령산을 달여 들였더니 두 번 복용하시고 삼경에 잠이 드셨습니다. 또 소변은 잠깐 통했으나 대변은 전과 같이 통하지 않아 오늘 아침 처음으로 밀정蜜釘을 썼습니다" 하였다'

　*이 기록에 의하면, 중종은 자신의 병을 여의인 장금이 안다고 직접 말하고 있다. 그냥 단순히 시중을 들고 있던 의녀가 내 증상을 잘 알고 있을 것이라고 이야기하는 의미도 되겠지만, 수많은 의관과 의녀 중에서 자신의 병을 가장 잘 아는 이가 장금이라고 밝히는 것이라고 보는 쪽이 더 타당할 것 같다. 중종의 신뢰도가

무척 컸었다는 것을 알 수 있으며, 장금이 다른 어의의 진단과 처방을 받지 않고 직접 처방을 내리고 있음을 볼 수 있는 대목이다.

1544년(중종 39년) 10월 29일 상에게 병환이 있었다. (중략) 아침에 의녀 장금이 내전으로부터 나와서 말하기를, "하기가 비로소 통하여 매우 기분이 좋다고 하셨습니다" 하였다. 얼마 후에 약방에 전교하기를, "내가 지금은 하기가 평소와 같고 다만 기운만 약할 뿐이다. 지금 제조 및 의원과 의녀가 모두 왕래하고 있지만, 의원은 입직할 것이 없으며 제조도 각기 해산하여 돌아가라" 하였다.

*그러나 중종의 회복은 일시적인 것이었다. 중종은 세자인 인종에게 양위한 지 불과 하루만인 1544년 11월 15일에 창경궁 환경전歡慶殿에서 재위 39년만에 죽었다. 그리고 이 이후로 장금의 기록은 찾아볼 수 없다. 장금은 그 후로 어떻게 되었을까? 중종의 아들로서 중종의 뒤를 이어 왕위에 오르는 인종과 명종 대에는 장금의 기록이 보이지 않는다. 선조의 질병을 훌륭하게 관리하였던 어의 허준이 그 아들인 광해군에게도 전폭적인 신뢰를 받아 어의의 활동을 계속하는 것에 비하면, 장금에게는 무언가 변고가 있지 않았나 싶기도 하다. 드라마에서처럼 사랑하는 사람과 여생을 행복하게 살았으면 좋았겠다는 생각을 해본다.

__ 12대 인종

인종은 역대 왕 중에서 가장 짧은 치세를 남긴 왕이자 가장

효성스런 군주였다고 한다. 아버지인 중종이 병이 나자 옆에서
밤낮으로 간호하며 음식 먹는 것도 금하였으며, 신하들을 산천
에 두루 보내 기도를 올리게 했으며, 몹시 추운 날도 거르지
않고 목욕재계하고, 손수 대궐 뜰에 나가 빌기를 저녁때부터
다음 날 아침까지 계속하곤 했다고 한다. 야사에 의하면 세자
가 죽기를 바라던 문정왕후 측의 농간에 의해 동궁에 불이 났
을 때에도 그냥 문정왕후의 뜻을 따라 죽으려고 하다가 중종이
찾아 부르는 목소리를 듣고는 다시 살아날 결심을 하고 불 속
을 헤쳐 나왔다고 할 정도로 인종의 효성은 지극하게 묘사되어
있다.

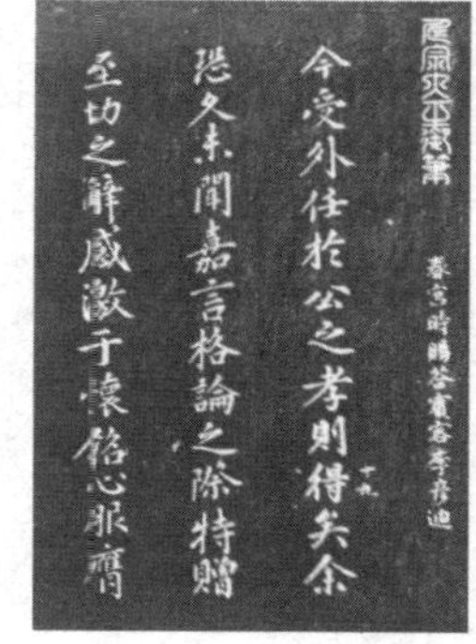

인종 글씨　재위 기간 1515(중종
10)~1545(인종 1). 조선 제12대
왕. 《열성어필첩》에서.

　중종이 사망하자 머리를 풀고 맨발로 뜰 밑에 엎드려 엿새
동안이나 물 한 모금 입에 대지 않았고, 다섯 달 동안 계속 곡^哭
을 하였다고 한다. 또한 초상 때부터 곡이 끝날 때까지 밤에도
누워 자지 않았다고 하여, 본디 예법보다도 훨씬 지나친 효성
에 오히려 모든 신하들이 울면서 제발 그만두기를 간하기도 했
다고 한다.

　그러니 세자 때부터 잔병치레가 쉬지 않았던 인종의 몸이
무사할 리가 없었다. 선왕의 장례를 지나치게 치르느라 몸이
허약해질 대로 허약해진 인종은 병석에 눕고 말았으며, 급기야
이질 증세까지 보이기 시작했다고 한다. 《조선왕조실록》에서
는 인종이 부왕의 죽음을 너무 슬퍼한 나머지 병을 얻어 사망
했다고 적고 있다.

　그러나 야사에는 문정왕후가 이질과 상극인 닭죽만 매번 바
쳤다고 전해진다. 합병 증세까지 나타나 시름시름 앓더니 8개

월 보름 남짓 왕위에 머물러 있다가 후사도 없이 훌쩍 세상을 떠나버렸다. 또 다른 야사는 인종이 앓아 누워 죽게 된 것이 문정왕후가 내놓은 독이 든 떡이 그 원인이라고 전하고 있다. 어느 날 인종이 문안 인사차 대비전을 찾아갔는데, 그날 따라 문정왕후는 왕에게 떡을 대접했고, 인종은 아무 의심 없이 그 떡을 먹었으며, 그 이후로 인종은 갑자기 시름시름 앓기 시작하더니 얼마 못 가서 숨을 거두고 말았다는 것이다.

인종 승하 직후 발생한 을사사화와 함께 상법(喪法)에 어긋나게 치렀던 인종의 장례도 인종독살설에 설득력을 갖게 했다. 인종의 장례는 이른바 갈장(渴葬:임시로 빨리 장사치내는 것)으로 집행되었다. 이는 소윤의 주장 때문이었다. 갓 세상을 떠난 인종의 시신이 궐 내에 남아 있는 상황에 사화가 발생했고, 인종의 지지 세력들이 형장의 이슬로 사라진 사실들이 인종 독살설을 신빙성 있게 만든 것이었다. 도덕군자였던 인종과는 달리 중종의 계비 문정왕후는 표독하고 사악한 성격의 소유자였으며, 갑자기 사망한 인종의 뒤를 이어 왕위에 오른 사람은 문정왕후의 아들 경원대군(명종)이었다. 사실 문정왕후에 의한 인종 독살설은 조선 사대부들 사이에서는 광범위하게 받아들여졌던 사실이라고 한다.

__ 13대 명종

인기 사극이었던 〈여인천하〉와 〈대장금〉에서 주요인물로 등장하는 사람이 바로 문정왕후다. 그러나 드라마에서는 허구가 많이 들어가 상당히 긍정적인 이미지로 그려졌으나 진짜 역사 속에서의 문정왕후는 의붓아들인 인종을 못살게 굴고 살해 의혹까지 있을 뿐더러 심지어는 자신의 아들 명종을 심하게 다룬 것으로 유명하다. 당시 12살의 나이로 왕위에 오른 명종은 어머니인 문정왕후가 시키는 대로 무조건 복종하며 따라야만 하는 꼭두각시 꼬마 인형에 불과했던 것이다. 어머니 극성에 눌려 자신의 뜻을 제대로 펼 수가 없었다.

《조선왕조실록》을 보면, '이조와 병조에 재상 있는 줄은 알아도, 왕이 있는 줄은 모른다' 라는 기록을 찾아낼 수 있는데, 왕의 고유 권한인 인사권이 척신들에 의해 장악되고 있음을 알 수 있다. 또한 '평상시 어느 곳에 선온하든지 사명을 받드는 환관도 공경하고 근신하는 자는 적고 거칠고 비루한 자가 많아서 서로 권한다고 핑계하거나 봉명을 빙자하여 취하여 쓰러진 뒤에야 끝내고 다음날 오후에야 으레 복명하니, 사체가 온당치 못하다' 라는 기록도 나오는데, 왕의 명령을 지근에서 받들어야 하는 내시가 술을 먹고 제대로 시간에 맞춰 직분에 임하지 않을 정도이니 왕의 권위가 땅에 떨어졌음을 알 수 있다.

명종 18년의 기록을 보면, 약방 도제조藥房都提調 심통원과 제조 원혼元混이 문안을 드리니 답하기를, 원래 연약한 체질이며 겨울과 여름과 같은 때에 항상 병이 있었음을 이야기하였다. 또한 감기증세가 있어 추웠다 더웠다 하며, 흉격증胸膈症*이 있음을 이야기 하였다. 감기증상 중에서 소양증은 입이 쓰고 목이 마르며 밥맛이 없어지고 가슴이 그득해지며 추웠다 더웠다 하는 증상이 나타난다. 소양증은 한의학적으로 간기울결증과

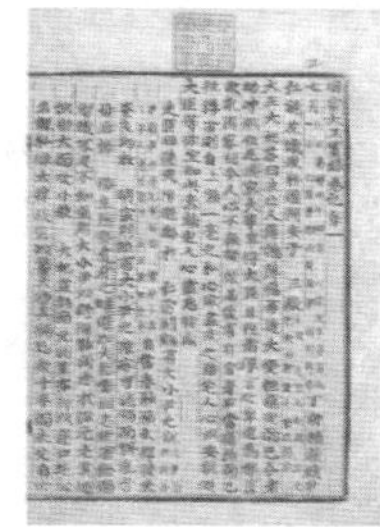

《명종대왕실록》 조선의 13대 왕인 명종의 재위 연간 1545~1567년 어간의 역사를 편년체로 수록한 사서이다. 규장각도서.

흉격증 가슴과 횡격막 등의 부위에 답답하거나 막히는 증세가 나타나거나, 혹은 쓰리고 그득한 느낌이 들거나 담이 결리듯 아픈 따위의 증상이 나타나는 것을 말한다.

연결시킬 수 있는데, 억압된 울화로 말미암아 감기증상도 그와 연관되는 소양증이 나타난 것이 아닐까 한다.

한의학적으로 감기를 치료할 때에는 그 체질과 나타나는 증상에 따라 치료법이 달라지게 된다. 만약 잘못 치료하게 되면 오히려 병은 더 심해질 수도 있게 마련이다. 그 당시의 왕의 권위로 보았을 때 과연 명종에게 올바른 진단과 처방이 이루어졌을지는 사실 의문이다.

이후 명종은 문정왕후가 사망하여 자유를 얻게 된 지 2년 만에 34세의 나이로 병을 얻어 역시 사망하게 된다. 야사는 마마보이 명종이 어머니 문정왕후에게 많은 시달림을 받았고, 무수리 출신 장씨와의 지나친 방사 때문에 졸지에 세상을 떠났다는 뒷얘기들을 남기고 있지만 사실을 확인할 방법은 없다.

__ 14대 선조

임진왜란으로 서울을 버리고 북으로 도망간 임금 선조는 명나라까지 도망가 망명정부를 세울 생각까지 했다고 한다. 압록강 의주에 겨우 멈춰선 치욕의 군주로서의 자책감과 더불어 전쟁과 피난으로 인해 시달릴 대로 시달린 몸에 무리가 온다. 그러다가 선조 마지막 해인 41년 1월부터 다시 병세가 심해져 약방의 입진入診을 받았는데, 그 해 2월 1일 약방의 문안을 받고 "어젯밤엔 편히 잠을 잤다"라고 말한 그 날 오후 갑자기 병세가 악화되어서 세상을 뜨고 만다.

《조선왕조실록》에는 선조의 마지막 모습에 대해, '왕세자가

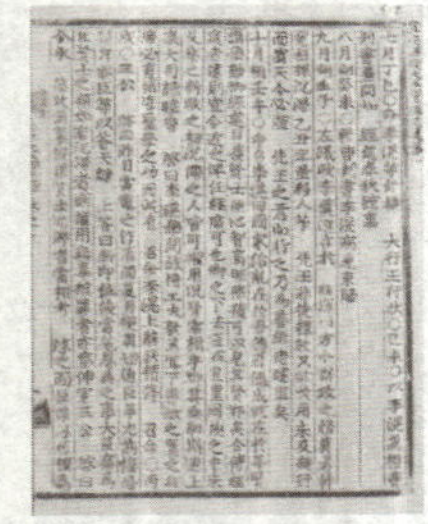

《선조실록》 조선 제14대 왕인 선조의 재위기간의 역사를 기록한 책. 1567년 7월부터 1608년 1월까지 선조의 재위 40년 7개월간의 국정 전반에 관한 역사를 다루고 있다.

어의로 하여금 들어가 진찰하게 하였는데 어의가 나와서 "일이 이미 어쩔 수 없게 되었으니 어찌할 바를 모르겠습니다"라고 말하였다' 고 전하고 있다. 이때 어의는 우리가 잘 아는 허준許俊이다. 허준은 선조 때 내의가 되어 왕실의 진료에 공을 세웠다. 임진왜란 때 어의로 왕을 끝까지 호종扈從하고 돌아와 공신功臣이 되고, 양평군陽平君에 봉해졌지만 선조가 죽자 치료를 소홀히 했다는 죄로 파직을 당하게 된다. 63살에 귀양살이를 하고, 선조의 명을 받들어 이론 정리에 착수한 지 15년 만인 65살에 《동의보감》을 완성한다. 이 《동의보감》은 콧대높고 거만하기로 유명한 중국에서도 유일하게 인정하는 책이며, 우리나라의 예비한의사들을 교육시키는 국내 한의과대학의 모든 교과서가 이 《동의보감》에 그 뿌리를 두고 있다고 해도 과언이 아니다.

그런데 선조는 처음에 중풍으로 쓰러져 있긴 했지만 회복단계에서 찹쌀로 만든 약식을 과식하여 다음 날 죽었으니, 사방에서는 죽음에 서로 다른 반응들을 보이게 되고, 독살설이 나돌게 되었다. 원래 선조는 서자인 광해군을 세자에서 폐위시키고 뒤늦게 얻은 인목대비 김씨 소생의 영창대군을 후계자로 삼고 싶어 했었다. 이에 위기를 느낀 광해군 측의 개시라는 감상궁이 개입하여 선조를 독살시켰다는 의혹이 제기된다. 또한 독약으로 죽인 것까지는 아니라 하더라도, 병세가 위중하여 제대로 음식을 넘기지 못하는 선조에게 약밥을 과하게 급히 먹게 해서, 기가 막혀 급체현상으로 이내 돌아가시게 했다는 설 또한 제기된다. 현대에도 중풍환자들이 음식을 잘못 먹다 기도로 음식물이 넘어가 기도폐색이나 급성폐렴 등으로 인해 사망하는 경우들이 종종 있는 것을 보면 아주 억지스러운 것만은 아니라고 본다.

사실 선조는 죽기 전해부터 병색이 심각했었기 때문에, 이 독살설은 초기에는 그리 광범하게 유포되지는 않았다. 이 선조 독살설이 조선 전역에 유출되고 사실처럼 전해진 것은 광해군이 쫓겨난 이후였다. 정철의 실각 이후 정권에서 소외됐던 서인들은 광해군의 현실적인 대청외교와 인목대비 폐위 등을 반사대, 반윤리적인 행위로 규정짓고 군사 쿠데타를 일으켜 정권을 장악한다. 인조반정이 그것이다.

인조반정은 대북 정권에 의해 서궁에 유폐됐던 인목대비를 화려하게 복귀시키는 무대이기도 했다. 그녀는 그간 사랑하는 아들 영창대군이 비참하게 살해당하는 비극을 맛보았다. 인목대비는 '역괴(逆魁:광해군)는 부왕을 시해하고 형을 죽였으며, 부왕의 첩을 간통하고 그 서모를 죽였고, 그 적모(嫡母:인목대비)를 유폐하여 온갖 악행을 다하였다'라고 주장하였다. 말하자면 광해군이 선조를 독살했다는 주장이었다. 이는 단지 아들을 잃은 여인이 한풀이를 위해 지어낸 말일 것으로 생각된다. 하지만 대비의 입에서 직접 나온 선조 독살설은 서인의 반정 명분을 정당화하는 데 상당히 중요한 구실을 하였다. 서인 편에서 볼 때 선조 독살설의 진위 여부는 중요한 것이 아니었다. 선조 독살설이 광범하게 유포된다는 그 사실 하나만으로도 서인은 쿠데타의 정당성을 주장할 수 있었다.

광해군 시대에 주목되는 일 가운데 하나는 명의 허준의 《동의보감》 완성이다. 《광해군일기》를 보면 1608년 선조의 사망 당시 어의 허준이 대신들과 같이 왕의 처소에 들어가 왕의 죽음을 확인한 이후부터, 선조의 사망 후에 진료를 담당했던 어의 허준에게 그 죄를 물라고 끊임없이 주청하는 신하들에 못 이겨 귀양을 보냈다가 신하들의 갖은 반대를 무릅쓰고 다시 어의로 불러들여 진맥케하고, 나아가 1615년 허준이 사망한 후 보국숭록대부양평군輔國崇祿大夫陽平君으로 추증케 하기까지 광해군이 허준을 무척이나 믿고 의지하였음을 볼 수 있다.

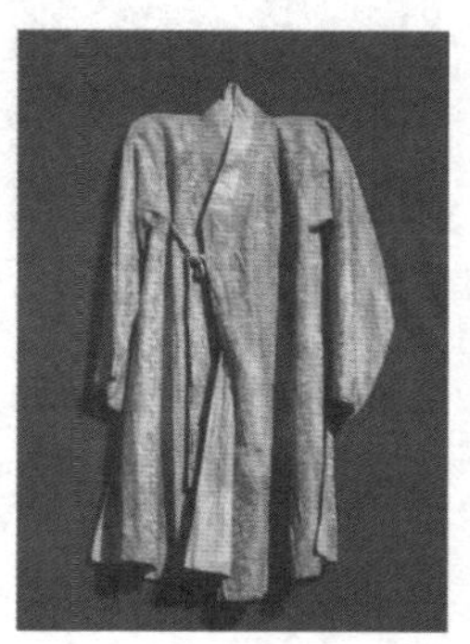

광해군의 옷 조선 중기에 광해군이 입었던 의복으로 광해군이 직접 착용하였으리라고 보이며 담청색 운문단에 백명주 안을 받치고 얇게 솜을 넣었다. 중요민속자료 제3호. 경남 합천군 가야면 해인사 소장.

질병의 치유에 있어서 환자가 의사를 믿느냐 안 믿느냐 하는 문제는 치료 효과 면에서 엄청난 차이가 난다. 의학계에 전설처럼 내려오는 이야기가 있다. 옛날 의료시설이 많이 부족할 때에 외딴 섬으로 의료봉사를 나간 봉사단이 있었다. 너무나 의료혜택을 못 받던 곳이라 준비해간 약이 금방 바닥이 나버렸다고 한다. 할 수 없이 그 다음부터는 그렇게 심하지 않은 질병의 경우에 있어서는 자신들이 간식으로 먹으려고 가지고 갔던 과자종류를 곱게 갈아서 약이라고 속이고 환자들에게 주었다고 한다. 그런데 신기하게도 대부분의 환자들이 그 가짜 약을 먹고는 병이 다 나았다고 한다. 환자가 의사에게 가지는 신뢰감의 정도가 치료효과를 좌지우지하는 대표적인 경우라고 할 수 있겠다. 필자의 경우에도 멀리서 소개를 받고 물어물어 찾아서 필자의 진료실에 찾아오신 환자분일수록 치료효과가 더 높았던 것 같다. 심지어 필자가 가르침을 받았던 모 선생님의 경우에는 환자가 조금이라도 당신을 못 미더워하는 기색이 보이면 바로 출객령을 내리시는 분도 계셨다.

1612년인 광해군 4년때의 《광해군일기》를 보면, 광해군에게 침 치료를 한 허준이 왕에게 '증세가 침 한 번만으로는 효험을 보지 못 할 것이니 내일 모레 다시 청하겠습니다' 라고 말한 뒤에, 왕이 다음날에 바로 침을 맞고자 하였으나, '연일 침을 맞으시라는 것은 불가합니다' 하고 아뢰는 장면이 나온다. 이는 침 치료가 아무 때나 행할 수 있는 것이 아님을 말하는 것인데, 원래 침 치료법에는 사법瀉法만 있고 보법補法은 없다고 말할 수 있다. 물론 침법鍼法에 따라 보법과 사법이 존재하지만, 궁극적으로 몸의 기운을 조금씩 손상시키기 때문에, 모든 허손虛損으로 위험한 병과 오래된 병은 다 침을 놓는 것이 좋지 않다고 《동의보감》에서는 말하고 있는 것이다.

또한 침은 성생활 직후에는 놓지 말고 침을 놓은 다음에는 곧 성생활을 하지 말아야 한다. 또한 침을 놓은 다음에는 곧 술을 마시지 말아야 하며 술을 마신 다음에는 침을 놓지 말아야 한다. 필자는 음주 후에 침맞으러 진료실에 오시는 환자분은 그냥 물리치료만 해드리고 침은 반드시 다음날에 술깨고 왔을 때에만 놓아드린다. 그리고 몹시 놀라고 무서워하거나 성낸 뒤에는 반드시 그 기가 안정된 다음에 침을 놓아야 하며, 침을 놓은 다음에는 성을 내지 말아야 한다. 배가 몹시 부르거나 고플 때에는 침을 놓지 말며 침을 놓은 다음에는 배가 부르게 먹거나 고프게 하지 말아야 한다. 또한 갈증이 있는 경우에도 마찬가지라고 생각하면 되겠다. 몹시 피로하였을 때에는 침을 놓

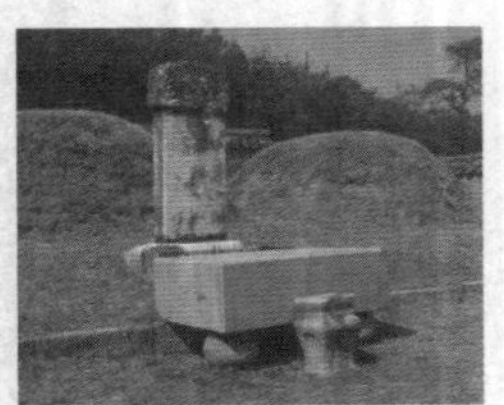

광해군의 묘 경기도 남양주시 진건면 송릉리에 있는 조선 제15대 왕 광해군과 그 부인 문화유씨의 묘소. 사적 제363호. 묘는 쌍분이며 곡장, 혼유석, 장명등, 문인석 등이 있다.

지 말며 침을 놓은 다음에는 피로하게 하지 말아야 한다. 수레
를 타고 온 사람은 누워서 밥 먹을 동안만큼 쉬게 한 다음 침
을 놓으며 걸어온 사람은 10리를 걸어갈 동안만큼 앉아서 쉬게
한 다음 침을 놓아야 하는 것도 피로의 이유와 마찬가지 이유
에서이다.

광해군은 15년간 재위에 있다가 인조반정으로 폐위되어 광
해군으로 강등되고 강화로 유배되었다가 다시 제주도에 이배
되었다. 19년이라는 오랜 귀양살이를 견디다 인조19년에 67세
의 나이로 '내가 죽으면 어머니 발치에 묻어 달라' 는 유언을
남기고 생을 마감했다고 한다.

__ 16대 인조

인조는 반정으로 광해군을 몰아내고 왕위에 올랐으나 굴욕
의 슬픔 속에서 살다간 왕이다. 청나라가 일으킨 병자호란과
정묘호란을 겪으면서, 결국에는 적에게 무릎을 꿇고 삼전도의
치욕을 겪게되는 불운의 군주였다. 인조는 두 아들을 모두 청
나라에 볼모로 보냈었다. 그런데 청나라에 잡혀갔다가 귀국한
두 왕자의 가치관은 너무나 달랐다. 소현세자는 청나라를 이미
넘지 못하는 산으로 보고 있었으며, 훗날 효종이 되는 둘째 왕
자는 그 반대였다. 야사에 의하면 청나라황제가 하사한 벼루를
들고 자랑하는 큰아들 소현세자의 말에 분통을 터뜨린 인조가
그 벼루를 집어던져, 벼루에 맞은 세자가 사망한 것으로 되어
있다.

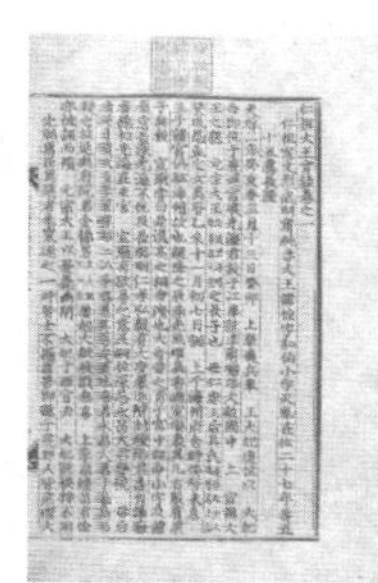

《인조대왕실록》 중 즉위년
첫 부분 조선 제16대 왕
인조의 재위기간인 1623년
4월부터 1649년 5월까지
26년 2개월간의 국정 전반
의 역사를 기록한 책. 활자
본. 규장각도서.

또한 기록을 보면, '세자는 환국한 지 얼마 안 돼 몹쓸 병을 얻었고, 병을 얻은 지 며칠만에 죽었다. 시체는 온들이 새까맣고 뱃속에서는 피가 쏟아졌다. 검은 천으로 죽은 세자의 얼굴 반을 덮어서 옆에서 모시던 사람도 알아보지 못했다. 낯빛은 중독된 사람과 같았는데 외부의 사람은 아무도 아는 이가 없었다'라고 하였으며, 일반적으로 왕이나 왕자에게 약술을 잘못 사용하면 의관이 국문을 당하는 것이 관례였는데, 인조는 의관의 추고에 대한 논의 자체를 못하게 했으며 이후 사후처리나 장례의 절차 등으로 미루어 보았을 때도 소현세자는 인조에 의해 독살되었을 가능성이 높다고 한다.

전쟁을 심하게 겪은 후에 인조는 울화병이 더욱 심해졌다. 조그마한 일에도 짜증내며 물건을 자주 내던지는 열이 일어났고 피해망상증 환자처럼 밤중에도 무관들을 불러들여 궐 감시에 소홀함이 없는지 확인하고 나서야 잠이 들곤 했다고 하니, 그 원한이 얼마나 사무쳤으면 아들의 죽음에도 슬퍼하는 빛이 하나도 없었다고 한다. 그러나 속으로는 처연한 마음이 왜 없었겠는가.

인조와 비슷한 경우로 울화병이 생겨 한의원에 오신 분이 있었다. 가정문제로 인해 아들과 주먹다짐까지 하고 너무나 기가 막혀 20일간을 잠 한숨 못 자고 괴로와만 하다가 한의원에 오신 분이었다. 나중에 들은 얘기였지만, 사실은 유서까지 써놓고 주변을 정리하던 중에 주변사람들에 의해 한의원에 끌려오신 거였다고 한다. 가슴이 답답하고, 속에서 불이 치밀어 오르는 듯하며, 얼굴에 열이 나고 화끈거리니, 머리가 맑지를 못하고 띵하다. 입이 쓰고 잘 마르면서, 눈에 충혈이 잘 될 수밖에 없다. 전형적인 심화에 의한 울화병鬱火病의 증상이었다. 이 분을 간신히 설득해서 약을 처음 2주간을 복용시켰다.

다음 번 한의원의 진료실로 들어올 때 이미 표정이 바뀌어 있었다. 첫날에는 사람도 제대로 보지 못 하시던 분이 싱글벙글 웃으면서 진료실에 들어온다. 무슨 좋은 일이 있으시냐고 물어 봤더니, 약을 먹고 딱 두 가지가 좋아지더란다. 첫번째가 하루에 3시간씩이라도 잠을 잘 수가 있게 되었고, 두 번째로 코로 숨을 쉴 수 있게 되었다는 것이다. 일반적인 사람은 하룻밤에 3시간을 잔다고 하면 불면증이라고 할텐데, 이 분은 그동안 정말로 한숨도 못 잤기 때문에 3시간씩이라도 자게 되었으니 생기가 돌아온 것이다. 또한 화가 너무 많이 올라 올 때는 기가 치밀어서 코로 숨을 못 쉬게 되는데, 이제는 코로 숨을 쉬게 되었다니, 증상이 호전되는 현상이었던 것이다.

결국 계속 치료를 해서 이 분은 망가졌던 가정 생활까지 다시 원만해졌다고 한다. 한의학에서는 심心을 단순히 혈액순환을 담당하는 심장心臟으로만 보지 않는다. 심心은 '마음 심'이라고 읽지 않는가. 예로부터 심은 군주지관君主之官이라고 하여 인체장기 중에서 임금으로 비유하였다. 임금이 흔들리면 온 나라가 흔들리는 것으로 보았던 것이다. 인종은 아마도 울화병으로 세상을 등진 것은 아닐까 생각해 본다.

_ 17대 효종

조선에서 유일하게 중국의 눈치를 보지 않고 강력한 북벌정책을 펼쳤던 효종의 사망원인은 잘못된 종기 치료로 인한 출혈 과다에 의한 사망이다. 재위 10년째에 효종의 귀밑 볼에 조그마한 종기가 생기기 시작했는데, 귀밑 볼에 난 콩알만한 종기가 덩달아 커가면서 얼굴은 점점 부어 올랐다. 이에 의관 유후성柳後聖, 조징규趙徵奎, 신가귀申可貴 등이 종기를 살피며 치료에 분주하였다고 한다. 이 시기에 효종은 북벌에 반대하는 권신들의 대표격인 송시열과 독대를 하게 되는데 이로써 송시열은 진퇴양난에 빠지게 된다. 송시열 등이 정권을 유지하기 위해서는 북벌을 강력히 추진해야만 하는 상황이 된 것이다. 이때 돌발사태가 발생했다. 효종이 급서한 것이다. 효종과 송시열이 독대한 지 두 달 만의 일이었다. 이로써 송시열 등의 권신들은 정권을 내놓지 않아도 되게 되었고, 효종이 죽은 이후 조정에서 북벌을 주장하는 사람은 더 이상 아무도 없었다. 효종의 시신과 함께 북벌의 꿈 또한 땅속에 묻힌 것이다.

《조선왕조실록》에 나오는 효종의 사인은 사소한 것이었다. 종기가 처음에는 귀밑에 조그만 것이 나기 시작하더니 급기야 커지면서 머리에 나기 시작했고, 머리의 종기가 독으로 번지자 어의 신가귀가 종기에 침을 놓고 고름을 조금 짜내니 피가 서너 말이나 솟아 나왔다고 한다. 침이 혈맥을 건드린 것이 아니었을까 생각된다. 당시의 상황을 보면, 유후성은 경솔하게 침을 놓아서는 안 된다고 하였으나, 신가귀는 침을 놓았고 피가 계속 그치지 않고 나왔는데 이는 침이 혈락血絡*을 범했기 때문

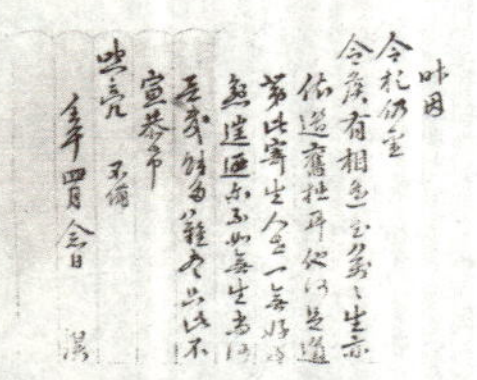

효종 글씨 619(광해군 11)~1659(효종 10). 제17대 왕. 재위 1649~1659년.

혈락 기혈이 순행하는 통로 중의 일부분이다. 양방 의학적으로 풀이하면 주요 혈관 정도로 보면 타당하겠다.

이었다. 제조 이하에게 물러나가라고 명하고 나서 빨리 피를 멈추게 하는 약을 바르게 하였는데도 피가 그치지 않으니, 제조와 의관들이 어찌할 바를 몰랐다고 한다. 왕의 증후가 점점 위급한 상황으로 치달으니, 약방에서 청심원淸心元과 독삼탕獨蔘湯을 올렸으나 결국 사망하였다. 드러난 사실만으로는 의사의 실수로 인한 출혈과다사出血過多死이다.

그러나 여기에는 여러 가지 의혹이 따른다. 신가귀가 일부러 효종의 혈락을 건드렸는지는 알 수 없으나, 당시 그는 수전증으로 손을 떠는 상태였다고 한다. 수전증이 있는 의사가 옥체에 침을 놓는다는 것은 상식적으로 납득할 수 없는 일이 아닐 수 없다. 신가귀가 현종 즉위 후 교수형을 당함으로써 진실이 영원히 미궁에 빠진 점 또한 의혹을 더욱 부채질한다. 수전증의 신가귀가 효종에게 침을 놓는 것도, 침이 혈맥을 건드린 것도 우연일지 모른다. 그러나 우연으로만 돌리기에는 그 결과가 너무 컸기에 고의란 의구심이 드는 것이다. 특히 이때 신가귀는 병으로 집에 있었는데 이날 병을 무릅쓰고 궐문 밖에 나아가니 입시하라는 명을 받았다고 한다. 효종독살설은 군주 혼자 외로이 북벌을 부르짖다가 이에 반대하는 세력들의 사주를 받은 신가귀의 침 때문에 허무하게 사망하였다고 보는 견해이다.

또한 신가귀의 출신에 대해서도 말이 있는데, 신가귀는 어의가 아니라 평소 침술을 익힌 무인 출신의 중추원 관리였다는 설이다. 이 관리는 어의는 아니었지만 평소 침술에 일가견이 있어 왕의 부름에 침을 들었다는 것인데, 만약 그렇다면 이는 더 심각한 일이 아닐 수 없다. 현대에도 제대로 된 한의사면허가 없이 무면허로 침을 놓는 유사의료업자들이 있는데, 이들의 행위는 이러한 끔찍한 결과를 초래할 수도 있는 것이다. 인체의 혈관이나 신경, 중요장기의 분포에 대해 정확히 알지 않은 상태에서 어림짐작으로 침을 함부로 몸에 쑤셔 넣는다고 생각한다면 정말 아찔한 일이 아닐 수 없다.

__ 18대 현종

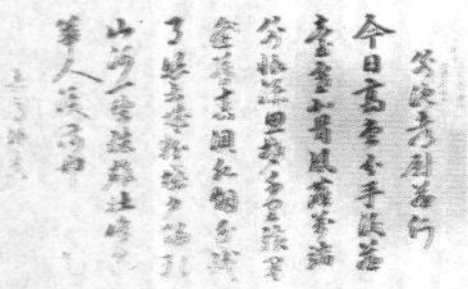

어릴 적 현종은 학질을 여러 번 앓았다고 한다. 현종이 세자 시절 학질을 앓자 계모인 자의대비가 놀라게 해서 학질을 떨어지게 하기 위해 내관을 시켜 질기와를 지붕에서 세차게 던져서 깨뜨려 굉음을 내게 함으로써 세자를 낫게 노력했다는 얘기도 들린다. 《동의보감》에서는 학질의 원인에 대해 '여름철 더위에 상하면 가을에 가서 학질이 생긴다'고 적혀 있다. 현재의 삼일열 말라리아가 6월에서 7월경 모기에 물린 후 2~3개월 후 증상이 나는 것과 유사하다. 그러나 이는 여름철 몸 관리를 제대로 하지 않음으로 인해 더위에 몸을 상하고, 이것이 가을이 되어 모든 기운이 서늘해질 때 병으로 나타나게 된다고 보는 편이 옳을 것이다. 아니나 다를까 급기야 무더위도 조금씩 시들어 가는 8월에 현종은 병이 생기고 만다. 허리와 배에 통증을 호소하거나, 고열로 자주 신음하며 의식을 잃었다. 열로 살갗은 붉게 달아 올랐다고 한다. 처음에는 목덜미에 녹두알 만한 종기가 생겨났다가 차도가 없어 결국 몸 전체까지 부스럼 딱지가 일어났다고 한다. 그러던 8월 18일에 왕은 검점 의식이

현종 글씨 조선 제18대 왕인 현종 (1641~1674)의 별심도위연행(초서) 견본묵서이다. 국립중앙박물관 소장.

혼미해졌으며, 최후로 정수리의 숨구멍인 백회혈百會穴에 침을 꽂아 보았으나 아무 소용이 없이 사망했다고 한다.

현종의 급작스런 사망은 누구도 예견치 못할 일이었다. 현종은 왜 갑자기 세상을 떠났던 것일까? 현종 시대에는 서인과 남인의 대립이 심했다. 이런 와중에 효종을 반대하고 효종을 죽게 만들었다는 의혹이 깊은 서인들이 다시 한번 죽은 효종을 업신여기는 주장을 벌이게 된다. 1차와 2차에 걸친 예송논쟁에서 방약무도한 서인을 다그치던 현종이 갑자기 병석에 누운 지 열흘만에 사망하게 되었다. 《조선왕조실록》에는 현종의 기운이 몹시 지쳐 병이 시작되었다고 기록되어 있다. 일종의 과로라는 뜻이다. 과로로 쇠약해진 몸에 열이 발생했고, 그런 지 열흘만에 사망했다는 것이다.

그러나 의혹을 부추기는 점은 이때가 약방에서 시약청을 설치한 지 하루만의 일이라는 점이다. 임금의 병이 조금 심하다 싶으면 서둘러 시약청을 설치하는 것이 관례였다. 시약청 설치 하루만에 사망하는 일은 전례에 없는 일이었던 것이다. 당시 현종이 '임금에게 야박하게 구는' 서인들을 한창 몰아세우던 중이었으므로 의혹이 잇따를 수밖에 없었다. 또다른 독살설은 현종이 침을 맞고 복통이 있었는데 당시 왕의 병상을 지키던 환관들이 서인에 매수당한 자들이었기에, 복통이 일어난 것은 독살의 근거라는 것이다. 지금에 와서 그 의혹은 누구도 밝힐 수 없게 되었지만, 한가지 분명한 것은 권력을 장악하고 있던 서인들과 맞서던 효종과 그 아들 현종이 비슷한 이유로 뚜렷한 원인 규명없이 삶을 마감하게 되었다는 점이다.

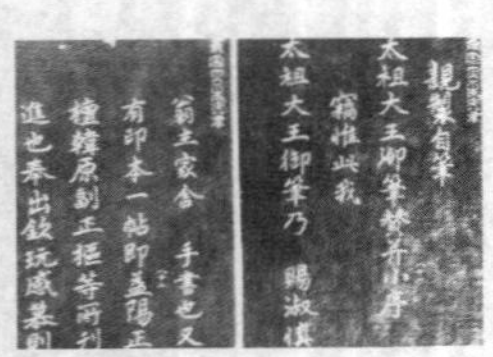

숙종 필적 1661~1720(현종2~숙종46). 조선 제19대 왕. 재위 1674~1720년. 손상되었던 왕권의 회복과 강화에 비상한 능력을 발휘하였고, 민폐의 제거와 민생안정책의 시행에 주력하였다. 글씨는 《열성어필첩》에서.

_ 19대 숙종

숙종은 역대 왕 중에서 처음으로 천연두에 걸려 대단히 고생한 왕이라고 한다. 높은 열에 시달리던 임금은 눈만 감으면 보이는 잡귀들로 편한 잠을 잘 수가 없었는데, 며칠을 두고 고생하던 어느 날 항상 꿈에 보이던 귀신들은 보이지 않고, 대신 자신을 김응하金應河라고 소개하는 장수가 잡귀를 몰아내고는 문에 서 있었다고 한다. 이 김응하라는 장수는 명나라가 구원을 청했을 때 싸움에 나가 공을 세운 뒤 후에 병조판서에 이르렀던 선조 때의 사람인데, 천연두에 걸려 사경을 헤메다가 "싸움터에서 죽지 못하고 병으로 죽으면 누가 너를 기억이나 해주겠느냐?"라는 친구의 말에 이를 악물고 힘을 내 일어나 앉아 친구가 가져온 냉약을 세 모금 마시고 쾌차했던 장수라고 한다. 이런 까닭에 숙종이 천연두 병세로 누워 있을때 김응하가 꿈에 나타났던 모양이다. 후에 병이 나은 숙종은 김응하 장군의 충렬사에 사람을 보내 제사를 드리게 하고 은건을 베풀었다. 그리고 한때는 안질에도 시달려 국사를 세자에게 대리청정케 하기도 하였다.

천연두(天然痘, Small pox)는 천연두 바이러스에 의해 발생되는 악성성전염병으로, 두창痘瘡, 포창疱瘡이라고도 하며 속칭으로는 '마마', '손님'이라고 하였다. 어느 나이에나 발병할 수 있지만 주로 소년기에 많고 추운 계절에 심하다. 고열, 오한, 구토, 두통, 요통 등이 땀이 나면서 갑자기 온다. 유아는 열이 나면 경련을 하게 되고, 3~4일 지나면 체온이 내리면서 천연두 특유의 발진이 나타난다. 나중에는 농포가 피부 깊숙이 박

히는 데 5일경엔 그것이 탁해지고, 열이 오르며 그 상태가 8일
쯤 계속 되다가 농포가 터지거나 흡수되어 반흔을 나기게 된
다. 합병증은 피부의 종기, 농양, 단독이 나타나기도 하며 중
이염, 후두염이 생길 수도 있다. 한 번 걸리고 나면 다시 안 걸
리는데 종두법의 시행으로 지금은 사라진 질병이다. 요새는 비
디오영화의 처음장면에나 나오는 병이 되어버렸다. 그러나 그
당시에는 속수무책으로 당하는 질병이었을 것이다 대부분 사
망하거나 운좋게 살아남으면 얼굴이 아주 곰보가 되어버렸으
니, 궁궐에 이런 천연두가 유행하였었다는 것은 참으로 불행한
일이 아닐 수 없다.

조선시대의 역대 왕들의 질병을 연구하는 역사학자들을 곤
혹스럽게 만들었던 질병명은 임질淋疾이었다. 성군으로 유명한
세종과 성종과 숙종 등에게서 이 질병의 기록이 보이는데, 이
러한 왕들이 부끄러운 성병인 임질에 걸렸다고 생각하니 인정
하기가 어려웠던 것이다. 그러나 이는 그 당시의 용어와 현대
의 용어에 대한 정확한 이해 부족으로 인한 웃지 못할 에피소
드일 뿐이다.

현대의학에서는 임질을 성행위로 인해 전염된 성병性病으로
보지만, 《동의보감》에서 임질은 소변이 좁쌀같고 아랫배가 당
기며 아픈 증상을 말하는 비뇨생식기 질환일 뿐이다. 임질의
발생은 그 원인이 모두 비뇨생식기능을 담당하는 장기인 신腎
의 기운이 허약하면서 방광에 열熱이 생겨난 데에 그 원인을
둔다. 8가지의 임질 종류 중에서 열림熱淋, 혈림血淋, 고림膏淋,
사림沙淋, 석림石淋의 다섯 가지는 모두 방광의 축열蓄熱로 인한

증상이다. 적열積熱이 오래되면 열이 하초下焦에 맺혀서 잔뇨감殘尿感이 있고 통증이 나타나니, 처음은 소변 볼 때에 열이 나고 색이 붉은 정도인 열림이다가 급기야 소변을 보면서 출혈이 일어나는 혈림 정도까지 이르게 되며, 다시 오래되면 즙 속의 진액성분을 끓이고 졸여서 탁濁하기가 기름과 같이 뜨고 엉기는 고림이 되고, 나아가 소변에 고운 모래가 나와서 요강 밑바닥에 쌓이는 사림砂淋이 되고 마지막에는 지금의 요로결석증과 유사한 석림이 되는 것이다. 기름이나 모래나 돌 등이 소변과 더불어 흘러나오게 되면, 소변이 나올듯 말듯 새어 나오며 그치지 않는 증세가 일어나고 심한 경우에는 구멍을 메워 극심한 통증을 일으키게 되는 것이다. 특히 세종의 경우에는 그 증상이 석림의 증상과 일치한다. 또한 임질을 치료하기 의해《본초강목》에 석림을 치료하는 약이라고 적혀 있는 '뇌부(雷斧: 산과 들에서 흔히 발견되는 돌도끼와 돌칸 등 신석기 청동기 시대의 유물을 통칭한다)'를 구했다는 기록은 세종이 성병을 앓은 것이 아니라 지금의 요로결석에 해당하는 석림 증세를 앓았었다는 것을 반증해주는 좋은 자료이다.

나머지 노림勞淋은 피로가 과도하게 쌓이거나 주책을 너무 탐하거나 정욕을 강제로 참는 경우에 나타나며 기림氣淋은 소변이 껄끄럽고 막혀 항상 잔뇨감이 있으며 냉림冷淋은 반드시 먼저 오한惡寒, 전율戰慄이 있고 소변을 보는 데 답답하게 자주 보며 음경陰莖이 아프다고 한다. 이러한 임질은 대부분 성생활 과도나 과도한 스트레스 혹은 술과 기름진 음식 때문에 나타난다고 보니, 고림膏淋과 사림砂淋과 석림石淋에 이르러서는 단순

히 소변만 잘 나오게 하는 치료법을 써서는 낫지 않으며 반드
시 음陰을 보해야만 다스릴 수 있다. 소변이상이 자꾸 생기면
한의원을 찾아가 보는 것도 한 방법이 될 것이다.

어쨌거나 숙종은 이러한 어릴 적의 천연두 후유증, 노인병,
등창 등 여러 가지 병에 시달리다가 결국 60세의 나이로 사망
한다. 이런 병, 저런 병 자주 걸려도 46년간 재위에 있으면서
기로소에까지 들었으니, 왕들 중 비교적 장수한 셈이었다.

__ 20대 경종

폐비된 장희빈이 사약을 받기 전, 아들을 한 번만이라도 보
게 해달라고 하자 숙종은 처음에는 거절하다가 결국 인정에 끌
려 이를 허락하였다. 하지만 막상 세자를 그 자리에 데려다 놓
았을 때에 돌발적인 사태가 터지고 말았다. 갑자기 이씨 집안
의 씨를 말리겠다고 저주하며 경종의 하초를 잡아당겼던 것이
다. 급기야 경종은 그 자리에서 기절을 했고 그 후, 워낙 급소
를 다쳐서인지 휴유증이 생겨 온갖 치료를 다했지만 사람이 온
전치 못하게 되어 성기능을 잃어버리게 되었다고 《야사》는 전
한다.

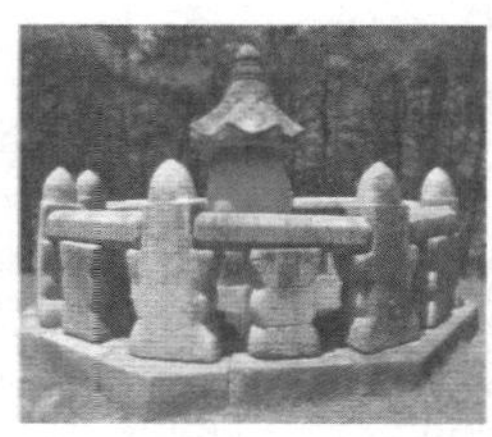

경종더왕 태실 및 비 충북 충주시
엄정면 괴동리 태봉 마을에 있는
조선왕조 20대 왕인 경종의 태를
봉안한 태실로 사각의 하대석과 구
형의 중동석 위에 보주가 있는 팔
각의 옥개석을 얹어 석실을 만들고
주위데 팔각으로 전석을 깔고 보호
난간을 설치한 팔각원당형이며, 앞
에는 태실비가 세워져 있다. 충청
북도 유형문화재 제6호.

그래서 그런지 경종은 어릴 때부터 허약한 것으로 되어 있
다. 또한 태생적으로 사사당한 장희빈을 생모로 두고 있기 때
문에, 언제 어느 때 무슨 일을 당할 지 알 수 없는 외롭고 불쌍
한 왕이었다. 경종의 생모를 죽여서 경종의 보복을 받을까 두
려워하던 정권실세들은 경종의 이복동생, 즉 숙빈 최씨의 아들

인 연잉군(훗날의 영조)을 왕세제王世弟로 밀었다. 경종이 즉위하자마자 노론은 연잉군을 세제로 책봉하라고 요구했다. 하지만 노론은 여기서 그치지 않고 한 발 더 나아가 세제 대리청정을 주장했다. 이는 세제를 정사에 참여시키라는 말로 사실상 세제에게 정권을 넘기라는 주청이었다. 왕조국가에서 국왕이 미성년이 아닌 한 '대리'라는 말은 신하가 입에 담을 수 없는 금언禁言이었다. 국왕이 세제에게 대리시키겠다고 해도 신하들은 죽어도 안 된다며 자신의 충성심을 과시해야 했다. 이런 어마어마한 말을 신하들이 먼저 주청하고 나선 것이다. 이 당시의 《조선왕조실록》을 보면 '근심과 두려움이 쌓여 병을 이루었고 깊어갈수록 더욱 고질화해서, 즉위한 이래로 걸사를 다스리는 데 게을리 하였고 조회에 임해서는 침묵으로 일관하였으며 정사를 여러 아래 신하들에게 맡겼다'라고 기록되어 있을 정도로 경종은 아예 왕노릇을 할 수가 없는 상황이었다.

　이런 상황 속에서 임금이 된 지 4년만에 경종의 건강은 갑자기 나빠졌다. 경종의 병환이 심해지자 왕세제(후에 영조)가 전면에 나서서 병구완을 총지휘했는데, 이런 와중에 대비전에서 왕에게 게장과 생감을 보냈다. 그런데 이 참게장 속에는 여러 가지 영양분이 풍부하고 식욕을 돋구어주지만, 단 단감이나 홍시와 같은 생감과 함께 게나 새우의 껍질과 새우젓을 먹으면 음식궁합이 안 맞아 심각한 부작용이 생길 수 있으므로 주의해야 한다고 한다. 어의 이공윤은 게장과 생감은 의가醫家에서 꺼리는 상극음식이라 올리지 말라고 권했으나, 세제 연잉군은 어의들의 의견을 무시했다. 바로 그 날 밤부터 경종의 가슴과 배

가 조이는 듯 아파 왔으며, 복통과 설사가 그치지 않아 탈수脫
水로 정신이 혼미해졌다고 한다. 내의원에서는 탕약을 정지하
고 인삼과 좁쌀로 끓인 죽을 올렸는데, 이런 혼돈 속에서 다음
날 또다시 연잉군과 어의들이 처방을 놓고 심하게 대립한다.
세제 연잉군이 "인삼과 부자附子를 급히 쓰도록 하라"는 명을
내린 것이다. 이 처방에 어의 이공윤이 강하게 반발했다. "삼
다蔘茶를 올리면 능히 기氣를 돌리지 못할 것입니다." 그러나
세제 연잉군은 도리어 이공윤을 꾸짖고 나섰다. "사람이란 자
기 의견을 개진할 수 있지만, 지금 어느 때라고 자기 의견을
내세우며 인삼을 못쓰게 하는가?" 세제는 결국 어의의 반대를
무릅쓰고 인삼과 부자를 올렸다. 조금 후 경종의 눈동자가 조
금 안정되고, 콧등이 다시 따뜻해졌다. 그러자 세제 연잉군이
말했다. "내가 의약은 잘 알지 못하나, 인삼이 양기를 회복시
킨다는 것은 안다."

　그러나 의약을 모르면 전문가의 말을 따라야 했다. 약방에
서는 분명히 각종 음식독과 약독을 제거하고 설사를 멎게 해주
는 두시탕豆豉湯이나 곽향정기산藿香正氣散을 진어할 것을 청하
였다. 그러나 오히려 인삼차가 왕에게 먹여졌고, 왕은 환취정
에서 사망하였다. 진료실에 있다 보면, 가끔씩 이런 경우를 당
하기도 한다. 전문가인 의사의 말을 들어야 할 환자가 자기의
상식만을 믿고 무조건 의사의 지시에 불응하고 자기 멋대로 하
는 사람이 있다. 제일 흔한 경우가 피 뽑아달라고 오시는 할머
니의 경우이다. 실제 완고한 관절통증이나 순환이 안 되어 나
타나는 사지비통四肢痺痛에는 사혈瀉血을 시켜 습부항濕附缸요법

을 해주면 일시적으로 시원해지며 통증이 많이 감소한다. 그러나 이러한 요법은 건강하고 기운이 넘치는 사람에 한해 제한적으로 사용되거나 어혈이 있는 경우에만 사용되어져야 하는 방법이며, 기력이 너무 떨어지신 분들에게는 맞지 않은 방법이다. 보통 이런 경우 필자는 할머니께 "손자손녀가 잠자리에서 사탕 달라고 조르면 이가 썩거나 말거나 그냥 사탕 주시나요?" 하고 물어보지만, 완고하신 분들은 들은 척도 않고 무조건 피 뽑아달라고 조르신다. 참으로 딱한 일이 아닐 수 없다. 예전에 한 할머니는 하도 조르셔서 시달리다 못해 조금 부항요법을 해주었는데, 그날로 기운이 빠져 응급실에 갔다왔었다고 나중에 말씀하시는 걸 들었다. 의사가 모든 면에서 득똑하지는 않지만 인체의 건강증진과 질병치유를 위한 진단과 치료의 면에서는 조금이라도 더 많이 알고 있는 전문가라는 사실을 인정해주시면 좋겠다는 생각을 가끔 하게 된다.

한의학적으로 같이 복용함을 피해야 하는 음식 금기로 몇 가지가 있다. 보통 숙지황과 무를 같이 먹으면 머리가 하얘진다는 속설이 있으나 그 말은 사실과는 좀 다르다. 머리가 하얘지는 부작용은 없으며, 단지 약효가 좀 떨어질 뿐이다. 같은 이유로 지황과 하수오는 파와 마늘과 무를 박하는 자라 고기를 꿀은 생파를 복령은 초醋를 피해야 한다는 기록이 있다. 돼지고기와 닭고기는 다른 고기에 비해 기름기가 많으니 그것을 피하라는 뜻이 있으며, 돼지고기는 보다 차가운 성질을 지니고 있고 닭고기는 보다 따뜻한 성질을 지니고 있으므로 그러한 효과를 기재하고 쓰는 한약을 먹는다면 함께 먹는 것들 고려해보아야 할 것이다.

또한 녹두는 본래 그 성질이 서늘한 데다가 해독 작용이 있으므로 일반적으로 온화한 보약을 먹을 때는 그 약효를 떨어뜨릴 우려가 있어서 피하는 것이 좋다. 그밖에 여러 가지 상극작용을 가진 음식이 있으나, 건강한 사람이 조금 먹는 것은 아무 상관이 없으며, 한약 처방을 받아 한약을 먹을 때에는 반드시 그 처방을 내린 한의사의 지시에 따라 주의해야 할 음식을 피하는 것이 옳다.

경종이 독살 당했을지도 모른다는 정치적, 의학적 정황 증거는 한둘이 아니었다. 정치적 정황 증거는 소론강경파와 경종비가 경종에게 양자를 입적시키고 노론계인 세제 연잉군 폐출을 계획하던 와중에 발생한 사건이란 점이었다. 의학적 견지의 정황 증거도 많았다. 어의 이공윤이 극력 반대하는 게장과 생감을 경종에게 먹인 바로 그 날부터 경종은 병세가 시작되었으며, 그 후 심각한 병세에 빠진 경종의 처방을 놓고 연잉군은 다시 어의 이공윤이 자신이 쓴 강한 처방약과 인삼은 서로 상극이라면서 절대로 써서는 안 된다고 말림에도 불구하고, 어의 이공윤을 꾸짖어가며 인삼차를 연달아 세 번이나 올렸는데 그 직후 경종이 세상을 떴던 것이다. 경종이 죽고 의혹의 당사자인 연잉군이 즉위하자 전국 각지에 경종이 독살당했다는 벽서가 나붙었다고 한다.

우리 음식 궁합에는 같이 먹으면 부작용이 있거나 독소가 생겨 위험한 경우에 대하여 몇 가지 경우를 들어 이야기하고 있다. 노약자나 건강이 안 좋은 사람에게 있어서는 특히 아래와 같은 음식에 대해 각별한 주의가 필요하다 하겠드.

1)쇠간과 장어 2)기러기알과 오얏 3)문어와 감 4)돌글과 검정
엿(물엿) 5)닭과 오얏 6)양간과 죽순 7)붕어와 꿀 8)산돼지고
기와 감초 9)죽순과 검정엿(물엿) 10)왕새우와 참외 11)참새와
오얏 12)참새와 살구 13)돼지고기와 소라 14)단감과 재우껍질
15)단감과 게껍질 16)단감과 새우젓

__ 21대 영조

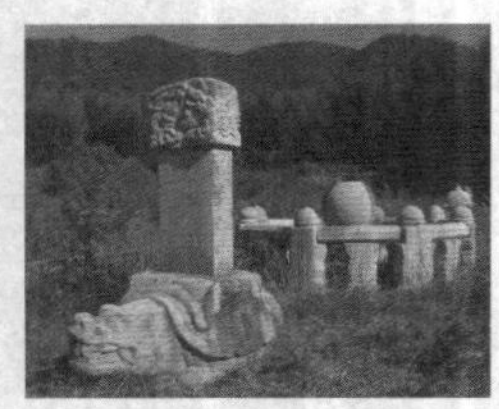

영조대왕 태실 유적 충북 청원군 낭성면 무성리 태봉마을 동쪽의 태봉胎峰에 있는 조선 21대 영조의 태를 안장한 태실이다. 충청북도 기념물 제69호.

영조의 생모는 무수리 출신이었다. 이러한 비천한 신분 출
신의 영조가 경종의 뒤를 이어 왕위에 오르게 된 데에는 권력
있는 노론계 신하들의 도움이 컸다. 이에 영조는 그 원죄를 공
유하며 자신을 왕으로 만들어준 뒷 배경을 이루고 있는 신료들
에게서 자유로울 수 없었으며, 급기야 그 당쟁의 여파로 자신
의 손으로 이복형인 경종을 죽여 왕위를 뺏고 아들인 사도세자
마저 죽이게 된다. 영조는 평생을 살면서 생사를 넘나드는 질
병을 크게 앓아본 적이 없었다고 한다. 임기 중에 영조는 독서
와 창작 활동을 통해 글씨나 시, 단문, 산문 등을 수천 권 넘게
남겼다. 웬만한 국정은 정확히 이해하고 있었고, 노년에는 학
식이 상당한 수준까지 올라 학문이나 국정운영, 인생경험에서
노쇠한 대신들에게 뒤지지 않았다. 영조는 역대 왕 중에서 가
장 나이가 많은 83세까지 살아 최장수왕의 기록을 세운다. 평
소에 왕은 밤늦게까지 회의를 하다말고도 꼭 저녁을 챙겨 먹을

정도로 건강관리에 꽤 신경을 썼다고 한다.

왕의 생활은 공식적인 활동과 사적인 삶으로 철저하게 구분되었다. 공식적인 활동 중 왕의 언행은 아주 사소한 것까지 춘추관의 사관과 승정원의 주서에 의해 기록되었다. 외국 사신을 접견하고 신료들을 만나는 왕의 모습은 동작 하나 말 한마디도 예법에 걸맞을 수밖에 없었다. 반면 분노하고 미워하고 좌충우돌하는 왕의 진솔한 모습은 침전 주변에서 볼 수 있었다. 사적인 삶이 영위되는 침전 주변은 왕이 부담없이 대할 수 있는 궁녀와 내시, 액정서의 천인들로 가득 차 있었다. 사관과 주서도 없는 이곳에서는 왕의 언행이 공식적으로 기록되지 않았다. 이곳의 사람들에게는 '지밀'이라는 명칭이 붙었는데, '지밀'은 대궐에서 가장 지엄至嚴하고 중요한 곳으로 말 한마디 새어나가지 못한다는 뜻이다. 이들은 우선 왕과 왕비의 신변보호 및 기거起居, 침寢, 식食, 의衣 등 일체의 시중과 물품관리 및 내시부内侍府, 내의원内醫院, 내선사内膳司들과 중요한 교섭을 담당했다고 한다. 그러나 그럼에도 불구하고 왕의 사생활을 보여주는 자료들이 다행스럽게도 남아 있다.《계축일기》,《인현왕후전》,《한중록》 등의 궁중 소설이나 궁중 일기들이 그것인데, 주로 왕이나 왕비를 모시던 시녀 또는 왕세자의 부인이 썼다.

여기에 등장하는 영조와 사도세자는 모두 공적인 활동과 사적인 활동이 판이하게 다른 경우가 많았다. 예컨대 철인 군주로 정평이 난 영조가 아들인 사도세자에게 이야기를 시키고 말이 끝나면 귀를 물로 씻는 행위나 아버지를 만나기 싫어 옷을 입지 않는 사도세자의 행동 등은 분명히 비정상적이었다. 또한 영조는 자신이 사형을 판결하고 나면 꼭 물로 손을 씻어, 찜찜한 마음을 털어 버리려 했다고 한다. 진료실에 앉아 있다 보면 가끔씩 이와 비슷한 경우로 내원하는 환자분들을 만나게 될 때가 있다. 자신의 몸이 아무리 힘들고 죽을 것 같아도 손님이 왔다간 자리는 그 발자국에 해당하는 부분만이라도 걸레질을 해야 견딜 수 있는 사람이 있는가 하면, 한 시간에 한 번씩은 꼭 손을 씻어야만 하는 사람도 있었다. 여러 가지 다양한 경우의 사람들이 있는데, 이러한 분들의 공통점은 자신이 안 하려고 해도 어쩔 수 없이 해야만 견딜 수 있다고 얘기한다는 점이다. 보통 체질적으로 어렸을 때부터 그러한 기질을 가지고 태어난 사람은 잘 치료가 되지 않으며, 후천적으로 갑자기 생긴 경우에는 비교적 치료효과가 좋은 편이다. 영조는 타고난 건강 체질에 좋은 건강습관으로 역대 임금 중에서 최장수를 기록한 왕이 되지만, 자신의 친아들을 뒤주에 가두어 굶겨 죽였다는 사실은 영조의 강박신경증을 알려주는 데에 부족함이 없다고 본다.

_ 22대 정조

《조선왕조실록》에 의하면 정조의 사망 원인은 정조의 머리와 등에 생긴 종기다. 정조가 내의원 제조 서용보를 불러 진찰을 받은 것은 6월 14일인데, 이때까지만 해도 상태가 많이 좋아졌다는 진단을 받았다. 그러나 종기가 계속 번져 큼직한 벼루만한 종기가 등 전체로 퍼져 서너 되의 피고름이 나올 지경이 되자, 6월 24일에는 연훈방烟熏方*을 사용했다. 그날 밤에는 정조가 잠이 들었을 때 피고름이 저절로 흘러 요에까지 번진 양이 몇 되가 넘었다. 26일에도 연훈방을 사용한 후 증세가 조금 호전되는 듯하다가 경옥고를 마시니 잠자는 듯 정신이 몽롱해졌다.

승하하는 28일 아침 진맥을 청하자 정조는 "오늘날 병을 제대로 아는 의원이 어디 있는가"라고 의료진에 불신을 표한 후 진맥을 받았다고 한다. 그날 진맥을 받고 탕약을 마신 후 정조는 혼수상태에 빠졌다.

이때 나선 인물이 왕대비 정순왕후였다. 그녀는 정조의 증세가 영조의 증세와 비슷하다면서 성향정기산星香正氣散이라는 처방을 쓰게끔 한다. 이 명에 따라 성향정기산 두세 숟갈을 입 안에 넣었으나 넘어가기도 하고 밖으로 토해내기도 하였다. 인삼차에 청심환을 개어서 입에 넣어도 넘기지 못했다. 이에 대비는 사람들을 문 밖으로 나가게 한 후 자신이 혼자 들어갔는데 조금 뒤에 방 안에서 곡소리가 들렸다고 한다. 이미 왕 스스로가 의사에 대해 심한 불신감을 가지고 있는 것을 볼 수 있는 바, 제대로 된 치료가 이루어지고 있지 않음을 볼 수 있다. 종기의 증세에 중풍에 쓰이는 성향정기산을 투약하는 것이 어의의 처방이 아니라 의학과 관계가 없는 일개 아녀자의 입에서 나온 것이니, 그 치료가 제대로 이루어지지 않았다는 것쯤은 충분히 짐작할 만한 일이다. 또한 연훈방은 수은을 태운 연기로 치료하는 방법인데, 치료효과가 검증이 되지 않고 그 위험성이 어느 정도인지 밝혀지지 않은 약을 왕에게 쓴다는 자체가

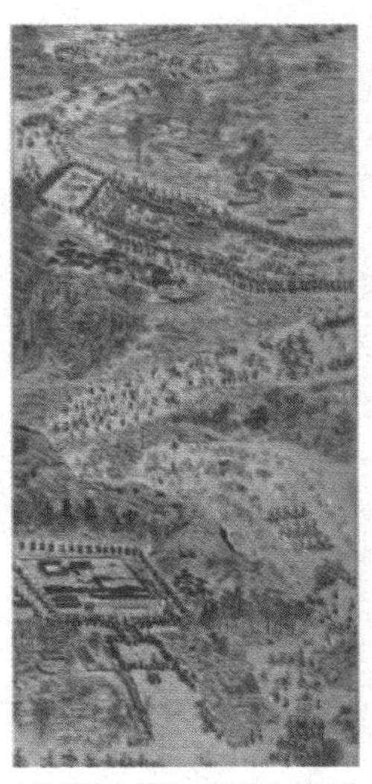

정조대왕 능행도　조선시대 정조대왕의 능행도. 서울 창덕궁 소장.

이미 치료체계가 엉망이라는 점을 대변해 주는 것이다. 세상의 어느 일이든지 전문가의 의견을 배제한 채, 말 잘하고 목소리 큰 사람의 의견대로 흘러가게 되면 그 일은 필히 망할 수밖에 없다.

정조의 독살설은 그 정치적 증거가 너무나 분명하다. 당시 정조는 생부 사도세자의 명예회복을 위해 노론들을 숙청하려 골몰하던 상태였다. 정조는 당시 장용영뿐만 아니라 수원 화성 등 경기 일대를 방어하는 친위부대를 확장해 병력은 이미 2만 여명으로 늘어 있었다. 사도세자를 죽인 노론이 볼 때 이는 본 능적인 공포였다. 만약 정조의 왕권이 자신들을 쓸어버릴 정도 로 강화된다면 그는 서슴없이 그 길을 택할 인물이란 판단이 들었다. 어린 나이에 14년 동안이나 효장세자의 아들로 행세하 다가 즉위 당일 사도세자의 아들임을 선포한 인물이 정조였다. 그에게 막강한 힘이 집중된다면 어떤 일이 발생할지 노론은 두 려워했다.

또한 정조의 죽음을 최초로 확인한 인물은 왕대비 정순왕후 김씨다. 영조의 계비였던 그녀는 친정 아버지 김한구와 함께 사도세자 제거에 앞장선 인물이었다. 법적으로 말하면 정조와 조손지간이지만 현실적으로는 원수였다. 정조가 죽자마자 섭 정을 한 정순왕후에 의해 정조 재위 기간 내내 배척되었던 그 녀의 친정이 화려하게 정계에 복귀했다는 점에서 의혹은 증폭 될 수밖에 없다. 또한 정조가 독살 당했다는 의혹은 정조가 온 몸에 번진 악성 종양으로 사망하기 직전 연훈방烟熏方치료를 받 았다는 사실에서도 찾아 볼 수 있다. 연훈방은 수은을 태운 연

기로 치료하는 방법인데 10여 차례 이 치료를 받은 정조가 수
은에 중독됐을 가능성이 있다는 것이다. 이 치료 방법은 당시
에도 커다란 물의를 불러일으켰다. 특히 의혹을 가중시킨 것은
연훈방을 건의한 어의가 당시 벽파의 지도자인 심환지의 먼 친
척이었다는 점이다. 심환지는 정조의 탕평책에 가장 격렬하게
반대 한데다가 정조 사후 정조가 이루어 놓은 사업을 철저하게
파괴한 인물이다. 이때문에 남인측에서는 정조가 죽은 것이 권
력을 계속 유지하려는 노록측 소행라고 주장했다.

정조 22년의 기록을 보면, 열병을 앓고 있던 정조가 오랜 가
뭄끝에 비가 왔다는 보고를 듣고 "이 장계 한 통이 화왕음花王
飮 1백 첩보다 낫다"라는 말을 하는 기록이 나온다. 그러던 왕
이 허무하게도 그야말로 순식간에 세상을 떠버리고 만다. 조선
시대 후기에 있어서 왕권을 회복시키고 백성을 진심으로 아끼
고 다스리려고 노력했던 마지막 왕의 꿈이 꺾이는 순간이었다.
이후 왕권은 조선이 일제에 의해 망할 때까지 회복되지 않았으
니, 실세를 장악하고 있는 세력들에 의해 어린 왕이 등극하고
외척들이 나라를 좌지우지 하다가 이윽고 왕이 정치에 관심을
쏟을 때쯤에는 그 동안의 주색과 환락으로 이미 몸이 망가져
후사없이 사망하는 일이 반복되게 된다. 후사가 없으므로 먼
친척 중에서 가장 별 볼일 없는 종친을 왕으로 데려다 삼으니,
이미 이때부터 나라는 망한 것이나 다름없었다.

_ 23대 순조

조선시대의 왕 중에는 임질을 앓은 왕이 제법 있었다. 그러나 이는 비뇨생식계통의 질환이었을 뿐이지 실제 성병으로 보기에는 무리가 있었다. 그러나 순조의 경우에는 이 질병의 이름이 약간 달랐다. 왕의 몸에 매창梅瘡 기운이 퍼졌다는 구절은 참으로 믿기 어려운 기록이다. 다른 왕들과는 달리 순조는 그렇게 여색을 밝힌 임금도 아니었다고 하니 더욱 우들하고 황당할 뿐이다.

《동의보감》에서는 양매창楊梅瘡, 천포창天疱瘡, 하감창下疳瘡, 신장풍창腎臟風瘡 등의 이름으로 불리었는데, 중국에서 처음 들어올 때는 당창唐瘡이라 불렸다는 것으로 보아 외국에서 흘러 들어온 것으로 볼 수 있다. 신하들이 "정약용丁若鏞의 의술이 탁월하고 박제안朴薺顔이 종기 치료에 제일이라 하옵니다. 불러 치료하도록 해보소서"라고 진언하여 불려 들어온 정약용, 박제안 두 사람이 밤을 새우며, 치료에 전력하였다고 전해지나 결국 순조는 회복되지 못하고 사망하게 된 것 같다. 현대에 있어서 성관계로 인하여 전염되는 질병은 그 균에 따라 다양하게 나누어진다. 그 치료는 옛날에 비해서 좋아 페니실린으로 시작되는 항생제를 투여하여 치료한다.

성병의 대명사인 매독은 놀라울 정도로 많아 미국에서는 치료되지 않는 환자가 50만에서 70만 명을 헤아리고 있다고 한다. 1차적으로 매독균이 침투한 곳에 피부가 허는 궤양이 생긴다. 궤양은 균이 침투한 지 10~90일경에 생기며 넓은 부위에 걸쳐 조직이 파괴되고 통증이 없다. 궤양은 얼마 후 저절로 아

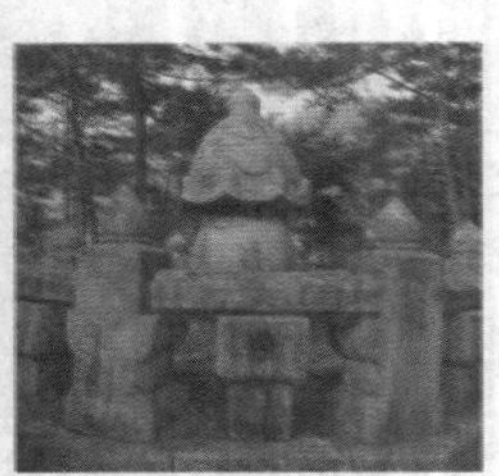

순조대왕 태실 충북 보은군 내속리면 사내리의 태봉산 산봉우리에 있는 조선 제 23대 왕 순조의 태를 묻은 태실이다. 충청북도 유형문화재 제11호.

물지만 아물었다고 병이 나았다고 생각하면 오산이다. 매독균은 혈액을 타고 전신으로 퍼지는 2차적 단계에 들어선다. 매독이 2차적 단계에 들어서 3주에서 6주가 경과하면 피부 발진이 생기며 경우에 따라 발열도 나타난다.

피부 발진은 다양하게 생기며 몸의 넓은 부위를 차지할 수도 있고 극히 일부에 국한되기도 한다. 두통이 있고 임파선이 부으며 음경과 질과 입주변에 피부발적과 점액성의 막이 생기며 작고 붉은 인설상태의 종기가 피부발적 부분에 생긴다. 손과 발바닥에 발진이 생기기도 하며 발진을 통해 전염도 된다. 때로 머리카락이 한움큼씩 빠지거나 피부발진 없이 바로 3차 단계로 진입하기도 하는데, 갑자기 심장병이 생기거나 장님이 될 수도 있으며 심하면 신체 일부가 마비되거나 사망할 수도 있다. 순조는 사망까지 이르렀으므로, 아마도 3기 매독 증세로 죽지 않았는가 추측된다.

전쟁과 성병은 매우 밀접한 관련을 가지게 되는데, 성병이 사회학적인 병이기 때문이다. 그 중에서 베트남전쟁은 인류사뿐만 아니라 성병사性病史에도 큰 오점을 남긴다. 군인들에게 성병이 옮는 것을 막기 위해 베트남 윤락녀들에게 페니실린을 마구 투약하였으며, 그 결과 1970년대 중반에는 드디어 페니실린에 끄덕하지 않는 임질균 등이 생겨나 군인과 윤락녀들을 매개로 전세계로 퍼져나갔다고 한다. 당연히 대규모 병력을 파병 중이었던 한국에도 상륙했으며, 곧 새로운 항생제가 개발되어 페니실린 저항성 임질균을 제압하긴 했지만 그도 오래 가지는 않았다. 또 다른 종류의 저항균이 생겨난 것이다. 그 이후 항생물질과 성병균 사이에는 승패를 주고받은 끝없는 대결이 지속되어 오고 있다. 실제 필자는 의무실에 있을 때 성병에 이환된 사병들에게 항상제를 투여하여 치료하였는데, 날이 갈수록 그 치료효과가 떨어지고 있는 것을 보았다. 물론 조선 후기에 이러한 항생제가 있었다면, 한 나라의 국왕이 허무하게 죽는 일은 없었을 것이다.

_ 24대 헌종

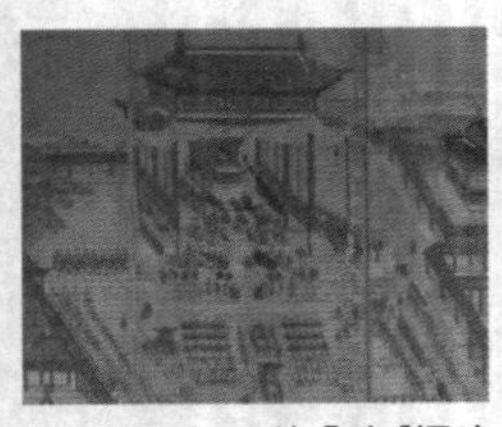

헌종가례도병　조선 후기 헌종이 17세에 혼인할 때의 모습을 그린 의궤도이다. 비단 바탕에 채색. 세로 51센티미터, 가로 115센티미터. 보물 제733호. 동아대학교박물관 소장.

할아버지 순조의 건강 때문에 아버지 효명세자가 순조의 대리청정을 하다가 4년만인 22세에 갑자기 타계함으로도써, 8살의 어린 나이에 즉위한 헌종은 철이 들면서 무척 여색을 밝힌 것으로 되어 있다. 계속되는 왕들의 요절 때문에 빨리 후사를 두려는 조급한 생각으로 무리한 정사情事를 하게 된 면도 없지 않아 있지만, 이미 나라를 다스리는 일이 왕의 손에서 떠난 지 한참 되었기에, 왕은 술과 여색에 빠질 수밖에 없었다고 본다.

《동의보감》에 이르기를, 대개 사지四肢가 위약萎弱하여 무력無力한 증상은 아직 음양陰陽의 법도를 알기 전에 먼저 몸을 허손虛損한 탓이라고 되어 있다. 또한 팔다리가 늘어지는 것은 기름진 음식을 먹어서 얻는 병이라고 하였으니, 모두 헌종에게 해당되는 일이라 하겠다.

여기서 잠깐 현재를 돌아보면, 우리 시대에 있어 성性으로 인해 문제가 야기될 수 있는 아이들의 2차 성징이 나타나는 시기가 점점 빨라지고 있다. 여자아이들의 경우 있어서는 예전

엄마세대가 중학생이 되어야 시작하던 초경을 이제는 초등학교 4, 5, 6학년에 이미 거의 다 시작하고 있다. 남자아이들의 첫 몽정 또한 마찬가지이다. 아니 그보다 더 빨라지고 있다. 인터넷이 보편화되면서 이제 아이들은 어른보다도 더 많은 정보를 얻고들 있다. 제대로 된 성지식을 전달해주는 것은 엄마 아빠를 포함한 어른들의 몫이라고 생각한다. 이미 아이들은 여러 가지 정보를 너무나 많이 알고들 있다. 어른들은 빗나가지 않도록 옆에서 같이 나누어줘야 할 것이다. 실제 필자는 진료실에서 부모님과는 따로 어린 학생들을 만난다. 절대비밀을 약속하고 아이들과 여러 가지 이야기를 나누는데, 부모님이 모르는 아이들의 문제가 많다는 사실에 주의를 기울여야 할 것이다. 아이들로 하여금 헌종의 뒤를 잇게 하지 않으려면 말이다.

노체는 다른 말로 폐로肺癆라고도 하며 지금의 폐결핵肺結核과 유사하다고 보면 된다. 결핵균은 과로나 영양실조, 허약 체질 등이 있을 때 호흡기를 따라 전염되는 것으로 알려져 있는데, 한의학적으로는 진액이 부족하고 허화虛火가 많을 때 일어나기 쉽다고 되어 있다. 특히 술이나 여색을 과도히 밝히고, 육체적 정신적으로 피곤한 경우에 잘 일어난다. 실제 서양의학적으로는 객담검사에서 결핵균이 배양 검출되었을 때 진단을 내리고 상당히 많은 양의 약을 장기적으로 복용시켜 치료한다. 그리고 일부 몰지각한 의사들은 한약을 절대 복용하지 말라는 무시무시한 경고를 내리기도 한다. 한의학적으로는 모자란 진액을 보충하고 허화를 내려주면서 몸의 기력을 보강시켜 결핵균을 인체 스스로가 쫓아낼 수 있도록 도와주는 치료법을 쓴다.

예전에는 결핵에 걸리면 그냥 산좋고 물좋은 곳에 가서 푹 쉬면서 개 한마리 두들겨 잡아먹어 영양 보충하는 식으로 결핵을 치료했었다. 필자의 친구 중에도 결핵에 걸려 시골에서 반 년간 휴양을 하다 온 친구도 있었는데, 지금은 아무런 증상도 없다. 대부분의 사람들은 1차 결핵의 경우에는 본인도 못 느끼고 그냥 지나가는 경우도 많다. 우연히 가슴 엑스레이 사진을 찍어보고 결핵이 왔다갔음을 알게 되는 경우도 흔하다. 필자의 생각으로는 육체적 정신적 피로를 멀리하면서 한약과 양약을 동시에 투약하여 치료하면 훨씬 좋은 효과를 나타내리라고 본다. 또한 결핵을 앓기 전이나 앓고 난 후에도 몸이 위와 같은 증상이 나타나면 빨리 한의원을 찾아가 진맥을 받아보는 것이 좋다고 하겠다.

__ 25대 철종

후사 없이 죽은 헌종의 6촌 이내에 드는 왕족은 없었다. 그러나 7촌 이상의 왕족은 몇 명 있었다. 본디 왕가의 법도 상으로는 선왕의 직계 아들이 없을 경우 후대의 왕은 본래 항렬로 따져 동생이나 조카벌이 되는 자로 왕통을 잇게 하는 것이 원칙이었다. 왜냐하면 종묘에서 선왕에게 제사를 올릴 때 항렬이 높은 이가 항렬이 낮은 이에게 제사를 올리게 해서는 안 된다는 법도 때문이었다.

그러나 그 당시 실세를 이루고 있던 안동 김씨 세력들은 자신들의 권력을 유지하고 지위를 더욱 공고히 하기 위해서 헌종

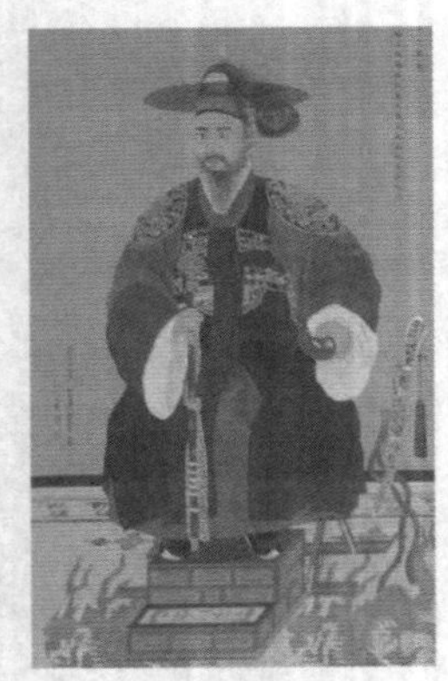

철종 초상 심하게 폐를 앓아 33세의 꽃다운 나이에 죽은 안타까운 왕이다.

의 7촌 아저씨벌이 되는 강화도령 원범을 다음 왕으로 결정짓는다. 중앙정치와 아무 관계가 없이 궁벽한 섬에서 살던 사람을 왕으로 삼아야 자신들의 권세가 유지되기 때문이었다. 이미 안동 김씨 척족들은 왕가의 법도조차 안중에 없었던 것이다. 그러니 당연히 자신들의 왕으로 모신 철종에 대해 제대로 예우를 해줄 리가 만무하다. 일개 촌부로서 거리낌 없고 근심 없이 살아온 평범하게 살아오던 강화도령이 자신의 뒷배경이 아무도 없는 가시방석 같은 생활과 딱딱한 궁중 법도에 얽매여 살자니 생사람인들 병이 안 날 수가 없었을 것이다. 날이면 날마다 쌓이는 불만과 왕위유지에 대한 불안감을 잊기 위해 주색酒色을 일삼았을 것이고, 나라를 다스리는 정치는 이미 그와는 아무 상관이 없는 일이었을 것이다.

어느새 철종은 심하게 폐를 앓는 지경이 되었으며, 전의청을 설치하여 환후에 손을 썼으나 점점 각혈咯血이 심해졌다고 한다. 철종은 왕이 되지 않았으면 33세의 꽃다운 나이에 사망하지 않고 장수하였으리라. 《동의보감》을 보면 무릇 열이 나면서 기침을 하고 가래를 토하거나 피를 토하면서 오후로부터 밤에 이르기까지 미열이 나고 얼굴이 붉어지면서 입술이 빨개지거나 소변 색깔이 빨갛고 오줌이 시원치 않은 증상을 음허화동陰虛火動이라고 부른다고 했다. 몸 속의 음기와 진액 성분이 허해지면서 상대적으로 화열의 기운이 몸 속에 더 많아져서 위로 그 불의 기운이 올라간다는 뜻이다. 그러면서 그 당시에 이러한 음허화동陰虛火動의 환자가 열에 한 명도 살지 못하는 이유를 적어 놓았는데, 그 이유는 다음과 같다. 이 병의 초기에는

그 증상이 심하지 않고 단지 기침만 조금 하는 정도이며 차츰
심해지는데, 그 병의 심각성을 자기 자신이나 주위에서 잘 자
각을 하지 못한다. 또한 그 병의 회복을 위해서는 첫번째로는
지혜롭고 밝은 의사를 만나야 하고 두 번째로는 복약服藥을 부
지런히 하여야 하고, 세 번째로는 지켜야 할 금기를 철저히 지
켜야 하니, 그 금기는 다름 아닌 술과 여색과 육체적 피로와
정신적 피로이다. 그러나 불행히도 철종은 이 중에서 하나도
지키지 못하였으니 살아날래야 살아날 수가 없었던 것이다.

__ 26대 고종

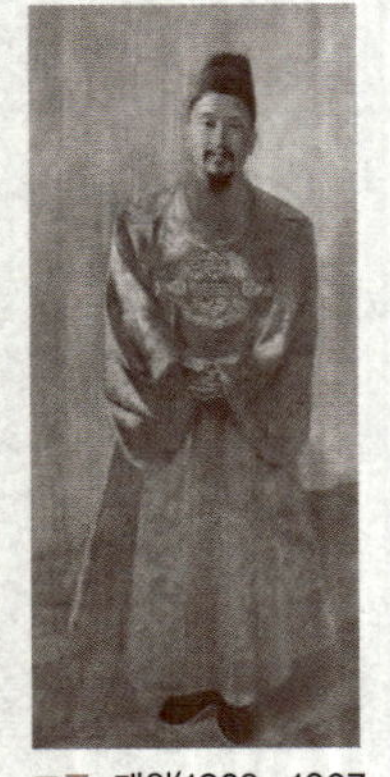

고종 재위(1863~1907
년). 조선 제26대 왕.

고종의 사인은 일본이 급성사망의 경우 흔히 갖다 부치는
뇌출혈이었다. 뇌출혈은 쉽게 말해 뇌혈관이 터져서 출혈이 생
기고 이 출혈의 영향으로 말미암아 정상적인 뇌기능을 상실하
며 심한 경우 사망까지 이르게 되는 증상을 말한다. 뇌 속의
혈관이나 뇌로 가는 혈관이 막혀서 생기는 뇌경색과 더불어 생
명과 인체의 종합적인 조절을 담당하는 고위신경 중추인 뇌의
기능을 마비시켜 버리기 때문에 뇌졸중腦卒中이라고 부르며, 대
부분 갑작스레 나타나기 때문에 한의학에서는 중풍中風이라고
부른다.

그러나 일제가 조선 총독부 칙령 제9호로 "이태왕(폐위된
이후의 고종의 호칭)이 돌아가셨으며, 오늘부터 3일간 가무음
곡歌舞音曲을 중지한다"고 결정한 것은 1월 27일이었다. 1주일이
지난 뒤에야 칙령을 발표하니 앞뒤가 전혀 안 맞는 것이다. 이

때 전국 각지에서 고종 독살설이 들끓게 된다. 그 전에도 일인들은 고종을 독살하려 한 적이 있었다. 고종과 황태자는 평소에 커피를 즐겼는데 커피 속에 독이 들어 있었던 것이다. 고종은 커피 맛에 익숙했으므로 조금 마신 후 뱉어냈으나 상당액을 마신 황태자는 독에 중독되어 이후 정상적인 상태가 아니었다. 물론 일제가 탄 독약이었다고 한다.

《야사》에는 일본인들이 윤덕영과 한창수와 한상학 등의 무리를 시켜 식사 당번을 하는 두 궁녀로 하여금 밤참인 식혜에 독약을 타서 고종을 시해하게 했다고도 한다. 고종은 이 당시 일본의 위협 속에서 왕위를 지탱한 인물로 해외 독립운동을 지원하고 외국으로서의 망명까지 계획한 것으로 알려지고 있다. 고종의 의도를 눈치 챈 일본이 고종을 살해했다는 주장이다. 그 후 일본은 증거를 없애기 위해 식혜를 올린 궁녀를 살해하였다는 것이다. 여러 가지 정황 증거는 고종이 살해되었다는 추측을 일으키게 되지만, 이 역시 역대 조선시대의 왕 중에서 의문사 의혹이 제기되었던 왕들처럼 지금으로서는 사실을 밝힐 방법이 없다.

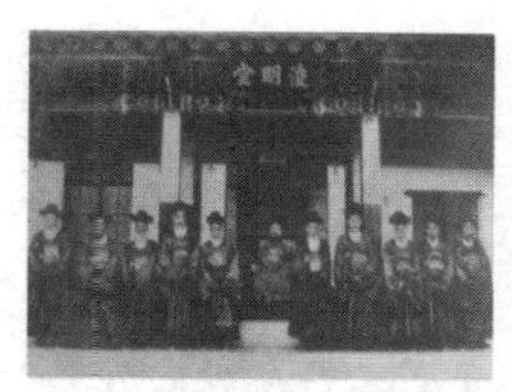

고종황제와 내각 **1897년 10월 12일**부터 1910년 8월 29일까지 존속하였던 국가. 독립 국가를 표방하기 위해 황제로 칭했다.

__ 27대 순종

조선의 마지막 임금 순종은 황태자 때 그를 시해하려고 몰래 넣은 아편 성분의 독약이 든 커피를 마시고 나서부터, 극심한 근시에 앞니가 빠지고, 만성 소화불량에 성기능이상과 심장병까지 왔다는 소문이 돌았다. 실제로 순종이 만성 소화불량으

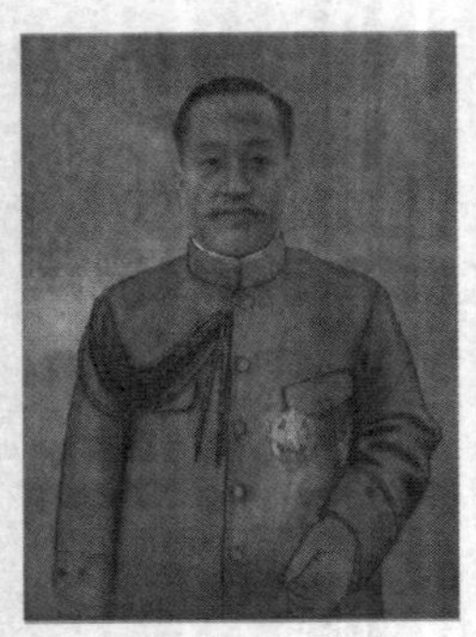

순종 어진 **조선의 마지막 임금.**

로 고통받았음은 그가 즐겨 먹던 음식으로 알 수 있다. 순종의 수라상에 자주 올랐던 음식은 미음과 속미음 그리고 소고기와 쌀을 함께 끓여서 만드는 황육백반탕과 백반탕이었다고 한다. 먼저 순종이 아침에 먹었던 속미음은 찹쌀과 대추, 황율과 인삼을 함께 끓인 뒤 체에 걸러서 만든 미음이었다고 한다. 이렇게 끓이거나 삶는 조리법은 순종의 식단에서 볼 수 있는 가장 큰 특징으로, 부실한 치아와 더불어 만성 소화불량까지 있었으니 소화를 도와주기 위해 선택할 수밖에 없는 방법이었을 것이다. 이밖에 생선 스프나 찜 등의 식단을 보아도, 순종이 먹던 음식은 모든 요리가 재료를 푹 고거나 삶아서 먹는 것으로 되어 있음을 볼 수 있다.

예전에 한동안 '체내림'이라고 하는 것이 유행을 한 적이 있었다. 음식을 먹고 체한 것을 내려가게 해 준다는 사이비 치료법이었는데, 평소 만성적으로 소화불량인 사람이 찾아와서 옛날에 한 번 체했는데 아무리 약을 먹어도 낫지 않는다고 하면, 찾아온 그 사람을 눕혀 놓고 배를 주무른 다음에 급기야는 입 속에서 고기 덩어리를 꺼내 놓고는 '몇 년 전에 걱었던 이런 게 막혀서 안 내려갔다고'라고 이야기하며 이제는 소화가 잘 될 것이라고 장담을 한다. 그러고 나면 실제로 몇몇의 경우에 있어서는 그러한 작업(?)을 거친 후에 소화가 잘 되는 것을 경험하는 사람들도 있었다.

물론 고도의 눈속임이라고 할 수 있는데, 사람의 식도는 먹은 것이 걸려 있을 수 없도록 만들어져 있기 때문에 몇 년 전에 먹었던 고기가 몸 속에 걸려 있으면서 소화를 방해할 수는 없는 노릇이다. 그럼에도 불구하고 그러한 사이비 치료법이 효과를 거두기도 하는 이유는, 그 증상이 바로 정신적인 스트레스로 유발된 '신경성 위장병'인 경우이기 때문이다.

실제로는 음식이 뱃속에 걸려 있지는 않은데 마치 꼭 걸려 있는 것처럼 속이 좋지 않고 소화가 되지 않는 경우에 있어서는, 일단 마음을 편안하게 해주고 스트레스를 멀리 하는 방법이 가장 좋은 방법이다. 엄지와 검지 두 손가락의 사이와 두 발가락의 사이를 손으로 지압해주는 것도 좋은 방법이다.

만약 음식을 너무 많이 먹어 생긴 소화불량일 때는 가벼운 동작으로 기혈을 순환시켜 소화불량을 해소하는 것이 바람직하다. 배부른 상태로 앉아 있으면 기가 자꾸 정체되므로 가벼운 산책이나 운동을 하는 것이 좋다. 손발이 싸늘하게 식은 경우에는 배와 손발을 따뜻하게 하면 혈액 순환이 잘 되므로 뜨거운 물에 발을 담그고 씻거나 배에 뜨거운 찜질을 해주고 또한 따뜻한 손으로 100~200회 정도 배를 맛사지를 해주는 것도 효과적이다.

또한 소화가 잘 되기 위해서 사람의 배는 항상 따뜻해야 한다. 여름철에 찬 음식을 많이 먹거나 배를 드러내놓아 찬바람을 맞게 되면 위장의 기능이 떨어져 배탈이 나게 되는 것이다. 따라서 따뜻한 음식을 먹어서 위장을 부드러워지게 해야 소화가 잘 되고 배탈도 낫게 된다. 만약 순종이 이러한 방법들을 사용하였다면 훨씬 소화가 부드러웠을 것이다.

7 장수한 왕들은 이유가 있다

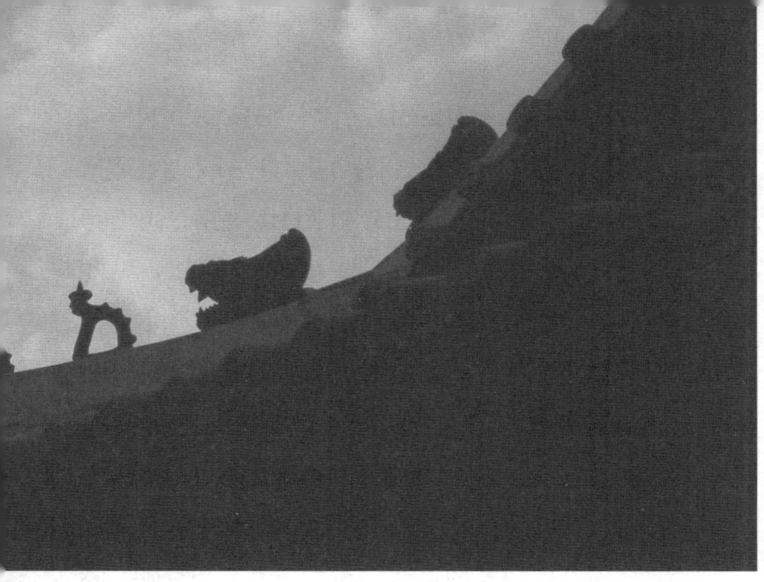

조선시대 왕비는 왕이 세상을 떠난 후에 중전을 비워 줘야 했다. 홀로 된 왕비는 대비가 되어 중전 뒤편의 한적한 곳으로 옮겨갔다. 그런데 조선시대의 왕비는 한창 젊은 때에 홀로 되는 경우가 많았다. 심지어 20대의 젊은 나이에 대비가 된 왕비들도 있었다.

조선시대 왕비들이 이처럼 젊은 나이에 대비가 되어 뒤로 물러 앉아나야만 했던 이유는 과연 무엇이었을까? 그 대답은 간단하다. 단명한 왕이 많았기 때문이다. 조선시대에 왕으로 군림하였던 27명의 왕 중에서 연산군과 광해군을 제외한 25명의 평균 수명은 46세 정도였다고 한다. 25명 조선 왕들의 사망 당시 연령을 보면 60대 이상은 태조(74), 정종(63), 숙종(60), 영조(83), 고종(67) 등 5명 뿐이다. 50대에 사망한 왕은 태종

(56), 세종(54), 세조(52), 신조(57), 인조(55) 등 6명이며 40대 왕은 효종(41), 정조(49), 순조(45) 등 3명이다. 30대 왕은 문종(39), 성종(38), 중종(39), 인종(31), 명종(34), 현종(34), 경종(37), 철종(33) 등 8명이고 20대 왕은 예종(20), 헌종(22) 등 2명이며 10대 왕은 단종(17) 한 명뿐이다. 그 중에는 17세의 단종, 20세의 예종, 23세의 헌종처럼 30세 이전에 사망한 왕도 있었으며, 또 30대에 세상을 떠난 왕도 8명이나 되며, 25명의 왕 중에서 환갑을 넘긴 왕은 겨우 5명에 불과했다고 하니, 그야말로 조선시대 왕들의 수명은 매우 짧았다고 할 수 있다.

그 중에서 환갑을 넘겨 장수한 왕은 태조(74), 경종(63), 숙종(60), 영조(83), 고종(67) 등의 다섯 명인데, 다른 왕들에 비해 비교적 장수할 수 있었던 이 다섯 명의 왕과 이밖에 66세까지 수를 누렸던 광해군까지 포함해서 이러한 왕들의 특별한 건강관리법은 살펴보면 모두 특별한 이유가 있음을 알 수 있다.

장수한 왕들의 특별한 이유

_ 강인한 체력의 소유자였던 태조

《조선왕조실록》을 보면 태조는 58세에 왕위에 오른 뒤에 59세 때에 한번 병을 앓은 기록이 나오고, 63세에 병을 한번 앓은 기록이 나온다. 그리고는 64세에 병이 심해지고 급기야 그 이듬해에 정종에게 왕위를 물려준다. 그리고 74세에 풍질을 얻은

지 넉 달만에 사망하게 된다.

정확히 따지게 되면 왕위에 있었던 시간보다도 자유롭게 산
과 들을 달리며 외적들과 맞서 싸우던 무장의 시절이 더 많았
음을 알 수 있는데, 오히려 왕이 된 이후부터 시름시름 앓기
시작했다고 보아야 할 것이다. 태조 자신이 스스로 그러한 연
유를 알기에 미련 없이 왕위를 넘긴 것이 아닌가 하는 생각도
해본다. 물론 왕자의 난으로 인해 자신의 자식들이 골육상쟁하
는 것이 보기 싫어서이기도 하겠지만, 점점 나빠지는 자신의
건강 때문에 왕위를 포기했다고 보아도 좋을 것이다. 결국 태
조의 장수비결은 끊임없는 전투를 위한 강인한 체력과 훈련과
같은 운동이었을 것으로 생각된다.

__ 격구를 가장 좋아한 정종

정종의 장수 비결은 첫째로 꼽을 수 있는 것이 바로 운동이
다. 조선 역대 왕 가운데 격구를 가장 좋아한 임금이 정종이었
다. 그가 얼마나 격구를 좋아했는가 하면 《정종실록》에 '내정
에서 격구하고 다음날도 계속하였다'고 기록되어 있는가 하면
'조온, 정남진, 조진이 날마다 모시고 격구하였으므로, 각각
말 1필을 하사하였다'고 할 정도였으니 거의 매일 격구를 했다
고 해도 과언이 아니다.

정종은 자기가 격구를 좋아하는 이유가 건강상 이유임을 애
써 변명하곤 했는데 《정종실록》을 보면 다음과 같이 기록되어
있다. '경연에 나아가 강관講官에게 이르기를, "과인이 병이 있

어 수족이 저리고 아프니, 때때로 격구를 하여 몸을 움직여서 기운을 통하게 하려고 한다" 하니, 지경연사知經筵事 조박이 말하기를, "기운을 통하게 하는 놀이라면 그만두시라 할 수 없습니다. 청하건대 환시宦侍나 간사한 소인의 무리와는 함께 하지 마소서" 하니, 임금이 그렇게 여겼다' 라는 기록이 나온다. 정종이 실제 자신의 건강관리를 위해서 운동이라는 방법을 택했음을 잘 볼 수 있는 대목이다. 이에 신하들의 걱정이 없을 리 만무하다. 신하들의 진언이 《조선왕조실록》에 기록될 정도이니 정종의 격구에 대한 집착이 어떠했는지 짐작하는 것은 과히 어렵지 않다. 그도 그럴 것이 무관의 집 안에서 자라 산을 타고 말을 달리는 것이 몸에 붙어 있었던 사람이 나랏일로 궁궐 안에 들어앉아 있기만 하니 좀이 쑤시고 가슴이 답답한 것은 당연한 이치였다. 또한 그 당시의 정치적 상황은 정종으로 하여금 오히려 궁궐생활에 환멸을 일으키게 했음에 틀림이 없었을 것이니, 국가정사보다는 차라리 격구를 하며 여가생활을 즐기는 것이 더 좋았을 것이다.

두 번째의 장수 비결은 역시 왕위에 대한 미련을 일찌감치 버리고 마음을 비운 채로 스트레스 없이 살아간 것이라고 볼 수 있겠다. 정종은 왕자의 난을 일으켜 친형제들을 죽일 정도로 살기등등하여 왕위에 집착하는 동생 태종에게 일찌감치 왕위를 물려주고, 상왕을 거쳐 노상왕까지 이르렀는데,《조선왕조실록》에는 병이 있어서 양위했다고 전해지지만 실제로는 약간의 중풍 기운이 있을 정도뿐이었다.

결과적으로 정종은 2년 2개월 동안의 짧은 기간간 왕위에

있었으나 오히려 퇴위 이후에는 그 10배가 넘는 근 20년을 더
살다가, 개성에 있는 인덕궁에서 63세의 일기로 사망하였다.
정종은 사망하기 2년 전까지만 해도 취미인 격구를 즐길 정도
로 건강했다고 하니, 마음의 안정과 운동이 장수의 최고비결임
을 알 수 있다.

__ 균형감 있게 건강을 관리한 광해군

광해군은 세자시절에 직접 군사들을 이끌고 왜군과 싸웠으
며 즉위 뒤에는《동의보감》등 많은 서적을 간행하고 호패법을
실시하는 등 세자로 있을 무렵부터 폐위될 때까지 성실하고 과
단성 있게 정사를 처리했지만, 그의 주위를 에워싸고 있던 대
북파의 장막에 의하여 판단이 흐려졌으며 인재를 기용함에 있
어 파당성이 두드러져 반대파의 질시와 보복심을 자극하게 되
었다. 뒷날 인조반정을 정당화하기 위한 책략과 명분에 의하여
패륜적인 혼군昏君으로 규정되었지만, 실은 당쟁의 소용돌이
속에서 희생되었다고 보아야 할 것이다. 따라서 같은 반정에
의하여 왕위에서 쫓겨난 연산군과는 성격을 달리해야 할 것이
다. 광해군의 외교정책은 조선시대 어느 때의 임금보다도 합리
적이며 실용적임을 볼 수 있는데, 그 당시 만주에서 여진족의
세력이 커져 마침내 1616년 후금을 건국하자 그 강성에 대비하
여 대포를 주조하고, 평안감사에 박엽, 만포첨사에 정충신을
임명하여 국방을 강화하였다.

한편 명나라의 원병요청에 따라 어쩔 수 없이 강홍립姜弘立

에게 1만여 명의 병력을 주어 명나라와 연합하였으나, 부차싸움에서 패한 뒤 시세에 따라 후금에 투항하게 하여 명나라와 후금 사이에 능란한 양면외교 솜씨를 보였다. 또한 1609년에는 일본과 일본송사약조를 체결하고 임진왜란 후 중단되었던 외교를 재개하였으며, 1617년 오윤겸 등을 회답사로 일본에 파견하기도 하였다. 실제적인 국제 정세에 따라 외교정책을 수립하였던 것만 보아도 광해군이 굉장히 총명하였으며 정세분석과 기타 면에 있어서 매우 합리적이며 지혜로왔었음을 알 수 있는 것이다. 이로 미루어 보아 건강 관리를 함에 있어서도 고리타분한 대의명분 등에 사로잡히지 않고 균형감 있게 충분히 잘 관리하지 않았을까 생각해 본다.

실제 세자시절 군사를 이끌고 왜군과 맞서 전쟁터를 뛰어다닐 정도였으니, 답답한 궁궐 속에서 화초처럼 자란 다른 왕들과는 달랐으리라 생각해본다. 어쨌거나 광해군은 제주도에 갇혀 있는 동안 특별히 아팠던 기록은 없고, 그 사이 정묘호란과 병자호란의 끔직한 일들도 겪지 않으면서 67세로 천수를 누리다 사망한다.

또한 어의 허준과의 관계도 무척이나 좋았음을 알 수 있는데, 환자가 의사의 관계가 상호신뢰감속에 있느냐 있지 못하느냐는 환자의 건강상태와 질병치료에 있어서 매우 중요한 비중을 차지한다. 《광해군 일기》를 보면 광해군이 부왕긴 선조의 사망 이후에 선왕의 진료를 담당했던 어의 허준에게 그 죄를 물라고 끊임없이 주청하는 신하들에 못 이겨 억지로 허준을 귀양 보내기는 하지만, 이윽고 신하들의 갖은 반대를 무릅쓰고 다시 어의로 불러들여 자신의 건강을 책임지도록 하고, 나아가 1615년 허준이 사망한 후에는 신하들의 반대와 전례를 어기고 보국숭록대부양평군輔國崇祿大夫陽平君으로 추증케 하기까지 하는 것을 보았을 때, 허준에 대한 신뢰와 믿음이 타의 추종을 불허하였음을 볼 수 있다. 환자가 자신의 주치의에 대한 믿음이 확고할 때에 그 의사는 환자의 건강을 최고로 증진시키고 온갖 질병을 다 막아내게 되는 것이다. 광해군이 장수할 수 있었던 비결에는 이러한 점 또한 포함시켜야 할 것이다.

__ 저항 능력이 뛰어났던 숙종

숙종은 어릴 때에 천연두를 심하게 앓은 것으로 되어 있다. 요새 같으면 우습게 생각했을 병이지만, 그 당시에는 실지로 생명을 유지할 수 있을지가 의심되는 무서운 전염성 감염질환이었다. 그 병을 앓고 살아 남았다는 사실은, 숙종의 면역성과 저항능력이 그만큼 뛰어났었다는 것을 반증해주는 대목이기도 하다고 생각한다. 각종 종기와 임병 등의 여러 가지 질병을 앓음에도 치명적인 타격을 받지 않고 꿋꿋이 60의 나이까지 살 수 있었던 것은 그 저항능력이 바탕이 되지 않았을까 생각해 본다. 사자는 벼랑에서 떨어뜨려 살아남은 새끼만 기른다는 옛말이 있는 것처럼 어릴 때 너무 온실의 화초처럼 기르지 않고 강인한 면역성과 저항능력을 기를 수 있도록 하는 것이 장래의 건강에 있어서 더욱 중요하지 않을 까 생각한다. 요새 아이들을 보면, 조금만 아파도 병원에 뛰어가는 모습을 보게 되는데,

오히려 스스로의 생존능력을 저하시키는 결과를 초래할 수도 있음을 생각하여야 할 것이다.

__ 소식하고 규칙적인 생활을 했던 영조

조선의 왕 중 최장수자는 영조인데, 83세로 운명했다. 영조는 어머니를 닮았으니 무수리 출신인 영조의 모친은 튼튼했을 것이며, 영조는 그러한 어머니의 건강을 물려받았을 것이다. 이러한 체질적인 강인함과 아울러서 건강관리에도 남달랐으니, 식사는 거르지 않고 반드시 꼬박꼬박 챙겨 먹었다고 한다. 심지어 회의를 하다가도 식사시간이 되면 일단 밥부터 먹고 다시 회의를 시작하였다고 하니 규칙적인 생활이 몸에 비었음을 알 수 있다. 또한 경종이 즉위한 18세 때부터 궁궐 밖에서 백성들과 어울리며 검소하게 살았으며 밥도 잡곡밥을 더 좋아했다고 하니, 사치와 향락과는 거리가 멀었으며, 실제로 주색에도 분명한 경계가 있었다고 한다. 왕이 최고의 수라상을 받은 이유는 백성들이 편안히 잘살 수 있게 좋은 정치를 하라는 의미였다. 때문에 가뭄이나 홍수가 들어 백성들이 굶주리면 왕은 수라상에서 반찬의 수를 줄이고 허름한 곳으로 거처를 옮겨 백성들과 고락을 함께 한다는 뜻을 내비쳤다.

영조는 그렇게 가뭄이 들면 간장만으로 수라를 받기도 했는데, 평소에도 영조는 검박儉朴하여 하루 다섯 번 먹던 식사 중에서 오식午食과 야식夜食을 두 번 줄여서 하루 3회로 하였다고 한다. 역시 소식하면서 규칙적인 식사를 하는 것이 건강 유지

의 비결임을 알 수 있다. 자고 이래로 장수하는 대부분의 사람
들은 소식하며 규칙적으로 생활하는 습관을 가지고 있었다.

_ 맵고 짠 음식을 싫어한 고종

낙선재 뒤쪽에 있던 광 앞에는 간장독 50개가 줄지어 서 있
었다고 한다. 이 장독대 옆의 기와집에는 생각시 두세 명을 데
리고 간장과 고추장만 전담하는 상궁이 있었다고 하는데, 항상
이 독 저 독을 깨끗하게 잘 닦고 혹시 비지는 않았는지 잘 살
피는 게 임무였다고 한다. 이렇게 간장에 유난히 많은 신경을
쓴 이유는 바로 고종이 맵고 짠 것을 싫어해 고추장과 된장을
많이 쓰지 않았기 때문이라고 한다. 또한 고종은 순종에게 왕
위를 양위한 후 덕수궁에 머무르던 시절, 겨울철 야참으로 설
렁탕과 온면과 냉면을 즐겼었는데, 역시 맵고 짠 양념은 전혀
들어가지 않았으며, 국물 또한 육수를 쓰지 않고 동치미국물을
애용하였다고 한다.

이로 미루어 보아 고종은 맵고 짠 음식을 피하고 담백한 음
식을 즐겼으며, 고기보다는 야채를 더 선호하는 식생활을 가졌
던 것 같다. 또한 술을 전혀 못해 대신 사이다나 식혜를 마셨
다고 하니, 현대에 있어서 만성적으로 건강을 해치는 성인병의
유발원인인 맵고 짠 음식과 육류와 음주를 다 피하고 있음을
볼 수 있다. 특히 고종은 커피도 즐겨 마셨었는데, 이는 현대
적인 서양 문물이 식생활에까지 파급되었음을 볼 수 있는 좋은
증거이다. 당연히 현대적인 서양의학 지식이나 기술도 많이 들

어왔을 것이고 왕의 건강관리에 매우 유용하게 사용되었을 것
이다. 근래에 들어서 양방의학과 한방의학이 공동으로 연구하
고 진료하는 과정들이 많이 생기고 있는데, 앞으로 두 의학이
서로 장점을 키워주고 모자란 부분을 보충해주면서 잘 호흡만
맞춘다면 정말 놀랄 만한 성과를 거둘 수 있으리라 본다.

　조선시대의 왕 중에서 자신이 왕위에 머무르면서 60세 이상
이었던 왕은 단지 세 사람뿐이었다. 이는 기로소에 들어간 왕
이 세 사람밖에 없음으로 알 수 있는데, 기로소耆老所란 이를테
면 경로당인데 기사耆社라고도 한다. 태조 이성계가 경로와 예
우를 목적으로 설치한 것으로 임금과 신하가 함께 참여하는 곳
이라 하여 관청의 으뜸으로 삼았다. 정2품 이상의 벼슬을 지낸
사람 중에서 70세가 넘으면 기사에 들었고, 임금은 나이와 상
관없이 연로하다고 생각되면 이름을 올렸다. 그러나 조선 역대
임금들은 수명이 짧아 기로소에 드는 임금이 적어 태조 이후
숙종이 두 번째이며, 왕조 5백년을 통해서는 태조, 숙종, 그리
고 숙종의 아들 영조 이렇게 세 사람뿐이다. 그러나 태조는 이
미 나이가 58세가 되어 왕위에 올랐으며, 숙종은 60세에 기로
소에 들자마자 사망하였으니, 진실로 왕위에 머무르견서 장수
한 왕은 영조뿐이라 말할 수 있겠다. 또한 60이 넘어 장수한 왕
들의 면모를 보면, 태조는 이미 60이 다 되어 왕위에 오르고 왕
위를 내놓은 지 10년이 지난 다음에 사망하였고, 정종도 왕위
를 내놓은 기간이 훨씬 길었다. 광해군 또한 위리안치되어 왕
위에서 물러나 기간이 19년이나 되어 더 길었으니, 오히려 왕
위를 내놓는 것이 건강의 비결인 듯 싶다. 조선 후기의 임금들

은 대부분 어린 나이에 왕위에 오르고 대비와 외척들 그리고
권신들의 손아귀에서 주체적인 정치적 권위를 세우지 못하고,
다만 술과 여자와 여러 가지 향락에 빠져 살다가 대부분 요절
하고 만다.

장수를 누리는 사람의 평범한 건강관리법

한의학의 기본 서적 중의 하나인 《황제내경》에 이러한 이야기가 나온다. 황제가 묻기를 '내가 듣기에는 상고시대의 사람은 모두 100살까지 살아도 동작이 쇠약하지 않았다고 한다. 그런데 지금 시대의 사람들은 50살만 되면 모두 쇠약해지는데, 이것은 시대의 차이에 의한 것인가, 그렇지 않으면 사람들이 섭생을 잘못한 데 있는가' 라고 묻자, 기백이 대답하기를 '상고시대의 사람들은 양생하는 도리를 알았기 때문에 음양의 이치에 잘 순응했고 몸을 단련하는 방법에 능숙하며 음식도 절도 있게 먹고 일상생활도 규칙적으로 하였다. 또한 함부로 과로하지 않았기 때문에 몸과 정신이 다 건전해서 100살을 더 살 수 있었다. 그러나 지금 시대의 사람들은 그렇지 못하다. 그것은 술을 물 마시듯 하고 취한 상태로 성생활을 과도히 하여 정액을 줄어들게 함으로써 그 진기眞氣를 간직해 두지 못하고 또 아무 때나 성적 만족만을 추구하며 일상생활에서 절도가 없기 때문이다. 그래서 50살이 되면 쇠약해진다' 라고 하였다. 이 이야기는 수천년의 시간을 건너뛰어 지금의 현대인에게도 그대로 적용되는 말이라고 아니할 수 없다. 아니 오히려 더 심각하다고도 할 수 있겠다.

　　건강을 증진시키며 무병장수할 수 있는 방법에 대한 문의는 인간의 역사가 존재하면서부터 끊임없이 제기되어 왔으며, 현대인의 가장 큰 관심사도 여기에 있다고 해도 과언이 아니다. 그러나 진시황이 애타게 찾던 것과 같은 비법은 없다. 사실 건강을 지키는 방법은 누구나 어느 정도씩은 다 알고 있는데, 단지 그대로 지키지 못하거나 지키지 않기 때문에 질병이 생기고 수명이 단축 될 뿐인 것이다. 필자는 조선시대 왕들의 건강관리법과 진료실에서의 임상경험을 총괄하여 건강하게 오래 살 수 있는 열 가지 수칙을 아래에 제시하도록 하겠다. 부디 보다 많은 사람들이 이를 지켜 건강과 장수를 누리길 바랄 뿐이다.

1) 밥은 규칙적으로 골고루 조금씩 먹되, 특히 저녁은 적게 먹어라

　　정확히 때에 맞추어 식사를 하면 위장병이 예방되며, 편식하지 않고 골고루 먹으면 균형있는 영양을 얻을 수 있다. 또한 저녁 식사 양을 줄이면 위에 부담이 덜 가고 비만예방에도 좋은 효과가 있다.

2) 잠은 규칙적으로 자되, 피로를 확실히 풀도록 깊게 자라

잠은 낮 동안에 쌓인 피로를 풀어서 회복시키고 다음날 활동하기 위한 에너지를 충전하는 시기이다. 잠을 자는 시간의 양이 중요한 것이 아니라 피로가 다 풀리고 있느냐가 중요한 것이다. 잠을 자고 나서 개운하면 제대로 잔 것이다.

3) 운동은 규칙적으로 하되, 맨손체조나 걷기도 좋은 운동이다
운동도 규칙적으로 하는 것이 좋다. 한꺼번에 몰아서 일주일에 한 번씩 하는 운동은 오히려 인체에 피로를 줄 수도 있다. 차라리 매일 조금씩 하는 것이 좋으며, 굳이 땀을 뻘뻘 흘리거나 근육을 두껍게 만드는 운동을 할 필요는 없다. 운동을 하는 이유는 몸의 기혈순환이 잘 되게끔 하려는 것이기 때문이다.

4) 부부관계는 법도와 신체 상황에 맞추어 절제하라
부부관계는 단순한 신체적인 단순노동의 의미보다 더 큰 의미를 가진다. 음양교합의 법도를 어기면 수명이 짧아진다. 정精은 인체에서 가장 귀중한 보배이니, 함부로 낭비하면 죽음이 멀지 않을 것이다.

5) 나만의 스트레스를 푸는 방법을 찾아내어 수시로 풀어야 한다

   현대인의 만병의 근원은 스트레스다. 가능한 스트레스를 받지
   않도록 노력할 것이며, 수시로 스트레스를 풀려고 노력하여야
   한다. 육체적 피로보다 정신적 피로가 돌연사나 과로사의 원인
   인 경우가 훨씬 많다.

6) 배와 다리는 따뜻하게 하고 머리와 가슴은 차갑게 하라

   더운 불의 기운은 자꾸 위로 올라가려 하고 차가운 물의 기운은
   아래로 내려가려고 한다. 인체 내에서도 이를 반대로 뒤집어서
   순환시키려는 노력을 게을리하면 여러가지 질병이 생긴다. 거의
   대부분의 몸의 증상이 이로 인해 생기게 되니, 반신욕이라든지
   기타의 방법으로 수승화강水升火降을 실현시키도록 노력한다.

7) 환경에 적응하는 능력을 길러라

   각종 유해환경이 갈수록 심각하게 우리의 건강을 위협하고 있는
   것이 현대의 환경실태이다. 그렇다고 해서 무작정 피하고만 있
   을 수는 없다. 유해환경인자 들을 없애는 노력과 더불어 나를 괴
   롭히는 여러 나쁜 기운들에 대해 맞설 수 있는 능력을 키워야 한

다. 각종 알레르기 질환의 치료는 이러한 맥락에서 이루어져야
만 한다.

8) 가능한 약은 피하고 음식으로 해결하라
어떠한 약이든지 개인의 자체능력으로 문제를 해결하는 것만
같지 못하다. 따라서 모든 약이나 기타 치료는 사람의 자체회복
능력을 보조하고 증폭해주는 선에서 해주는 것이 좋다. 약을 많
이 쓰면 오히려 그 능력을 저하시킬 뿐만 아니라, 어떤 약은 실
제 독성이나 부작용으로 인해 몸에 해를 줄 수도 있으니 항상
주치 의사와 상담하여야 한다.

9) 신중하게 주치(한)의사를 정하되, 정하고 나면 확실히 믿고 상담
하라
정말 믿을 수 있는 지 확인하려면 똑 같은 치료법을 의사의 가
족에게도 하고 있는지 확인하는 방법이 가장 좋다. 그리고 일단
주치 (한)의사로 정하고 난 뒤에는 전폭적인 믿음을 가지는 것
이 좋다. 나에 대해서 가장 잘 알고있는 의사는 바로 나의 주치
의라는 것을 명심하고 자주 상담을 하는 것이 좋다.

10) 건강하다고 자신감이 들 때가 제일 위험하다

각종 건강검진에서 정상으로 나왔다고 안심하는 것은 금물이
다. 각종 검사상 이상소견이 있을 경우에는 질병이 있음을 의
미하는 것이지만, 검사상 소견이 없다고 해서 건강하다는 것을
의미하는 것은 아니다. 각종 과로사나 돌연사는 검사상으로는
아무 이상이 없는 경우가 허다하다. 또한 그러한 사람은 평소
에 건강하다고 자신하고 남들보다 과로한 경우가 대부분이다.